医药职业教育药学类专业特色实训教材

常见疾病用药指导

供药学、药品经营与管理、中药等专业使用

主　编　邓庆华　苏湲淇
副主编　刘晓颖　蒋红艳　夏　瀛

中国医药科技出版社

内 容 提 要

本书为医药职业教育药学类专业特色实训教材，全书由药学服务与咨询、处方审核与调配、常见疾病的用药指导、常见疾病的自我药疗以及特殊人群的用药指导5大模块组成。各模块中除若干任务之外还包括6个基本技能训练、13个专项技能训练及5个综合技能训练。

本书可供医药类高职高专层次药学、药品经营与管理及中药等专业使用，也可作为相关人员的参考书。

图书在版编目（CIP）数据

常见病用药指导/邓庆华，苏湲淇主编.—北京：中国医药科技出版社，2014.3

医药职业教育药学类专业特色实训教材

ISBN 978-7-5067-6641-8

Ⅰ.①常… Ⅱ.①邓… ②苏… Ⅲ.①常见病-用药法—高等职业教育—教材Ⅳ.①R452

中国版本图书馆CIP数据核字（2014）第018701号

美术编辑 陈君杞

版式设计 郭小平

出版 中国医药科技出版社

地址 北京市海淀区文慧园北路甲22号

邮编 100082

电话 发行：010-62227427 邮购：010-62236938

网址 www.cmstp.com

规格 787×1092mm 1/16

印张 18 1/2

字数 373千字

版次 2014年3月第1版

印次 2022年6月第6次印刷

印刷 三河市万龙印装有限公司

经销 全国各地新华书店

书号 ISBN 978-7-5067-6641-8

定价 49.00元

编委会

主　编　邓庆华　苏溪淇

副主编　刘晓颖　蒋红艳　夏　瀛

编　者（以姓氏笔画为序）

王春玲（第三军医大学新桥医院）

邓庆华（重庆医药高等专科学校）

龙　波（重庆市肿瘤研究所）

刘　娟（重庆医科大学附属永川医院）

刘晓颖（重庆医药高等专科学校）

苏溪淇（重庆医药高等专科学校）

张树槐（重庆医药高等专科学校）

陈开杰（重庆市肿瘤研究所）

郑小红（重庆医药高等专科学校）

胡清伟（重庆医药高等专科学校）

夏　瀛（重庆医药高等专科学校）

凌广略（重庆医药高等专科学校）

黄永平（重庆市沙坪坝区人民医院）

蒋红艳（重庆医药高等专科学校）

Preface 前言

当前“以人为本，药学服务”的理念已经被广泛接受，社会对医药兼备的复合型药学人才的需求呈现出不断上升的趋势。《常见疾病用药指导》是药学和医学的完美结合。药师良好的医学背景使其与医师有较多的共同语言，与医师共同制定药物治疗方案，从而最大程度地发挥药物的治疗作用，减少其不良反应。本次教材编写是在前期广泛调研的基础上，在医药行业企业专家深度参与下，根据课程标准以及实际教学需要，以构建基本技能训练、专业技能训练和综合应用能力训练的递进式提高用药指导能力为目的编写的“理、实”一体化教材。

全书由药学服务与咨询、处方审核与调配、常见疾病的用药指导、常见疾病的自我药疗以及特殊人群的用药指导五大模块组成。每个模块又包括若干个任务和技能训练，全书涵盖了药品咨询、药品基本知识、药品分类、模拟问病用药指导、处方调配6个基本技能训练，失眠、抑郁症、高血压、冠心病、高脂血症、急性上呼吸道感染、气管哮喘、消化性溃疡、急性胃肠炎、缺铁性贫血、泌尿道感染、荨麻疹、甲亢、糖尿病的用药指导能力提升等14个专项技能训练，还包括了糖尿病的社区用药咨询、感冒的模拟用药咨询、抗菌药的合理用药、感冒药的社会调查、模拟处方点评训练、模拟社会药房工作训练5个综合技能训练。

本教材凝聚了每一位编委的辛勤劳动和智慧，得到了重庆第三军医大学新桥医院、重庆医科大学附属永川医院、重庆市肿瘤研究所、重庆市沙坪坝区人民医院以及重庆医药高等专科学校等编写单位的大力支持，在此一并表示崇高的敬意和衷心的感谢。

尽管在教材编写过程中我们力求尽善尽美，但由于编者自身的水平有限和编写时间的仓促，难免有疏漏或不当之处，敬请广大师生在使用过程中提出宝贵意见，以利再次修订和进一步完善。

编　者

2013年12月

Contents 目录

模块一 药学服务与咨询

模块二　处方审核与调配

模块四　常见疾病的自我药疗

模块五 特殊人群的用药指导

附录

模块一 药学服务与咨询

任务一 认识药学服务

学习目标

掌握药学服务的概念，认识药学服务的对象，知道药学服务的目的和药学服务的内容。

随着科技进步与医药卫生事业的发展，人们的健康意识逐渐增强，用药需求不断增长。面对新的发展与变化，医院药学要正确处理并兼顾国家、患者、医院三者的利益，通过医、药、护三方密切合作，提高医疗服务质量和服务水平。强调“以人为本”的药学服务理念，以患者为中心，为患者提供全程药学服务，改善患者生活质量，以合理用药为核心，开展药学服务。

一、药学服务的概念

药学服务（pharmaceutical care，PC）是指药师应用药学专业知识向公众（包括医药护人员、患者及家属）提供直接的、负责任的、与药物应用有关的服务（包括药物选择、药物使用知识和药物信息）以期提高药物治疗的安全性、有效性、经济性和适宜性，改善和提高人类生活质量。自从该理念被提出以来，得到了药学界广泛认同，开展药学服务已成为医院药学发展的方向。药学服务是以病人为中心的主动服务，注重人文关怀。由于致病因素的复杂性，要求在药物治疗的过程中，关心病人的心理、行为、环境、经济、生活方式、职业等影响药物治疗的各种社会因素，使药学服务的结果促进病人合理、安全使用药物，达到身心全面康复的目的。

知识链接

药学服务（pharmaceutical care，PC）最初由美国的Mikeal教授在1975年提出，1990年美国的Hepler CD 和 Strand LM在《美国医院药学杂志》上对PC作了较全面的论述。1993年，美国医院药师协会对PC的统一定义是：“药师的使命是提供PC，PC是提供直接的、负责的与药物治疗有关的服务，目的是获得改善患者生活质量的确定结果”。这些结果包括：治愈疾病、消除或减轻患者的症状、阻止或延缓疾病进程、预防疾病或症状的发生。我国药学服务工作虽然取得一定成绩，但与美国等药学服务开展得比较成功的国家相比，在实践、管理体制和服务模式等方面还存在很大差距。

在医疗卫生事业不断发展的进程中，我国医院药学工作模式经历了3个阶段：传统的药品保障阶段、药品调配的过渡阶段和目前以患者为中心的药学服务阶段。药学服务是在临床药学工作的基础上发展起来的，与传统的药物治疗和药学基础服务有很大的区别，医院药学服务强调“以人为本”的药学服务理念，从“以药品为中心”转变为“以患者为中心”。从以药剂（即药品供应、药品调配与药物制剂工作）为主体转变为以临床药学为主体，最大程度地保障患者用药安全。

目前我国临床药学界提倡全程化药学服务（integrated pharmaceutical care），即通过药学服务改善公众的生活质量，而不仅仅是解决药物相关性问题。全程化药学服务包括用药前的宣传、教育；用药过程中的顾问、监测及用药后的监测与评价。其特点包括：①广泛性，即涉及任何药物治疗过程（预防性、治疗性、恢复性）、任何时间、任何地方；②服务内容，由单纯的治疗发展到预防、保健、康复、治疗；③服务模式，不再等病人上门，而是走出医院的围墙，走到社区，走进家庭；④服务对象，由患者扩大到社会公众。

二、药学服务的对象

药学服务的对象涉及面很广，包括患者及其家属、医护人员、药品消费者和健康人群。但其服务中心是患者，是一种以患者为中心的主动服务。注重关心或关怀（care），要求药学人员在药物治疗过程中，关心患者的心理、行为、环境、经济、生活方式、职业等影响药物治疗的各种社会因素。目的是使患者得到安全、有效、经济、合法的治疗药物，达到身心全面康复的目的，实现生活质量的改善和提高。

药学服务需要关注的重点人群包括：①特殊人群，如婴幼儿、老年人、妊娠及哺乳期妇女、肝肾功能不全者、需做血液透析者、过敏性体质者等；②患有多种疾病、病情复杂，需同时合并应用多种药品者；③需长期或终生用药的慢性病患者等。

三、药学服务的目的

药学服务的目的是使病人得到安全、有效、经济、合法的治疗药物，改善和提高患者身心健康，实现改善病人生活质量的既定结果。这些结果包括：①治愈疾病；②消除或减轻症状；③防止疾病或症状发生；④阻止或延缓疾病进程。

药学服务还促进药师工作职能的转变，药师的传统职能是配制和发放药品，药师的工作以“药品”为中心，在药学发展的今天，要求药师的工作“以病人为中心”。由于现代技术逐步取代了药师的传统工作，比如自动发药机的出现，迫使药师为自己寻找新的发展前途，药学服务应运而生。药学服务这一新的工作模式要求药师直接面向患者，对患者的药物治疗承担专业责任，提供专业的用药指导。药学服务将大大发挥药师的专业特长，为安全有效的药物治疗把关，从而促进药物安全性的提高，减少药物不良反应的发生率和致死率。药学服务有助于促进合理用药的广泛开展，减少医药资源的浪费，减轻患者的经济负担。

四、药学服务的主要内容

在药物治疗过程中，药物的使用需要通过不同人员的参与和协作才能完成。医生正确地诊断和下医嘱，药师及时准确地调配药品，护士正确地执行医嘱，病人依从医嘱正确地用药。医院药学服务贯穿于整个用药过程，包含与患者用药相关的全部需求，除了传统的药品调剂工作外，还包括提供药学信息服务、药物咨询服务、参与临床药物治疗、开展治疗药物监测、药物不良反应监测、医院用药情况分析与评价及宣传合理用药知识等。

（一）处方调配

处方调配指自接受处方到交付药品的全过程。处方调配工作是医院药学技术服务的重要组成部分，是医院药房工作的中心之一。药品的调剂工作量约占整个药学部门业务工作的50%～70%。在医院药学工作中，处方调配业务是药剂科直接为病人和临床服务的窗口，是药师与医生、护士联系、沟通的重要途径。调剂工作的质量反映药学部门的形象，也反映医院医疗服务质量的一个侧面。

药学专业技术人员应按操作规程调剂处方药品，一般包括以下过程：有礼貌的接收处方；认真审核处方；准确调配处方；正确书写药袋或粘贴标签，包装；核查处方；呼唤患者的姓名，发药，向患者交付药品，对患者进行用药说明与用药指导。

（二）收集药学情报，提供药学信息服务

药学信息（pharmaceutical information），也称为药物信息或药品信息（drug information，DI）。广义的药学信息包括了药学学科的所有方面的信息，甚至还涉及大量的医学学科的信息，如药品的研发信息、药品专利信息、药品生产和上市信息、药品价格信息、药品的监督和管理信息、药学教育信息、药学各专业学科的信息、药物使用信息等，都属于药学信息。狭义的药学信息，是指在药物使用领域中与合理用药（安全、有效、经济、适宜）相关的各种药学信息，如药物的安全性和疗效，用法、用量、药物相互作用、配伍禁忌、不良反应及用药注意事项等内容。药学信息服务的目的是指导合理用药，收集药物安全性和疗效等信息，建立药学信息系统，提供用药咨询服务。

（三）提供药物咨询，促进合理用药

药物咨询是药师应用所掌握的药学知识和药品信息，通过当面谈话、电话或网络，为咨询人提供合理使用药物的个性化专业建议的过程。药物咨询是临床药学工作的重要组成部分，是提高临床用药水平不可缺少的途径，是药师参与全程化药学服务的重要环节。药师应主动与医师、护士及患者沟通，改变过去被动服务的方式，充分发挥药物在疾病治疗过程中的最大效应，减少不良反应的发生，避免用药失误。

（四）参与临床药物治疗

药师通过参加查房、会诊、抢救危重病人与病例讨论，根据疾病的病因和发病机

制，患者的个体差异，结合药物的作用机制和特点，和临床医师一起参与制定和实施合理的个体化药物治疗方案，并根据药物的治疗效果和不良反应及时评估和调整治疗方案，让患者获得最佳的治疗效果且承受最低的治疗风险。

（五）开展治疗药物监测

治疗药物监测（therapeutic drug monitoring，简称TDM）是通过测定血液中药物浓度，并利用药代动力学的原理和公式使给药方案个体化，以提高疗效，避免或减少毒性反应，同时也可为药物过量中毒的诊断和处理提供有价值的实验室依据。TDM的实施使临床医师能通过监测血药浓度知道患者在特定药物剂量治疗下疗效不佳的原因，了解到即使给予患者标准的剂量仍然可能出现不良反应。因此对于治疗指数低、安全范围窄、不良反应多、长期用药患者以及肝肾功能减退患者有必要进行血药浓度的监测，尽量做到给药方案的个体化。

（六）药物不良反应监测

药物不良反应监测应作为常规工作，由专人负责，把分散的不良反应病例资料汇集起来，并进行因果关系分析，做出客观评价，确定其性质、类型和等级，按要求定期向上一级药物不良反应监测中心报告。其目的是及时发现不良反应、采取相应的防治措施，减少药源性疾病的发生。

药学服务要求药学人员利用自己的专业知识和技术来尽量保证对病人的药物治疗能获得满意的结果，并且尽量降低总的医疗费用。不仅要求有一个合适的工作场所和工具以及信息技术的支持，还要求药学人员具有良好的教育背景、广泛的知识、高超的交流能力以及丰富的实践经验。在培养上，除了有药学专业的知识外，还应增加更多更全面的医学专业知识。

目标检测

一、A型选择题

1. 药学服务的目标是（　　）

A. 改善药品质量

B. 为医生提供合理用药信息

C. 改善和提高患者身心健康

D. 指导护士合理用药

E. 增加患者用药依从性

2. 药学服务的最基本要素是（　　）

A. 药学知识　　B. 调配　　C. 用药指导

D. 与药物有关的服务　　E. 药物信息的提供

3. 药学服务的重要人群不包括（　　）

A. 患有高血压和糖尿病的患者

B. 需应用吸入性激素的患者

C. 血肌酐>300μmol/L者

D. 用2SHRZ/4HR方案，规律抗结核治疗1个月，低热、乏力、盗汗等症未缓解者

E. 青壮年，平素健康，患普通感冒

二、X型选择题

1. 药学服务的主要实施内容正确的是（　　）

A. 医、药、护有机结合，共同承担医疗责任

B. 药学服务只是针对患者个人

C. 协助医护人员制定和实施药物治疗方案

D. 定期对药物的使用和管理进行科学评估

E. 主要是积极参与疾病的治疗，预防和保健则与药学服务关系不大

2. 药学服务的对象包括

A. 医生　　B. 患者及其家属　　C. 护士

D. 公众　　E. 健康人群

三、简答题

1. 简述药学服务的主要内容。

（参考答案：A型选择题1.C　2.C　3.E

X型选择题1.ACD　2.ABCDE）

（邓庆华）

任务二　培养药师必备的素质

学习目标

掌握从事药学服务的药师应具备的素质。

新的医疗改革正在全国逐步实施，明确了医疗卫生改革的方向和目标，即：坚持公共医疗卫生事业的公益性质；强化政府责任和投入，完善国民健康政策；建设覆盖城乡居民的公共卫生服务体系、医疗服务体系、医疗保障体系、药品供应保障体系；加强农村三级卫生服务网络和城市社区卫生服务体系建设。

药师将在药品质量保证、药品供应、处方审核、用药指导、药物治疗方案设计、用药安全性监测、患者和公众教育等方面发挥更重要作用，这既是药师价值体现的机遇，同时也面临重大的挑战。要使药师能够很好地履行和胜任药学服务的使命，药师必须具有药学类专业的教育背景，具备扎实的药学类专业知识、良好的职业道德以外，还必须具备如下的素质。

一、药师应具备良好的专业知识和专业技能

（一）药师应提供安全的治疗药物

首先要求所提供的药品是合格的、优质的，不仅是在内在质量还是外在包装上。这就要求药品在采购时，严格按法律法规要求，从合法的渠道获得药品；在药品的贮存过程中应有一个适宜的放置环境，减少药品的变质；在提供给病人时，应保证药品在该次治疗的服用期间处于安全的有效期内。另一方面，药师应对所提供的药品可能具有的不良反应有比较清晰的了解和掌握，特别是药品的严重不良反应更应熟知。在此基础上，药师应对病人详细说明药品的正确使用方法和可能引起的不良反应特别是严重不良反应，尽量避免药品的不良反应对人体的可能损害。同时还要加强药物不良反应监测，发现任何可能存在的不良反应。

（二）药师应提供有效的治疗药物

要求药师对所提供的药品的适应证、作用原理、作用途径、作用特点、作用强弱、使用方法、配伍禁忌、不良反应等性能均有全面的了解。另一方面要求药师必须接受医学知识的培训，掌握一定的临床医学知识。在门诊或药店的药师应对病人的病症作简要了解，善于发现医生处方中的不合理用药，并提出改进意见；在临床的药师应能向医生提供全面的药品信息和用药方案，帮助医生正确、合理地使用药品。也要求药师积极深入临床，开展治疗药物监测，开展处方分析，进行新制剂和新剂型的研究。

（三）药师应提供经济的治疗药物

由于医疗、医药、医保体制改革的滞后，上涨过高的医药费用已给个人、国家和社会带来了很大的经济负担。一方面卫生资源严重不足；另一方面卫生资源严重浪费。这就要求药师掌握药物经济学研究的方法和步骤，有能力对所有备选治疗（包括药物治疗和非药物治疗）方案进行最小成本、成本-效益、成本-效果、成本-效用等方面的综合分析，向病人提供既经济又能提高生活生存质量的疾病治疗方案。这可大大降低疾病治疗的总费用，使整个社会的卫生资源得到有效、合理的分配和利用。

（四）药师应以合法的方式提供药品

由于疾病治疗具有一定的复杂性和限制性，医疗医药行业存在较高的风险，药师提供药品的手段和程序均应是合法的。这可以从很大程度上消除可能发生的医疗事故和医疗纠纷，大大提高医疗服务和药学服务的水准。要求药师在国家有关法律法规的基础上，建立一套贯穿药品采购、贮存、调配全过程的切合本部门实际的、高效的、合理的、合法的管理制度和操作规范。

二、转变服务观念，转变服务态度

医院门诊药房是药师接触患者的最前沿，在医疗市场竞争异常激烈的当今社会，优质的药学服务也将成为医院生存发展的关键因素。药师应及时转变服务理念，由“要我服务”到“我要服务”，体现以人为本的服务理念。药师应充分运用自己丰富的专业知识给予患者或者取药人员正确的指导及建议，对患者进行必要的药品储存、使用等知识教育，提高全社会的医药知识水平，提高药物使用安全性，同时也能提高医疗机构的社会责任感和公众形象。对于患者来说，到药房取药是在医院就医的最后一道环节，之前在医生诊治、检查或缴费期间可能产生的种种不满情绪，会全部发泄到药房工作人员身上。另外，患者本身身体的不适使他们容易情绪烦躁，此时就更需要我们药师怀着对工作高度的责任心，对患者深厚的同情心，百问不厌的耐心和关心，使用礼貌用语，拉近与患者的距离，充分理解并优质高效的为之服好务，安抚患者，建立良好的医患关系。

三、掌握必要的临床医学知识

我国的药学教育仍未脱离化学模式的教育，培养出的药学人才主要满足于药物研究、 生产、 流通和管理方面人才的需要。这样毕业生在从事医院药学服务工作就暴露出医学知识的匮乏，既懂药又懂医的复合型药学人才基本依赖于再学习，否则很难介入真正的药物治疗过程。药师要面向临床参与药物治疗，除需要具备丰富的药学知识外，还需要掌握一定的医学知识，如病理学、生理学、诊断学、临床医学等相关知识，否则参与临床工作就很难深入其中，更谈不上“指导临床合理用药”。因此调整知识结构，补充相关医学知识是药师开展药学服务迫切需要解决的问题。

四、具有良好的沟通能力

药师与患者之间良好的沟通是建立和保持和谐医患关系的基础。通过沟通可使患者获得有关用药的指导，有利于疾病的治疗，提高用药的安全性、有效性和依从性，减少药疗事故的发生。沟通使药师的服务更贴近患者，患者对治疗的满意度增加，同时确立药师的价值感，提高公众对药师的认知度。药师还应主动与医师、护士沟通，改变过去被动服务的方式，充分发挥药物在疾病治疗过程中的最大效应，减少不良反应的发生，避免用药失误。

五、能够书写药历

药历（medication history）是客观记录患者用药史和药师为保证患者用药安全、有效、经济所采取的措施，是药师以药物治疗为中心，发现、分析和解决药物相关问题的技术档案，也是开展个体化药物治疗的重要依据。书写药历是药师进行规范化药学服务的具体体现。书写药历要客观真实地记录药师实际工作的具体内容，咨询的重点及相关因素。药历的内容应该完整、清晰、易懂，不用判断性的语句。药历的作用在于保证患者用药安全、有效、经济，便于药师开展药学服务。药历由药师填写，作为动态、连续、客观、全程掌握用药情况的记录，内容包括其监护患者在用药过程中的用药方案、用药经过、用药指导、药学监护计划、药效表现、不良反应、治疗药物监测（therapeutic drug monitoring，TDM）、各种实验室检查数据、对药物治疗的建设性意见和对患者的健康教育忠告。

知识拓展

药历的格式

国外标准格式有：

TITRS模式（主题、诊疗的介绍、正文、提出建议、签字）

SOAP格式［主诉信息（subjective）、体检信息（objective）、评价（assessment）、提出治疗方案（plan）］等。

2006年，中国药学会医院药学专业委员会推荐国内的药历格式：基本情况+病历摘要+用药记录+用药评价，具体内容如下：

基本情况——患者姓名、性别、年龄、出生年月、职业、体重或体重指数、婚姻状况、病案号或病区病床号、医疗保险和费用情况、生活习惯和联系方式。

病历摘要——既往病史、体格检查、临床诊断、非药物治疗情况、既往用药史、药物过敏史、主要实验室检查数据、出院或转归。

用药记录——药品名称、规格、剂量、给药途径、起始时间、停药时间、联合用药、不良反应或药品短缺品种记录。

用药评价——用药问题与指导、药学监护计划、药学干预内容、TDM数据、对药物治疗的建设性意见、结果评价。

六、加强业务学习、提高业务素质

作为一名药师，应及时更新并掌握最新药学信息情报，利用各种信息渠道，收集整理有关药物方面的资料，加强新理论新知识的学习积累，医院也应定期组织药师交换讨论各自为病人服务的心得体会，不断完善自我，全面提升服务水平和业务素质。只有具备了更扎实更先进的专业知识，才能在平时药学服务工作中，取得患者的信任，解决用药中遇到的难题，提高用药的依从性，提高药品疗效，预防药品不良反应的发生率，减少药源性疾病的发生率，使患者拥有健康生活。

目标检测

一、A型选择题

1. 药师应具备的素质不包括（　　）
   A. 良好的专业知识和专业技能
   B. 良好的沟通能力
   C. 掌握必要的临床医学知识
   D. 精湛的医术
   E. 书写药历的能力

二、X型选择题

1. 药历的作用有（　　）
   A. 客观记录药师为保证患者合理用药所采取的措施
   B. 药师解决临床相关问题的技术档案
   C. 开展个体化药物治疗的重要依据
   D. 保证患者用药安全、经济、有效
   E. 便于药师开展药学服务
2. 药历的内容包括（　　）
   A. 用药方案和经过
   B. 用药指导
   C. 药效表现和不良反应
   D. 各种实验室检查数据
   E. 对患者的健康教育忠告

三、简答题

1. 从事药学服务的药师应具备哪些素质？

（参考答案：A型选择题1.D
X型选择题1.ABCDE　2.ABCDE）

（邓庆华）

任务三　正确使用药品说明书

学习目标

了解药品说明书的书写要求，熟悉药品说明书的作用，掌握药品说明书的解读，学会正确阅读和应用药品说明书。

药品说明书（package insert）是药品信息最重要的来源之一，起着指导医师、药师、护士和患者正确销售、储藏、保管、调剂和使用药品的重要作用。根据我国《处方管理办法》的规定，医师应当根据医疗、预防、保健需要，按照诊疗规范、药品说明书中的药品适应证、药理作用、用法、用量、禁忌、不良反应和注意事项等开具处方。在医疗纠纷等事件的处理中，医疗人员有否按照药品说明书中的规定用药，往往是判断其是否应当承担法律责任的关键依据，因此药品说明书在医疗上也具有重要的法律意义。

一、药品说明书的管理原则

《药品管理法》中规定了药品说明书管理的基本原则。其中第54条规定，药品包装必须按照规定印有或者贴有标签并附有说明书。说明书上必须注明药品的通用名称、成分、规格、生产企业、批准文号、产品批号、生产日期、有效期、适应证或者功能主治、用法、用量、禁忌、不良反应和注意事项。麻醉药品、精神药品、医疗用毒性药品、放射性药品、外用药品和非处方药的标签，必须印有规定的标志。除运输等的大包装标签外，药品标签专有标识应当彩色印制，非处方药和外用药品说明书专有标识可以单色印制，但非处方药要在专有标识下标明甲类还是乙类。

二、药品说明书的管理规定

药品说明书由药品生产企业在药品研究过程中制定，在药品注册申请时一并提交审批，经国家食品药品监督管理局审核批准后，即成为药品的法定文件，不得擅自更改。药品说明书的具体格式、内容和书写要求由国家食品药品监督管理局制定并发布。

（一）药品说明书的内容规定

1. 基本原则

药品说明书应当包含药品安全性、有效性的重要科学数据、结论和信息，用以指导安全、合理使用药品。

2. 成分的列出规定

药品说明书应当列出全部活性成分或者组方中的全部中药药味。注射剂和非处方药还应当列出所用的全部辅料名称。药品处方中含有可能引起严重不良反应的成分或者辅料的，应当予以说明。

3. 使用统一或规范的专用词汇

药品说明书对疾病名称、药学专业名词、药品名称、临床检验名称和结果的表述，应当采用国家统一颁布或规范的专用词汇，度量衡单位应当符合国家标准的规定。

4. 注明不良反应信息

药品说明书应当充分包含药品不良反应信息，详细注明药品不良反应。药品生产企业未根据药品上市后的安全性、有效性情况及时修改说明书或者未将药品不良反应在说明书中充分说明的，由此引起的不良后果由该生产企业承担。

（二）药品说明书的格式和书写要求

1. 处方药格式和书写要求

2006年5月、6月国家食品药品监督管理局印发了《化学药品和治疗用生物制品说明书规范细则》、《预防用生物制品说明书规范细则》、《放射性药品说明书规范细则》、《中药、天然药物处方药说明书格式》、《中药、天然药物处方药说明书内容书写要求》、《中药、天然药物处方药说明书撰写指导原则》等处方药说明书格式和内容规范，供药品生产企业参照执行。处方药说明书的格式和书写要求规定如下：

处方药说明书格式示意

核准日期

修改日期

特殊药品、外用药品标识位置

×××说明书

请仔细阅读说明书并在医师指导下使用

警示语位置

【药品名称】

【成分】

【性状】

【功能主治】/【适应证】*

【规格】

【用法用量】

【不良反应】

【禁忌】

【注意事项】

【孕妇及哺乳期妇女用药】

【儿童用药】

【老年用药】

【药物相互作用】

【临床试验】

【药理毒理】

【药代动力学】

【贮藏】

【包装】

【有效期】

【执行标准】

【批准文号】

【生产企业】

*：化学药品和治疗用生物制品说明书此项为【适应证】

（1）核准和修订日期：核准日期为国家食品药品监督管理局批准该药品注册的时间。修改日期为此后历次修改的时间。核准和修改日期应当印制在说明书首页左上角。修改日期位于核准日期下方，按时间顺序逐行书写。

（2）特殊药品、外用药品标识：麻醉药品、精神药品、医疗用毒性药品、放射性药品和外用药品等专用标识在说明书首页右上方标注。其中中药和天然药物的说明书中，按医疗用毒性药品管理的药材及其饮片制成的单方制剂，必须标注医疗用毒性药品标识。凡国家标准中用法项下规定只可外用，不可口服、注射、滴入或吸入，仅用于体表或某些特定黏膜部位的液体、半固体或固体中药、天然药物，均需标注外用药品标识；对于既可内服，又可外用的中药和天然药物，可不标注外用药品标识。

（3）说明书标题："×××说明书"中的"×××"是指该药品的通用名称。

（4）忠告语和警示语：忠告语"请仔细阅读说明书并在医师指导下使用"必须标注在说明书标题下方。如果有对药品严重不良反应及其潜在的安全性问题的警告，以及药品禁忌、注意事项及剂量过量等需提示用药人群特别注意的事项等警示语，应当在说明书标题下以醒目的黑体字注明。无该方面内容的，不列该项。

（5）【药品名称】：化学药品和生物制品按下列顺序列出：

通用名称：中国药典收载的品种，其通用名称应当与药典一致；药典未收载的品种，其名称应当符合药品通用名称命名原则。

商品名称：未批准使用商品名称的药品不列该项。

英文名称：无英文名称的药品不列该项。

汉语拼音：中药和天然药物按顺序列出通用名称、汉语拼音。

（6）【成分】：化学药列出活性成分的化学名称、化学结构式、分子式、相对分子质量。复方制剂可以不列出每个活性成分的上述内容，可表达为"本品为复方制剂，其组分为："。组分按一个制剂单位（如每片、粒、支、瓶等）分别列出所含的全部活性成分及其量。中药和天然药物应列出处方中所有的药味或有效部位、有效成分等。但对于处方已列入国家秘密技术项目的品种，以及获得中药一级保护的品种，可不列此项。注射剂应当列出全部辅料名称，处方中含有可能引起严重不良反应的辅料的，也应当列出该辅料名称。

（7）【性状】：包括药品的外观、臭、味、溶解度以及物理常数等。

（8）【功能主治】/【适应证】：化学药品和治疗用生物制品应根据该药品的用途，采用准确的表述方式，明确用于预防、治疗、诊断、缓解或者辅助治疗某种疾病（状态）或者症状。预防用生物制品则是列【接种对象】，注明适宜接种的易感人群、接种人群的年龄、接种的适宜季节等。中药和天然药物应与国家批准的该品种药品标准中的规格一致。

（9）【规格】：是指每支、每片或其他每一单位制剂中含有主药（或效价）的重量或含量或装量。生物制品应标明每支（瓶）有效成分的效价（或含量及效价）及装量（或冻干制剂的复溶后体积）。有两种以上规格的应当分别列出。预防用生物制品应明确该制品每1次人用剂量计有效成分的含量或效价单位及装量（或冻干制剂的复溶后体积）。中药和天然药物应与国家批准的该品种药品标准中的规格一致。

（10）【用法用量】：包括用法和用量两部分。需按疗程用药或者规定用药期限的，必须注明疗程、期限。应当详细列出该药品的用药方法，准确列出用药的剂量、计量方法、用药次数以及疗程期限，并应当特别注意与规格的关系。预防用生物制品没有【用法用量】而是列【免疫程序和剂量】，应当明确接种部位、接种途径（如肌内注射、皮下注射、划痕接种等）。特殊接种途径的应描述接种的方法、全程免疫程序和剂量（包括免疫针次、每次免疫的剂量、时间间隔、加强免疫的时间及剂量）。每次免疫程序因不同年龄段而不同的，应当分别作出规定。冻干制品应当规定复溶量及复溶所用的溶媒。中药和天然药物应与国家批准的该品种药品标准中的用法用量一致。

（11）【不良反应】：实事求是地详细列出该药品不良反应并按不良反应的严重程度、发生频率或症状的系统性列出。另外，中药和天然药物尚不清楚有无不良反应的，可在该项下以“尚不明确”来表述。预防用生物制品应列出接种后可能出现的偶然或者一过性反应的描述，以及对于出现的不良反应是否需要特殊处理。

（12）【禁忌】：列出禁止使用或者暂缓使用该制品的人群或者疾病情况。中药和天然药物尚不清楚有无禁忌的，可在该项下以“尚不明确”来表述。

（13）【注意事项】：列出使用时必须注意的问题，包括需要慎用的情况（如肝、肾功能的问题），影响药物疗效的因素（如食物、烟、酒），用药过程中需观察的情况（如过敏反应，定期检查血象、肝功能、肾功能）及用药对于临床检验的影响等。滥用或者药物依赖性内容可以在该项目下列出。

中药和天然药物如有与中医理论有关的证候、配伍、妊娠、饮食等注意事项，应在该项下列出。处方中如含有可能引起严重不良反应的成分的复方制剂，必须列出成分中化学药品的相关内容及注意事项。尚不清楚有无注意事项的，可在该项下以“尚不明确”来表述。

预防用生物制品中以特殊接种途径进行免疫的制品，应明确接种途径，如注明“严禁皮下或肌内注射”。还应标示下列内容：使用前检查包装容器、标签、外观、有效期是否符合要求，疫苗包装容器开启时，对制品使用的要求（如需振摇），冻干制品的重溶时间等，疫苗开启后应在规定的时间内使用，以及由于接种该制品而出现的紧急情况的应急处理办法等。减毒活疫苗还需在该项下注明：本品为减毒活疫苗，不推荐在该疾病流行季节使用。

（14）特殊人群用药：【孕妇及哺乳期妇女用药】、【儿童用药】、【老年用药】分别着重说明该药品对妊娠、分娩及哺乳期母婴的影响，可否应用本品及用药注意事项，儿童由于生长发育的关系而对于该药品在药理、毒理或药动学方面与成人的差异，可否应用本品及用药注意事项，以及老年人由于机体各种功能衰退的关系而对于该药品在药理、毒理或药动学方面与成人的差异，并写明可否应用本品及用药注意事项。

（15）【药物相互作用】：列出与该药产生相互作用的药品或者药品类别，并说明相互作用的结果及合并用药的注意事项。未进行该项实验且无可靠参考文献的，应当在该项下予以说明。

（16）【药物过量】：详细列出过量应用该药品可能发生的毒性反应、剂量及处理方法。未进行该项实验且无可靠参考文献的，应当在该项下予以说明。

（17）【临床试验】、【药理毒性】、【药代动力学】：是该药的临床试验、药理毒性、药动学等的研究结果，主要供医师和药师用药决策参考。

（18）【贮藏】：具体条件的表示方法按《中国药典》要求书写，并注明具体温度。如：阴凉处（不超过20℃）保存。生物制品应当按照规定明确该制品保存和运输的条件，尤其应当明确温度条件。

（19）【包装】：包括直接接触药品的包装材料和容器及包装规格，并按该顺序表述。

（20）【有效期】：以月为单位表述。

（21）【执行标准】：包括执行标准的名称、版本，如《中国药典》2005年版三部。或者药品标准编号，如WS 4-（S-067）-2005Z。

（22）【批准文号】：指该药品的药品批准文号，进口药品注册证号或者医药产品注册证号。麻醉药品、精神药品、蛋白同化制剂和肽类激素还需注明药品准许证号。批准文号是药品生产合法的标志。如国药准字H×××号，“H”是代表化学药品，“Z”是代表中药，“S”是生物制品，“J”是进口药品等。

（23）【生产企业】：国产药品该项内容应当与《药品生产许可证》载明的内容一致，进口药品应当与提供的政府证明文件一致。并按下列方式列出：

企业名称：

生产地址：

邮政编码：

电话和传真号码：须标明区号。

网址：如无网址可不写，此项不保留。

2. 非处方药格式和书写要求

2006年10月，国家食品药品监督管理局印发了《化学药品非处方药说明书规范细则》、《中成药非处方药说明书规范细则》等非处方药说明书格式和书写要求，以规范和指导药品生产企业撰写、制定非处方药药品说明书。

非处方药说明书格式示意

非处方药、外用药品标识位置

×××说明书

请仔细阅读说明书并按说明使用或在医师指导下购买和使用

警示语位置

【药品名称】

【成分】

【性状】

【作用类别】*

【功能主治】/【适应证】**

【规格】

【用法用量】

【不良反应】

【禁忌】

【注意事项】

【药物相互作用】

【贮藏】

【包装】

【有效期】

【执行标准】

【批准文号】

【生产企业】

如有问题可与生产企业联系

*：中药非处方药药品说明书中无此项；**：其中化学药非处方药说明书中此项为【适应证】，中药非处方药说明书中此项为【功能主治】。

非处方药说明书的书写除应当科学、规范、准确外，还应当使用容易理解的文字表述，以便患者自行判断、选择和使用。其与处方药说明书书写要求不同之处主要体现在以下方面。

（1）非处方药、外用药品标识：与处方药说明书中的专有标识一样，在说明书首页右上方标注。非处方药专有标识按《关于公布非处方药专有标识及管理规定的通知》规定使用。

（2）忠告语和警示语：忠告语“请仔细阅读说明书并按说明使用或在医师指导下购买和使用”必须标注，且应采用加重字体印刷。在说明书标题下方。警示语是指需特别提醒用药人在用药安全方面需特别注意的事项。有该方面内容，应当在说明书标题下以醒目的黑体字注明。无该方面内容的，不列该项。

（3）【药品名称】：同处方药说明书

（4）【成分】：处方组成及各成分含量应与该药品注册批准证明文件一致。成分含量按每一个制剂单位（如每片、粒、包、支、瓶等）计。单一成分的制剂需写明成分通用名称及含量，并注明所有辅料成分，表达为“本品每×含×××。辅料为×××”。复方制剂需写明全部活性成分组成及各成分含量，并注明所有辅料成分。表达为“本品为复方制剂，每×含×××。辅料为×××”。中成药除中药保护品种外，必须列出全部处方组成和辅料，处方所含成分及药味排序应与药品标准一致。处方中所列药味其本身为多种药材制成的饮片，且该饮片为国家药品标准收载的，只需写出该饮片名称。

（5）【性状】：包括药品的外观（颜色、外形）、气、味等，依次规范描述。性状应符合药品标准。

（6）【作用类别】：按照国家食品药品监督管理局公布的该药品非处方药类别书写，如“解热镇痛类”。

（7）【功能主治】、【适应证】：按照国家食品药品监督管理局公布的非处方药适应证或功能主治内容书写，并不得超出国家食品药品监督管理局公布的该药品非处方药适应证或功能主治范围。

（8）【规格】：同处方药说明书。

（9）【用法用量】：用量按照国家食品药品监督管理局公布的该药品非处方药用量书写。数字以阿拉伯数字表示，所有重量（或容量）单位以汉字表示。用法可根据药品的具体情况，在国家食品药品监督管理局公布的该药品非处方药用法用量和适应证范围内描述，用法不能对用药人有其他方面的误导或暗示。需提示患者注意的特殊用法用量应当在注意事项中说明。老年人或儿童等特殊人群的用法用量不得使用“儿童酌减”或“老年人酌减”等表述方法，可在【注意事项】中注明“儿童用量（或老年人用量）应咨询医师或药师”。

（10）【不良反应】：实事求是地详细列出该药品已知的或者可能发生的不良反应。并按不良反应的严重程度、发生频率或症状的系统性列出。国家食品药品监督管理局公布的该药品不良反应内容不得删减。

（11）【禁忌】：列出该药品不能应用的各种情况，如禁止使用该制品的人群或者疾病情况。国家食品药品监督管理局公布的该药品禁忌内容不得删减。【禁忌】内容应采用加重字体印刷。

（12）【注意事项】：列出使用时必须注意的问题，包括需要慎用的情况（如肝、肾功能的问题），影响药物疗效的因素（如食物、烟、酒），孕妇、哺乳期妇女、儿童、老人等特殊人群用药，用药对于临床检验的影响，滥用或药物依赖情况，以及其他保障用药人自我药疗安全用药的有关内容。中成药如有与中医理论有关的证候、配伍饮食等注意事项，应在该项下列出。中药和化学药品组成的复方制剂，应注明本品含××（化学药品通用名称），并列出成分中化学药品的相关内容及注意事项，国家食品药品监督管理局公布的该药品注意事项内容不得删减；还必须注明以下内容：“对本品过敏者禁用，过敏体质者慎用”、“本品性状发生改变时禁止使用”、“如正在使用其他药品，使用本品前请咨询医师或药师”、“请将本品放在儿童不能接触的地方”。对于可用于儿童的药品必须注明“儿童必须在成人监护下使用”。处方中含兴奋剂的品种应注明“运动员应在医师指导下使用”。对于是否适用于孕妇、哺乳期妇女、儿童、老人等特殊人群尚不明确的，必须注明相应人群在医师指导下使用。【注意事项】内容应采用加重字体印刷。

（13）【药物相互作用】：列出与该药产生相互作用的药品及合并用药的注意事项。未进行该项实验且无可靠参考文献的，应当在该项下予以说明。本品必须注明“如与其他药物同时使用可能会发生药物相互作用，详情请咨询医师或药师”。

知识拓展

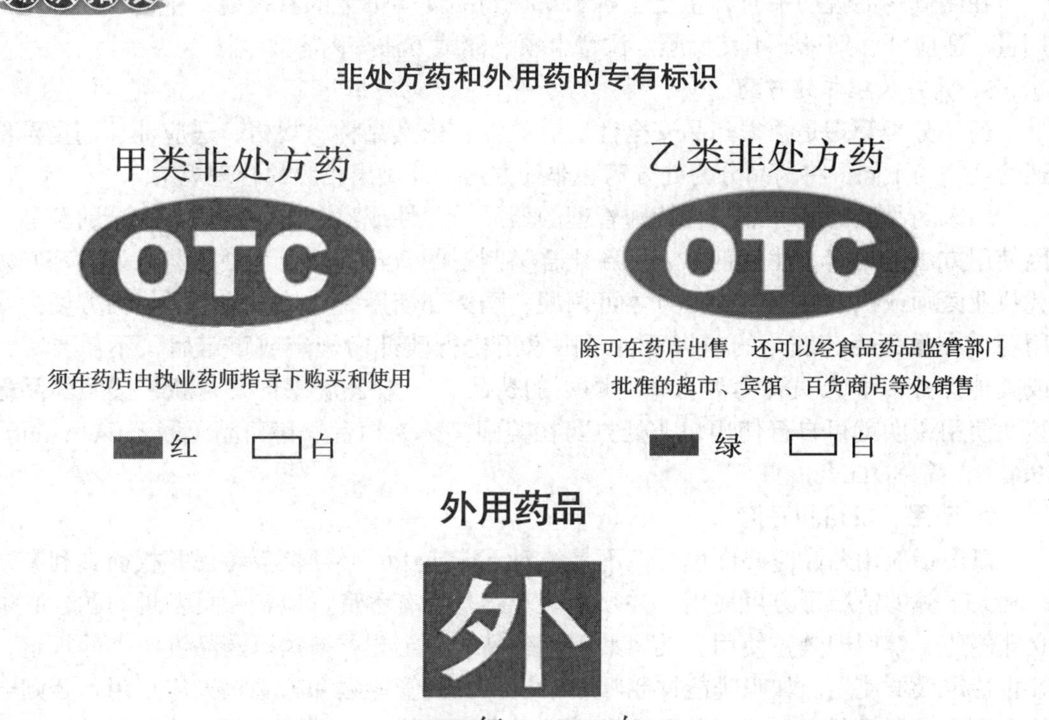

（三）药品说明书的发布和修改

1. 药品说明书的发布和适用

为进一步规范非处方药说明书和标签的管理，2007年，SFDA组织对已公布的非处方药品种说明书范本进行了修订，并发布了1154个化学药非处方药的说明书范本和4420个中药非处方药说明书范本，供厂家参照撰写。

在具体的药品监督及医疗事件处理过程中，应以经国家药品监督管理部门批准的企业印制的附在药品包装内的真实药品说明书为执法和处罚依据，国家局网站上公布的药品说明书和《中国药典》中刊载的药品说明书样本并非真实药品说明书，不能作为执法和处罚依据。

2. 药品说明书的修改

为保证药品说明书及时反映药品有效性、安全性信息，维护患者用药安全，药品生产企业应当主动跟踪药品上市后的安全性、有效性情况，需要对药品说明书进行修改的，应当及时提出申请。根据药品不良反应监测，药品再评价结果等信息，国家食品药品监督管理局也可以要求药品生产企业修改药品说明书。药品说明书获准修改后，药品生产企业应当将修改的内容立即通知相关药品经营企业、使用单位及其他部门，并按要求及时使用修改后的说明书和标签。药品说明书核准日期和修改日期应当在说明书中醒目标示。

（四）阅读药品说明书注意事项

在阅读药品说明书时，主要了解和掌握药品说明书上的有效期、生产日期、用法用量、适应证、禁忌、不良反应、注意事项、储藏方法等内容。

1. 处方药和非处方药

药品分类管理是根据药品安全性、有效性，依其品种、规格、适应证、剂量及给药途经等的不同，将药品分为处方药和非处方药，并做出相应的管理规定。

国家药品监督管理部门将特殊管理的药品、毒性或潜在影响使用不安全的药品、因使用方法的规定（注射剂）、用新化合物制备的新药等规定为处方药，处方药必须凭执业医师或执业助理医师处方才可调配、购买和使用。非处方药则是指为方便公众用药，在保证用药安全的前提下，经国家卫生行政部门规定或审定后，不需要医师或其他医疗专业人员开写处方即可购买的药品，一般公众凭自我判断，按照药品标签及使用说明就可自行使用，非处方药在美国又称为柜台发售药品（over the counter drug），简称OTC药。

2. 慎用、禁用和忌用

慎用指应用药品时要谨慎，但不是绝对不能应用，必须慎重考虑，权衡其利弊，在利大于弊的情况下方可使用，并须密切观察是否有不良反应，一旦发现问题，必须立即停药。禁用即禁止使用。凡属禁用的药品，一定要严格执行药品说明书的规定，禁止特定人群使用。如吗啡能抑制呼吸中枢，支气管哮喘和肺心病人应禁用，否则会对人体构成严重危害，甚至危及生命。忌用即避免使用。有些药物会给病人带来不良后果，如氨基糖甙类对神经系统和肾脏有一定毒性作用，故患耳鸣疾病及肾功能障碍者应忌用。属于忌用范围的，一般应尽量避免使用。

3. 或遵医嘱

药品说明书在“用法与用量”后，常用“或遵医嘱”字样。一是因为说明书上的剂量是常用剂量，但由于患者病情、体质及对药物的敏感程度不同，用量也就不同，医生可根据具体情况具体处理；二是因为药物作用的性质与剂量有关，剂量不同，作用也就不同，如阿司匹林是常用的退热药，退热剂量一般为0.3～0.6克，一日三次；但用于预防缺血性中风时，就须减少用量，一般25毫克，临睡前服一次即可发挥作用。

4. 有效期

药品的有效期是指药品在规定的储藏条件下能保持其质量的期限。一般药品在正常的储藏条件下能较长期地保持有效性，但是某些药品如抗生素、生物制品、某些化学药品和放射性药品等，即使在正常的储藏条件下，其效价（或含量）会逐渐下降，甚至会增加毒性，以至无法使用。因此，为保证这部分药品的质量，保证用药安全，常根据其稳定性试验和留样观察，预测或掌握其效价（或含量）下降至不合格的时间，规定药品在一定储藏条件时的有效使用时限，这就是药品的有效期。它是直接反映了稳定药品的内在质量的一个重要指标，这类药品必须严格遵守其特定的贮藏条件，又要在规定的期限内使用，才能保证药品有效性和安全性，两者不可忽视。因此，加强有效期药品的管理，是保证用药安全、有效的重要条件，且不可忽视。

（1）有效期的表述形式：药品有效期应当按照年、月、日的顺序标注，年份用四位数字表示，月、日用两位数表示。“有效期至××××年××月”、“有效期至××××.××.”、“有效期至××××/××”，有效期标注到月为起算月份对应年月的前一月。“有效期至××××年××月××日””、“有效期至××××.××.××”、“有效期至××××/××/××”，有效期标注到日，应当为起算日期对应年月日的前一天。

（2）有效期的标注的日期计算：按照国家食品药品监督管理局批准的注册标准执行，治疗用生物制品有效期的标注自分装日期计算，其他药品有效期的标注自生产日期计算。

（3）有效期与失效期的差别：有效期药品的表示法有两种，即有效期和失效期。如生产日期为2012/02/12，标明有效期二年，则该药品的失效期应为2014年2月12日。因此失效期的含义是指失效之日起不能继续使用。如按有效期2012年05月02日则意为可用到5月2日止（不包括2日在内），因此如失效期不标出日期只标月份的话，即表示该月失效。

通常，药厂在产品的标签上除标明批号外，还标明失效日期，使患者一目了然。但有些药品的包装体积较小，如在标明生产批号之外再标失效日期，往往编排不了，这样，药厂常在药品包装上注明有效期限，药品的失效日期必须由使用者根据生产的年、月、日结合有效期限，往后推算出失效日期。

课堂互动

阅读下列药品说明书，回答有关问题。

银翘解毒片说明书

OTC

【药品名称】银翘解毒片

【汉语拼音】YINQIAO JIEDU PIAN

【主要成分】金银花、连翘、薄荷、荆芥、淡豆豉、牛蒡子（炒）、桔梗、淡竹叶、甘草。辅料为硬脂酸镁。

【性 状】本品为红棕色的片剂。气芳香，味微苦。

【药理作用】主要有发汗，解热，抗病原微生物，抗炎，镇痛，抗过敏，增强免疫功能等作用。

【功能主治】辛凉解表，清热解毒。用于风热感冒，症见发热头痛、咳嗽口干、咽喉疼痛。

【用法用量】口服。4片/次，2~3次/日。

【注意事项】忌烟、酒及辛辣、生冷、油腻食物。

（1）如何判别银翘解毒片是中药还是西药？是处方药还是非处方药？

（2）说明书中为我们提供了哪些安全用药的信息？说明书是否完整？还缺乏哪些信息？

（3）你还希望与大家讨论哪些有关安全用药的问题？

目标检测

一、A型选择题

1. 以下对药品说明书的说法不正确的是（　　）
   A. 是具有法律意义的重要文件
   B. 是药物信息情报最基本、最重要的来源
   C. 是指导医生用药的唯一依据
   D. 可指导人们正确储藏和保管药品
   E. 与药品研制、生产、销售、使用等环节密切相关
2. 药品说明书应标明药品成分是指（　　）
   A. 必须列出所有药品的化学名称
   B. 复方制剂仅需列出所含各成分的名称
   C. 列出制剂中含有的辅料
   D. 中药的主要成分系指处方中所含主要药味、有效部位或有效成分
   E. 中药复方制剂主要药味排序可按笔画为序
3. 根据《药品说明书和标签管理规定》，下列药品有效期标注格式错误的是：（　　）
   A. 有效期至2012/11/16
   B. 有效期至16/11/2012
   C. 有效期至2012.11
   D. 有效期至2012年11月
   E. 有效期至2012年11月16日

二、B型选择题

[1 ~ 4]

A. H	B. Z
C. B	D. F
E. S	

1. 在药品批准文号中，中药使用的字母是（　　）

2. 在药品批准文号中，生物药品使用的字母是（　　）
3. 在药品批准文号中，药用辅料使用的字母（　　）
4. 在药品批准文号中，化学药品使用的字母（　　）

[5～7]
A. 有效期至10月/2013年　　B. 有效期至2013年11月
C. 有效期至2013年10月31日　　D. 有效期至2013年11月1日
E. 有效期至2013年10月30日

根据《药品说明书和标签管理规定》
5. 生产日期为2011年10月31日的药品有效期表述为（　　）
6. 生产日期为2011年11月1日的药品有效期可表述为（　　）
7. 生产日期为2011年12月15日的药品有效期可表述为（　　）

三、X型选择题

1. 以下哪些项目必须在药品说明书中注明（　　）
A. 药品通用名、成分、规格
B. 适应证或功能主治
C. 不良反应和注意事项
D. 生产日期和有效期
E. 生产企业和批准文号

2. 处方药说明书中【药品名称】项下包括（　　）
A. 通用名　B. 英文名　C. 化学名　D. 商品名　E. 汉语拼音

3. 药品说明书中的注意事项包括的内容是（　　）
A. 影响药物疗效的因素　　B. 药品慎用的情况
C. 用药过程中需观察的情况　　D. 用药对于临床检验的影响
E. 药品的相互作用

4. 我国药品说明书的内容包括（　　）
A. 药品名称、药品成分
B. 药品的药理、毒理作用及药物动力学
C. 药品适应证、用法用量
D. 不良反应、禁忌、注意事项
E. 有效期、批准文号

四、简答题

1. 如何正确解读和使用药品说明书？

（参考答案：A型选择题1.C　2.D　3.B
B型选择题1.B　2.E　3.D　4.A　5.E　6.C　7.B
X型选择题1.ABCDE　2.ABDE　3.ABCD　4.ABCDE）

（刘　娟）

任务四　学会收集和上报药品不良反应

学习目标

了解药品不良反应的相关概念，熟悉药品不良反应监测机构及其主要职责，掌握药品不良反应报告的要求，学会收集和上报药品不良反应。

随着新药开发使药品品种和数量不断增多，以及合并用药与长疗程用药现象不断增加，药品不良反应的严重性逐渐引起人们的高度重视，而药品不良反应监测更成为全球共同关注的热点。

一、药品不良反应概述

（一）药品不良反应相关概念

1. 药品不良反应（adverse drug reaction，ADR）

我国《药品不良反应报告和监测管理办法》对药品不良反应的定义是指合格药品在正常用法用量下出现的与用药目的无关或意外的有害反应。而世界卫生组织（WHO）对药品不良反应的定义是指预防、诊断、治疗疾病或改变生理功能过程中，人接受正常剂量的药物时出现的任何有害的且非预期的反应。

2. 药品不良事件（adverse drug event，ADE）

药物治疗过程中出现的不良临床事件，它不一定与该药有因果关系。

3. 不良事件（adverse event，AE）

是指治疗期间所发生的任何不利的医疗事件。

$$\text{AE} \xrightarrow{\text{用药期间}} \text{ADE} \xrightarrow{\text{因果关系}} \text{ADR}$$

不良事件、药品不良事件与药品不良反应的关系

不良事件若发生于药品治疗期间则称为药品不良事件，但该事件并非一定与用药物有因果关系，但如果存在因果关系则为药品不良反应。

4. 药品严重不良反应/事件

指因使用药品引起以下损害情形之一的反应，包括：

（1）引起死亡。

（2）致癌、致畸、致出生缺陷。

（3）对生命有危险并能够导致人体永久的或显著的伤残。

（4）对器官功能产生永久损伤。

（5）导致住院或者住院时间延长。

（6）导致其他重要医学事件，如不进行治疗可能出现上述所列情况的。

5. 新的药品不良反应

是指药品说明书中未载明的不良反应。说明书中已有描述，但不良反应发生的性质、程度、后果或者频率与说明书描述不一致或者更严重的，按照新的药品不良反应处理。

6. 药品突发性群体不良反应/事件

是指同一药品（指同一生产企业生产的同一药品名称、同一剂型、同一规格的药品）在使用过程中，在相对集中的时间、区域内，对一定数量人群的身体健康或者生命安全造成损害或者威胁，需要予以紧急处置的事件。

7. 药品不良反应的发生率

十分常见：发生率≥1/10；常见：1/100＜发生率＜1/10；偶见：1/1000＜发生率＜1/100；

罕见：1/1 0000＜发生率＜1/1000；十分罕见：发生率＜1/10 000

8. 其他说明

（1）怀疑药品：是指患者使用的怀疑与不良反应发生有关的药品。

（2）并用药品：指发生此药品不良反应时患者除怀疑药品外的其他用药情况，包括患者自行购买的药品或中草药等。

（3）用法用量：包括每次用药剂量、给药途径、每日给药次数，例如：5mg，口服，每日2次。

（二）药品不良反应分类

根据药品不良反应与药理作用的相关性分类：

（1）A型不良反应：属剂量相关性不良反应，主要是由于药物的药理作用增强所致，其程度轻重与用药剂量有关，一般容易预测，发生率较高而死亡率较低。A型不良反应包括副作用、毒性反应、后遗效应、首剂效应、继发反应、停药反应等。

（2）B型不良反应：属剂量不相关性不良反应，该类反应是一种与正常药理作用无关的异常反应，是否发生通常与剂量无关联，难以预测。其发生率低，但死亡率高。药物的过敏反应、特异质反应属于此类。

（3）C 型药物不良反应：是一种剂量和时间依赖性不良反应，该类反应发生缓慢，与剂量逐渐累积相关，发生率低。例如长期应用肾上腺皮质激素对下丘脑-垂体-肾上腺皮质的抑制属此类不良反应。

（4）D型药物不良反应：是一种时间依赖的迟发性不良反应，此类反应发生率低通常与药物剂量相关，随着药物的应用其效应逐渐显现。药物的致畸作用、致癌作用，以及迟发性运动障碍（tardive dyskinesia）等属此类反应。

（5）E型药物不良反应：属撤药反应，发生于停药后，发生率低。停用吗啡后出现的戒断症状，停用β受体拮抗剂后出现的反跳现象等属此类不良反应。

（6）F型药物不良反应：属治疗意外失败型（unexpected failure of therapy）不良反应，该反应与药物剂量相关，药物之间的相互作用是导致其发生的原因，发生率高。

例如联合用药过程中应用了特异性药物代谢酶抑制剂可引起此类反应。

3. 根据药物不良反应的严重程度

将药物不良反应分为轻度、中度、重度和严重四个等级。轻度不良反应指有症状出现，但很轻微，例如消化道不适、轻微头痛、疲乏、全身不适等；中度不良反应症状稍重，但能很好地耐受，不影响正常工作，例如较大面积的皮疹、视觉障碍、肌肉震颤、排尿困难、认知障碍、血液成分（白细胞、血糖等）的改变；重度不良反应症状较重，影响正常生活，患者难以忍受，需要停药或对症处理，例如严重肝功能异常、心律失常、严重过敏反应等；严重不良反应症状严重，危及患者生命，致死或致残，须立即停药或紧急处理，例如肝功能衰竭、严重的心律失常等。

二、药品不良反应的监测

药品上市前都需经过一系列的临床试验研究，但这并不足以完全保证药物治疗的安全性。这是由于上市前的临床试验存在其固有的局限性：病例少；研究时间短；经过筛选的试验对象与上市后的实际用药人群有差别，老年人、儿童、孕妇和有并发症的患者常被排除在临床试验之外；用药方案与观测指标受限。由于药品上市前研究存在的这些局限性，一些发生率较低、潜伏期较长的药物不良反应只有在药品上市后广泛应用的过程中才有可能被发现和认识。因而，被正式批准上市的药品，并不意味着对其临床评价的结束，而是表明已具备在社会范围内对其进行更深入研究的条件。其中药物不良反应监测更是药物上市后研究的重要内容。主要的药物不良反应监测方法包括以下几种：

（一）自愿呈报系统（spontaneous reporting system）

又称黄卡制度（yellow card system）因英国的报告卡为黄色而得此名。这是一种自愿而有组织的报告制度，监测中心通过监测报告单位把大量分散的不良反应病例收集起来，经整理、分析因果关系评定后储存，并将不良反应信息及时反馈给各监测报告单位以保障用药安全。目前，世界卫生组织国际药物监测合作中心的成员国大多采用这种方法。我国也采用该系统监测药品不良反应。自愿呈报系统的优点：简单易行，监测覆盖面大，耗资少可发现罕见的ADR；缺点：资料可有偏差有漏报现象，且难于避免。

（二）医院集中监测系统（hospital intensive monitoring）

集中监测系统是指在一定时间、范围内根据研究目的进行的监测，分为患者源性监测（patient-oriented monitoring）和药物源性监测（drug-oriented monitoring）。患者源性监测即以患者为线索了解用药及药品不良反应情况。药物源性监测即以药物为线索对某一种或几种药物的不良反应进行考察。集中监测系统的优点：结果较自愿呈报制度监测结果可靠、漏报率低，可以计算ADR的发生率以及进行流行病学研究。缺点：耗资大，花费人力物力多，由于监测范围受限制，代表性不强，结果差异大。

（三）记录联结系统（recorded linkage）

通过一种独特方式把各种分散的信息（如出生、婚姻、住院史、处方、家族史等）联结起来，可能会发现与药物有关的事件即记录联结系统，它是ADR监察的一种较好方法，计算机的应用，大大有利于这一系统的实施。但建立专门系统，费用昂贵。成功的应用如牛津记录联结研究，发现服镇静剂与交通事故间高度相关。

（四）药物流行病学研究方法

1. 病例对照研究（case-control study）

以一组发生ADR的患者和一组或几组没有发生ADR的患者（对照）作为研究对象，比较它们对过去某个或某些因素的暴露是否有关，或暴露程度与ADR发生是否有关。该方法的优点：适用于少见ADR的原因研究，所需样本量小；适用于潜伏期长的疾病，短期内可得到结果；可同时研究一种ADR和多种因素的关系；周期短，费用低。缺点：容易产生偏倚，不能计算率和率比。本研究关键在于进行病例对照研究时，要有很好的设计和正确解释，研究中需注意下列问题：①正确选定研究因素。调查是否成功，在于是否把真正原因包括进来，所以尽可能对所起作用因素多选几个。②病例选择。诊断必须准确无误。③对照组的选择。要考虑到均衡性，如年龄、性别、职业、习惯等一致性。④资料收集。应注意调查表的设计应简洁而全面，调查员的质量控制；可通过谈话，通讯手段直接对研究对象索得，也可利用各种记录如病史卡，死亡登记等。⑤结果分析和解释。利用计算机出来数据，进行相关检验，结果解释的正确。

2. 前瞻性队列研究法（cohort study）

按照人群是否暴露于某因素，将人群划分为暴露组和非暴露组，随访观察一段时间，观察这个期间内两组人群发生不良反应的情况，比较两组的结果发生率，以研究暴露和结局之间是否有联系和联系程度。优点：①可收集到所有的资料；②患者随访可持续进行；③可估计相对和绝对危险度；④假设可产生，亦可得到检验。缺点：①资料可能偏；②易遗漏；③假若不良反应发生率低时，为获得统计学检验病例数，就要扩大对象人群或延长时间，有难度。④费用高。

三、药品不良反应报告

《药品不良反应报告和监测管理办法》规定，药品生产企业（包括进口药品的境外制药厂商）、药品经营企业、医疗卫生机构是药品不良反应报告的主体，同时鼓励个人报告药品不良反应。药品不良反应实行逐级、定期报告制度，必要时可以越级报告。

（一）药品不良反应报告的适用群体

（1）个人发现药品引起的不良反应（事件），应及时就近在当地医疗机构进行诊断、治疗，并可向所在地县级以上药品不良反应监测机构或（食品）药品监督管理部门报告，也可直接向所在地（自治区、直辖市）药品不良反应监测机构或药品监督管理局报告，必要时提供相关的病历资料。

（2）药品生产、经营企业和医疗卫生机构必须指定专（兼）职人员负责本单位生产、经营、使用药品的不良反应报告和监测工作。每季度集中向所在地的省级药品不良反应监测中心报告，其中新的或严重的药品不良反应应于发现之日起15日内报告，其中死亡病例须立即报告；其他药品不良反应应当在30日内报告。有随访信息的，应当及时报告。

①报告途径：药品生产、经营企业和医疗机构获知或者发现可能与用药有关的不良反应，应当通过国家药品不良反应监测信息网络报告；不具备在线报告条件的，应当通过纸质报表报所在地药品不良反应监测机构，由所在地药品不良反应监测机构代为在线报告。

②配合调查：药品生产、经营企业和医疗机构应当配合药品监督管理部门、卫生行政部门和药品不良反应监测机构对药品不良反应或者群体不良事件的调查，并提供调查所需的资料。

③档案管理：药品生产、经营企业和医疗机构应当建立并保存药品不良反应报告和监测档案。

（3）各级药品不良反应监测机构应当对本行政区域内的药品不良反应报告和监测资料进行评价和管理。从事药品不良反应报告和监测的工作人员应当具有药学、医学、流行病学或者统计学等相关专业知识，具备科学分析评价药品不良反应的能力。

（二）药品不良反应报告制度

（1）省、自治区、直辖市药品不良反应监测中心，应每季度向国家药品不良反应监测中心报告所收集的一般不良反应报告；对新的或严重的不良反应报告应当进行核实，并于接到报告之日起3日内报告，同时抄报本省、自治区、直辖市（食品）药品监督管理局和卫生厅（局）；每年向国家药品不良反应监测中心报告所收集的定期汇总报告。

（2）国家药品不良反应监测中心应每半年向国家食品药品监督管理局和卫生部报告药品不良反应监测统计资料，其中新的或严重的不良反应报告和群体不良反应报告资料应分析评价后及时报告。

（三）药品不良反应报告的范围

（1）我国《药品不良反应报告和监测管理办法》要求药品生产、经营企业和医疗卫生机构做到：

①新药监测期内的药品应报告该药品发生的所有不良反应，每年向所在地省级药品不良反应监测中心汇总报告1次；新药监测期已满的药品，报告该药品引起的新的和严重的不良反应，在首次药品批准证明文件有效期届满当年汇总报告1次，以后每5年汇总报告1次。

②进口药品自首次获批准进口之日起5年内，每年汇总报告1次该进口药品发生的所有不良反应。进口药品满5年的，报告该进口药品发生的新的和严重的不良反应，同时每5年汇总报告1次。在其他国家和地区发生的新的或严重的不良反应，代理经营该进口药品的单位应于不良反应发现之日起1个月内报告国家药品不良反应监测中心。

③发现群体不良反应，应立即通过电话或者传真等方式向所在地县级药品监督管理部门、卫生主管部门以及药品不良反应监测中心报告，必要时可以越级报告。省级药品监测管理部门应立即会同同级卫生部门组织调查核实，并向国务院药品监督管理部门、卫生部和国家药品不良反应监测中心报告。

（2）WHO监测中心要求医务人员和药品生产与供应人员报告药品不良反应的范围大致有：

①未知的、严重的、罕见的、异乎寻常的不可预测的药品不良反应。

②属于已知的不良反应，其程度和频率有较大改变的，以及其他医生认为值得报告的。

③对新药应全面监测报告，不论该反应是否已在说明书中注明。

（四）药品不良反应报告程序

药品不良反应报告程序图如下：

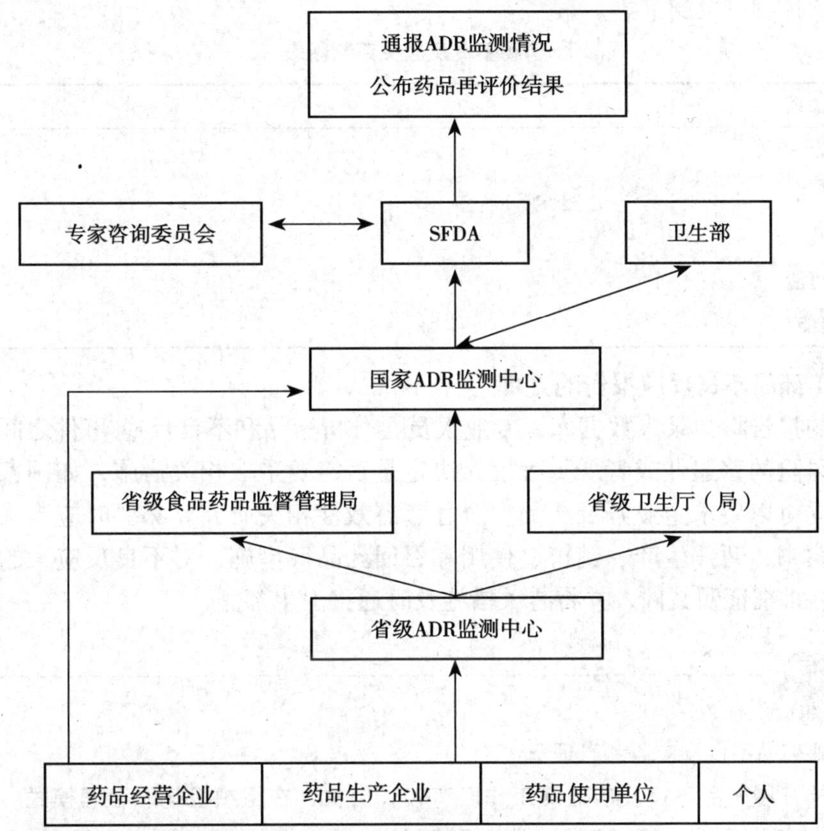

（五）药品不良反应因果关系的评判原则

目前国际上对药品不良反应因果关系判断的常用方法有：

1. 诊断试验法

包括体内和体外激发试验。

2. 问卷评分综合判断法

如Karch和Lasagna 评价法计分推算法等。

3. 统计学分析法

包括贝叶鉴别诊断法、泊松分布判断法、利用死亡率统计调查不良反应的原因。我国国家药品不良反应监测中心制定药品不良反应关联性分析方法以及澳大利亚、瑞典、新西兰等国的评价方法在Karch和Lasagna 评价方法的基础上发展而来。

Karch和Lasagna 评价方法：该法将产生药品不良反应因果关系的确实程度（degree of certainty）分为肯定、很可能、可能、不太可能和不可能5级。药品不良反应报告中因果关系评价准则常包括以下5方面。

（1）用药与不良反应的出现有无合理的时间关系。

（2）所出现的不良反应是否符合该药物已知的不良反应类型。

（3）停药或减量后，反应是否消失或减轻。

（4）再次使用可疑药品后是否再次出现同样反应。

（5）所出现的不良反应能否合并用药作用、患者病情的进展、其他治疗的影响来解释。具体评判可参阅下表。

药物不良反应关系判断表

因果关系	1	2	3	4	5
肯定	+	+	+	+	-
很可能	+	+	+	?	-
可能	+	+	±	?	±
不太可能	+	-	±	?	±
不可能	-	-	-	-	+

（六）药品不良反应报告的处理

所有的报告将会录入数据库，专业人员会分析药品和不良反应/事件之间的关系。根据药品风险的普遍性或者严重程度，决定是否需要采取相关措施，如国家食品药品监督管理局可以要求企业开展药品安全性、有效性相关研究。必要时应当采取责令修改药品说明书，暂停生产、销售、使用和召回药品等措施，对不良反应大的药品，应当撤销药品批准证明文件，并将有关措施及时通报卫生部。

知识拓展

国外药品不良反应监测管理概述

国外开展药品不良反应监测工作已有较长历史，在组织机构、管理模式、报告制度、报告处理、信息反馈以及相应的处罚机制等方面，都有较为成熟的经验。

1. 瑞典的药品不良反应监测管理

瑞典的不良反应监测机构设在瑞典医疗产品局，该局隶属瑞典卫生社会事务部，负责监督管理药品及其他医疗产品的开发、销售。瑞典药品不良反应监测机构的职责包括：建立药品不良反应微机数据库、研究药品不良反应因果关系、建立药品不良反应公报制度、向WHO监测中心呈报药品不良反应的信息等。其分支机构以收集严重的、致死的和药品说明书上没有列入的药品不良反应为主，为调查研究药品不良反应的情况提供数据服务，以此弥补自愿报告制度存在漏报率高的缺陷。瑞典的不良反应报告程序一般为：基层单位收集不良反应信息→报告给地区不良反应监测中心→初步整理与评估→上报瑞典医疗卫生产品局药品警戒部，药品警戒部有专门的药品负责将报告按照病种分发给各科专门负责的医生，对报告进行具体分析、评价。这些报告主要来自医生，药师、护士的报告也被视为正式报告，但不良反应监测部分不会接受来自患者的报告。

2. 澳大利亚的药品不良反应监测管理

澳大利亚最权威的药品安全组织TGA（Therapeutic Goods Administration，TGA）下设药品不良反应处（ADRS），具体负责药品不良反应病例报告的收集、分析、整理与评价，并与TGA其他相关部门共同协商以进一步采取相应措施；向卫生部提交采取某项控制药品不良反应的措施及建议或报告；向WHO药物监测中心呈报有关药品不良反应的信息。澳大利亚还设有药品不良反应咨询委员会（The Adverse Drug Reactions Advisory Committee），是澳大利亚药物评价委员会（ADEC）的分支机构，成立于1970年。它拥有许多独立的医学专家，可以对药品的安全性进行评价，并给TGA提供建议。澳大利亚的不良反应报表称为"蓝卡"，其不良反应监测部门每年都会定期向一线临床医生提供该卡。通常每个医院都有一个药剂师专门负责收集蓝卡，并定期递交给不良反应监测部门。对发现的不良反应，政府鼓励消费者通过热线直接联系药剂师，由药剂师做出专业判断。

3. 美国的药品不良反应监测管理

美国食品药品监督局（FDA）的重点工作之一就是系统地承办药品不良反应报告工作。整个FDA的机构设置是一种事业部制的模式，包括2个办公室和6个中心，其中药品评价研究中心（Center for Drug Evaluation and Research，CDER）负责对美国上市药品不良事件的收集、分析、管理。CDER下设10个部门，其中"药物流行病学与统计学办公室"下的"药品安全性办公室"具体负责上市药品不良反应的监管。

其机构职责是确保食品、人用药物、兽药、生物制品和医疗器械的安全和有效，包括放射电子医疗产品的安全。对所监管的产品，一经发现任何不符合法规的情况，FDA即给与纠正，把一切不安全的和非法的产品从市场撤除。

4. 国际药品监察合作中（UMC）

1970年世界卫生大会设立永久性的WHO药品监测合作中心，现名"WHO国际药品监察合作中心"，地点设在瑞典的乌普沙拉，主要负责汇总各成员国的药品不良反应报告，并将其分级分类，将汇总的药品不良反应信息反馈给各成员国的国家药品不良反应监测中心。该中心定期出版《WHO药物不良反应通讯》，负责组织对重点药品不良反应监测中心代表会议，总结当年工作，讨论和决定来年的协作等问题。

国家药品不良反应监测体系的发展一般经历3个阶段：即以报告体系为重点的初级阶段，以评价体系为主的发展阶段，以服务体系为主的成熟阶段。

课堂互动

病例摘要

女性患者， 55岁。有高血压、心衰和2型糖尿病病史。因腹痛并向背部放射，恶心、呕吐、食欲减退、头痛、发热（38.7℃）和黄疸等症状入院。近6个月以来服用地高辛（0.25mg/d）、氢氯噻嗪（25mg/d）、罗格列酮（1mg）和二甲双胍（500mg）。2个月前为预防骨质疏松开始服用阿法骨化醇（2μg/d）和钙剂（1000mg/d）。实验室检查以下指标升高：淀粉酶549U/L，血糖9.21mmol/L，白细胞14.4×10^9/L，胆红素72μmol/L，血钙3mmol/L。超声检查显示胰腺水肿，未见结石和囊肿。判断为药物所致胰腺炎。可疑药物是？可能原因是？

用药分析　可疑药物为氢氯噻嗪、阿法骨化醇和钙剂，应停用可疑药物，并对症治疗。有报道指出应用治疗剂量噻嗪类利尿剂2周至1年可以诱发胰腺炎，其机制可能是该类药物减少钙离子自肾脏排泄，升高血钙浓度，增加胰腺管结石发生的危险性，以及增加胰蛋白酶原向胰蛋白酶的转化。另外，阿法骨化醇的不良反应之一是血钙浓度升高。氢氯噻嗪与阿法骨化醇的相互作用可以增加血钙升高的危险性，增加胰腺炎发生的概率。此外，氢氯噻嗪与地高辛相互作用可能引起恶心、呕吐和心律失常等。

目标检测

一、A型选择题

1. 应按照规定报告所发现的药品不良反应的不包括（　　）

A. 药品研发机构　　B. 药品生产企业　　C. 药品经营企业
D. 医疗机构　　E. 进口药品的境外制药厂商

2. 药品生产、经营企业和医疗机构获知或者发现药品群体不良事件的报告时限是（　　）

A. 15日内　　B. 立即　　C. 1日内
D. 2日内　　E. 3日内

3. 根据《药品不良反应报告和监测管理办法》，药品不良反应是指（　　）

A. 不合理用药可能造成的有害反应
B. 长期用药对器官功能产生永久损伤的有害反应
C. 合格药品在正常用法下到时的致畸反应
D. 合格药品在正常用法用量下出现的与用药目的无关的有害反应
E. 正常用法用量下出现的能预测的有害反应

二、B型选择题

[1～2]

A. A类药品不良反应
B. B类药品不良反应
C. 新的药品不良反应
D. 所有不良反应
E. 药物相互作用引起的不良反应

1. 新药监测期内的国产药品须报告其引起的
2. 新药监测期已满的其他国产药品须报告其引起的

[3～6]

A. 应在30日内报告　　B. 应在15日内报告　　C. 应在5日内报告
D. 应在3日内报告　　E. 应立即报告

根据《药品不良反应报告和监测管理办法》，药品生产、经营企业和医疗卫生机构

3. 发现群体不良反应
4. 发现药品不良反应引起的死亡病例
5. 发现新的或严重的药品不良反应
6. 发现群体不良反应、新的或严重的以外的其他药品不良反应

三、X型选择题

1. 个人发现新的或严重的药品不良反应可以向（　　）
   A. 经治医师报告
   B. 药品生产企业报告
   C. 药品经营企业报告
   D. 当地的药品监督管理部门或卫生行政部门报告
   E. 当地的药品不良反应监测机构报告
2. 对新药监测期已满的国产药品，应报告的不良反应包括（　　）
   A. 药物相互作用引起的不良反应
   B. 说明书中未载明的不良反应
   C. 服用后导致死亡的不良反应
   D. 服用后导致住院时间延长的不良反应
   E. 所有可疑的不良反应
3. 下列情形属于药品严重不良反应的有（　　）
   A. 因服用药品导致住院或住院时间延长的不良反应
   B. 因服用药品导致显著的或者永久的器官功能损伤的不良反应
   C. 因服用药品导致显著的或者永久的人体伤残的不良反应
   D. 因服用药品产生致畸、致癌、致突变的不良反应
   E. 因服用药品危及生命的不良反应

四、简答题

1. 什么是药品不良反应？为什么要对药品不良反应进行监测？

（参考答案：A型选择题1. A　2. B　3. D
B型选择题1. D　2. C　3.E　4. E　5. B　6. A
X选择题型1. ABCE　2. BCD　3. ABCDE）

（刘　娟）

任务五　学会对患者提供用药咨询服务

学习目标

了解药物咨询的概念，熟悉药物咨询的环境，掌握药物咨询的内容及应注意的问题，学会对患者提供用药咨询服务。

一、药物咨询概述

药物咨询是药师应用所掌握的药学知识和药品信息，包括药理学、药剂学、药物化学、中药学、中成药、医药商品经济学等，通过当面谈话、电话或网络,承接公众对药物治疗和合理用药的咨询服务。开展药物咨询是药师参与全程化药学服务的重要环节，也是药学服务的突破口，对指导临床合理用药有重要意义。根据药物咨询对象的不同，可将其分为患者、医师、护士和公众的用药咨询。

二、患者用药咨询

医院每天面对大量的门、急诊患者,他们的合理用药问题，仅在发药窗口，短暂的时间，很难做到对各类药品的使用，相互作用、注意事项、不良反应等问题向患者解释清楚。其次，药品品种不断增加，含有相同成分的复方制剂品种繁多，如速感康胶囊、速克感冒片、感冒灵冲剂、金羚感冒片都含有对乙酰氨基酚和马来酸氯苯那敏。故医院需要设立专门的药物咨询窗口，回答患者的提问。

用药咨询，由专人负责，耐心解答患者的问题，患者咨询内容多为服药方法、时间、用量、药物作用、通用名、药物不良反应、价格、妊娠期、哺乳期妇女及儿童的用药注意事项等。由于药师通过与病人面对面的交流和沟通，增进了理解，改善了医患关系，促进和提高了患者合理用药意识，注重了在服药时应注意的事项，增加病人服药的依从性，才能防止用药错误确保疗效。

（一）药物咨询的主要内容

1. 药品名称

包括通用名、商品名及别名。

2. 适应证

药品适应病症与患者病情是否相一致。

3. 服药的时间

“这药在什么时间吃最好？是在饭前还是在饭后？”患者经常会提出这样的问题，服药的最佳时间与间隔也是影响药物疗效的重要因素。一般来说，胃动力药多潘立酮、西沙比利、甲氧氯普胺宜在饭前半小时服用。抗酸药宜饭后一小时服用。降压药一般早上服用，降压效果好。肾上腺皮质激素的分泌具有昼夜节律性，临床用药可遵循内源性分泌节律进行，宜采用早晨1次给药或隔日早晨1次给药。降脂药如洛伐他汀、辛伐他汀等，宜睡前服，有助于提高疗效。一般利尿剂宜清晨服用，以减少起夜次数，避免夜间排尿过多，影响休息和睡眠。催眠药睡前服用。驱虫及泻下药宜空腹服用。刺激性强的药物宜餐后服用。滋补药宜餐前服用等。

4. 用药方法

包括口服药品的正确服用方法、服用时间和用药前的特殊提示，如汤剂温度，一般温而不凉时服用，热性病应冷服，寒性病应热服；有的中成药需配伍适当的“药引”，如活络丹、醒消丸、跌打丸、七厘散用黄酒送服，藿香正气丸、附子理中丸可用姜汤送服，六味地黄丸、大补阴丸可用淡盐水送服。

5. 特殊剂型的使用

如栓剂、滴眼剂、气雾剂等外用剂型的正确使用方法；缓释制剂、控释制剂的用法等。

6. 药物的不良反应及相互作用

贝那普利此类药最常见不良反应就是刺激性干咳。如干咳不明显，降压效果又较理想时，建议不要换药。如干咳严重，应在医生指导下，改换其他类型的抗高血压药物。环丙沙星缓释片与碳酸氢钠片不能同服。二者合用时，碳酸氢钠片服用6小时后服用环丙沙星，或碳酸氢钠片服用前2小时前服用环丙沙星。因碳酸氢钠片会影响环丙沙星吸收。同时应告知患者碳酸氢钠片碱化尿液会使环丙沙星尿中溶解度下降导致不良反应增加，宜多饮水。

7. 药物的贮藏

需冷藏的药品，重组人干扰素、重组人促红细胞生长素、白蛋白、丙种球蛋白、微生态制剂一般适宜储存温度为2～8℃冷藏，若不注意交代储存条件，可能使药物效价降低，甚至提前失效。

8. 饮食与服药效果

烟、酒、茶中含有的部分化学成分可与某些药物发生相互作用，从而使药物的疗效降低或失效，甚至发生不良反应。因此，服药时应注意忌烟、忌酒、忌茶。使用头孢哌酮钠、甲硝唑，应避免饮酒，因药物可抑制乙醇的代谢，造成体内蓄积大量乙醛，即“乙醛蓄积综合证”（双硫仑样作用），表现为剧烈头痛、恶心呕吐、颜面潮红、呼吸困难、血压骤降等，甚至危及生命，应注意。

9. 药品的价格

是否属于医保药物，报销的比例如何等。

（二）咨询的环境

咨询处宜紧邻门诊药房或药店大堂，处于明显位置，方便患者向药师咨询与用药相关的问题。咨询环境应舒适，并相对安静，较少受外界干扰。如咨询时间较长或老年患者、站立不便的患者，应请患者坐下。对某些特殊患者（如计划生育、妇产科、泌尿科、皮肤及性病科患者）应单设一个比较隐蔽的咨询环境，以使患者放心、大胆地提出问题。咨询台应准备药学、医学的参考资料、书籍以及向患者发放的医药科普宣传资料。最好可以配备装有数据库的计算机及打印机，可当场打印患者所需文件。

课堂互动

药物咨询案例

患者既往病史：胃炎。

患者用药史：硫糖铝混悬液、埃索美拉唑片；

咨询内容：硫糖铝混悬液和埃索美拉唑片都需要饭前服用，但硫糖铝说明书中说服用硫糖铝半个小时内不能服用制酸剂，询问如何安排这两个药的服药时间？

药师答复：建议饭前半小时以上先服用硫糖铝，快吃饭时服用埃索美拉唑。因为硫糖铝需要在酸性环境中解离出负电荷胶体，与带正电的渗出物结合，形成保护膜，促进溃疡的愈合，而埃索美拉唑片为肠溶片，胃内pH改变对吸收和药效影响小。

思考 药师的答复对吗？为什么？硫糖铝和PPI联合应用应注意什么问题？

（三）咨询中应该注意

（1）对于一般患者的咨询，要以容易理解的医学术语来解释，应尽量使用描述性语言以便患者能正确理解，还可以口头与书面解释方式并用。

（2）尽量收集咨询者的背景资料，如姓名、年龄、职业、联系电话、疾病史、用药史等。同时尊重患者的意愿，保护患者的隐私，不得将咨询档案等患者的信息资料用于商业目的。

（3）对特殊人群需注意的问题：老年人认知能力下降，向他们解释时语速宜慢，尽量提供书面材料；女性患者，要注意询问是否怀孕或准备怀孕，是否在哺乳期；肝、肾功能不全的患者，要考虑对药物消除的影响。

（4）清楚、简洁地询问一些恰当的、有指导性的问题；必要时可向咨询者询问一些额外的信息，便于理解问询意图。

（5）把握咨询的问题，搞清楚问询者所关注的焦点和咨询目的。重复叙述咨询内容，或强调可疑之处以避免误解。

（6）一般问题应立即答复，需要查找资料的应及时答复。如果药师不能在短时间内提供咨询的答案，应及时告知咨询者，留下联系方式，进一步查询相关资料后尽快予以正确答复。

（7）记录药物咨询的重点和相关问题，将所有有意义的咨询和答复做书面记录、归档，记录表如下：

用药咨询（一般问题）记录表

日期：　　　　年　月　日　　　　　　　　　　　　值班药师：

咨询项目	咨询人次（以“正”字记录）	合计
药物名称		
药物作用		
用药时间与漏服处理		
用药方法		

续表

咨询项目	咨询人次（以“正”字记录）	合计
注意事项与说明书解读		
药物相互作用		
药食相互作用		
服药与临床检验		
药物质量		
药物规格		
有效期		
剩余药处理与贮藏		

用药咨询（特殊问题）记录表

日期：　　　　　　年　月　日　　　　　　　　　　　　值班药师：

患者：	性别：男□ 女□	年龄：　岁	联系：
问题摘要			
答复摘要			

目标检测

一、A型选择题

1. 接受患者用药咨询方式不正确的是（　　）
   A. 可主动向患者讲授用药知识
   B. 可向患者发放一些合理用药宣传材料
   C. 可采用电话、网络等通讯方式
   D. 有针对性地回答患者问题，不要做过多询问
   E. 通过网络向大众宣传促进健康的小知识属于主动咨询
2. 以下患者用药咨询环境设置中，不合理的是（　　）
   A. 咨询处紧邻门诊药房　　B. 标志明确　　C. 环境舒适
   D. 均采用开放式柜台　　E. 应配备参考资料
3. 咨询中应注意的问题正确的是（　　）
   A. 在患者表述时，对表述不清的问题应随时打断予以询问
   B. 尽量用封闭式提问，以获得患者的准确回答
   C. 交谈时，为提高效率，可一边听患者谈，一边查阅相关文献
   D. 对患者交代越多，谈话时间越长，效果越好

E. 对特殊人群应特别详细提示服用药物的方法

二、B型选择题

［1～4］

A. 这药能治我这种病吗

B. 这次拿的“达美康”是我以前一直服用的“格列齐特”吗

C. 这种药需要服用多久

D. 今天我忘吃药了怎么办

E. 处方上让我一次服三片，是否太多

以上咨询问题的分类

1. 药品名称的分类
2. 适应证的分类
3. 用药方法的分类
4. 用药剂量的分类

三、X型选择题

1. 下列哪些情况下，应对患者进行提示（　　）

A. 合并用药较多

B. 既往有不良反应史

C. 使用特殊管理药品的患者

D. 使用临近效期的药品

E. 药品被重新分装，而包装的标识物不清

2. 对患者提供咨询服务时需要特别关注的问题错误的是（　　）

A. 尽可能不要使用任何医学术语

B. 应多使用数字

C. 对用药依从性不好的患者应提供书面材料

D. 应保护患者隐私

E. 应有效利用资源，用较少的时间回答问题

3. 患者用药咨询的内容包括（　　）

A. 药品名称　　B. 适应证　　C. 药品价格

D. 药品的鉴定辨识　　E. 有否替代药品或其他疗法

四、简答题

1. 药物咨询的内容有哪些？药物咨询应注意哪些问题？

（参考答案：A型选择题1.D　2.D　3.E

B型选择题1.B　2.A　3.C　4.E

X型选择题1.ABCE　2.ABE　3.ABCDE）

（邓庆华）

基本技能训练一

用药咨询模拟训练

【实训目的】

1. 熟悉用药咨询服务的内容。
2. 学会为患者进行用药咨询服务。
3. 树立以病人为本的服务理念。

【实训条件】

实训药房、用药咨询台、药品。

【实训内容】

1. 电教。
2. 分组模拟用药咨询。
3. 学生模拟表演——教师点评。

【实训步骤】

1. 播放医院用药咨询窗口服务实况；复习用药咨询要点。
2. 每班分为8个小组并进行角色分工，分别扮演药师和患者进行模拟训练。
3. 患者咨询主题：头痛的用药咨询（药物：阿咖酚散）、腹泻的用药咨询（药物：双八面蒙脱石、胃复安）、咳嗽的用药咨询（川贝枇杷止咳糖浆、喷托维林）、发热的用药咨询（对乙酰氨基酚），抽签任选一个主题进行练习。
4. 每组讨论并书面设计咨询内容和解答要点。
5. 按设计方案开始模拟咨询训练，教师巡视指导。
6. 各组分别选派两名同学，进行模拟用药咨询表演。
7. 教师点评。

【实训思考】

请说出用药咨询的基本内容。

（刘晓颖）

基本技能训练二

药品基本知识训练

【实训目的】

1. 掌握新药、假药的标准；熟悉毒性药品与高危药品的品种。
2. 能正确解读各种药品标识与说明书。
3. 能根据药品包装、外观进行劣药的初步判断。

【实训条件】

实训药房、药品包装、被鉴别药品。

【实训任务】

1. 网络学习与PPT展示。
2. 解读药品标识及说明书。
3. 鉴别变质药品。

【实训步骤】

1. 资料收集与课堂讨论

学生利用课余时间进行《药理学网络学习平台》和《常见疾病网络学习平台》资料查询，分别收集10种新药名称、毒性药品、高危药品劣药及假药案件，并就假药、劣药事件，以PPT的形式制作调查报告。同时进行课堂讨论，强化对《中华人民共和国药品管理法》的理解与认识，推荐学生代表发言，教师及时点评。

2. 正确解读药品标识及说明书

学生可通过校内实训药房、社会药房熟悉药品标识与说明书。教师在实训药房内对学生进行现场测试（以团队或个人完成均可）。

3. 药品变质的鉴别

该项工作要求学生分小组在实训药房内完成，根据药品包装和药品外观，进行药品变质的初步鉴别。并通过讨论，选派代表呈述鉴别结果及理由，完成实训报告。

【实训思考】

1. 叙述新药、劣药、假药、毒性药品、高危药品的定义。
2. 结合本专业职业岗位特点，从职业道德出发，谈谈你对“以人为本”的理解。

（刘晓颖）

基本技能训练三

药品分类训练

【实训目的】

掌握常用药品的分类，能迅速准确进行药品摆放或取药。

【实训条件】

实训药房、塑料装药篮、需取出或摆放的药品清单。

【实训任务】

1. 熟悉实训药房药品分区、分类、摆放形式、药架（药柜）编号。

2. 对药物进行正确分类（按药理学药物分类），要求在规定时间内将药品正确地放入药架（药柜）中。或根据药品清单将药品从药架（药柜）中取出。

【实训步骤】

1. 学生先熟悉实训药房药品分区、分类。

2. 药品分类训练

（1）教师给出药品清单（每位同学负责10种药品），分四批进入实训药房取药，每一批规定在10分钟内完成。

（2）教师给出10种药品（附10种药品的清单，并在药品包装上用铅笔作一标记），学生分四批进入实训药房摆药，并将所摆放的位置在清单上标出。每一批规定在15分钟内完成。

3. 教师核对清单与取出的药品是否符合、核对药品摆放的位置是否和清单上的标记一致，并给出实训成绩。

【实训思考】

请说出医院药房对麻醉药品和精神药品的管理规定有哪些？

（刘晓颖）

基本技能训练四

模拟问病训练

【实训目的】

1. 初步掌握药学人员问病的内容、方法、技巧。
2. 学会与病人交流沟通及问病时的礼仪。

【实训条件】

实训药房、教学录像。

【实训任务】

1. 书面设计问病情景。
2. 根据设计进行模拟问病训练。
3. 团队展示。

【实训步骤】

1. 教师讲解

（1）问诊的礼仪要求：以教学录像示范。

（2）问病要点：①问主要症状及持续时间；②问诱发因素；③问伴随症状；④问诊疗经过；⑤其他（视病情选问）：过去史、家族史、药物过敏史、职业、个人嗜好等。

（3）问病方法：教师以感冒为例进行问病示范。

（4）问诊的注意事项

①态度和蔼，仪表端庄，避免审问式。

②避免暗示性提问。

③避免用医学术语，如：端坐呼吸，持续性腹痛（病历写作用术语）。

④根据病人不同文化程度，采用问诊语言。

⑤让病人陈述，不随意打断，但需引导。

2. 问病情景书面设计

以感冒为例，团队通过讨论，集体完成书面问病情景设计方案。

3. 问病训练

团队中每2人为1个小组，按设计方案分别模拟患者和医药人员进行问病练习，教师巡视指导。

4. 团队展示

每个团队选派两名代表展示问病情景，全部完成后教师点评。

5. 完成实训报告

【实训思考】

假设在社会药房工作，如何接待前来购药的病人（顾客）？

（刘晓颖）

基本技能训练五

用药指导基本技能训练

【实训目的】

1. 掌握用药指导的内容、方法、技巧。
2. 学会与患者（销售对象）交流沟通。

【实训条件】

实训药房、常用口服药、气雾剂、外用药品及药品说明书。

【实训任务】

1. 熟悉药物的作用、用途、用法用量及用药注意事项。
2. 能熟练介绍药物并指导患者合理用药。

【实训步骤】

1．每位同学在实训药房内按规定选择一种药物，熟悉说明书，练习药物介绍及用药指导要。要求：说出药名、简单描述主要作用、用途，详细介绍用法用量、结合药物的不良反应，交代注意事项。

2. 教师在实训药房内进行一对一检测，教师模拟购药的患者，学生模拟药学人员进行药品介绍及用药指导。

3. 教师当场点评。

【实训思考】

气雾剂的用药指导。

（刘晓颖）

模块二 处方审核与调配

为规范处方管理，提高处方质量，促进合理用药，保障医疗安全，根据《执业医师法》、《药品管理法》、《医疗机构管理条例》、《麻醉药品和精神药品管理条例》等有关法律、法规，卫生部于2007年2月发布了《处方管理办法》（卫生部令第53号），于2007年5月1日起施行。《处方管理办法》共分8章63条，全文对处方管理的一般规定、处方权的获得、处方的开具、处方的调剂、监督管理、法律责任等做了明确的规定。依据《处方管理办法》，下面就处方的一般知识做简单介绍。

任务一　认识处方

学习目标

掌握处方的概念，熟悉处方的意义及处方的分类，掌握处方的格式。

一、处方的概念

处方是指由注册的执业医师和执业助理医师（以下简称医师）在诊疗活动中为患者开具的、由取得药学专业技术职务任职资格的药学专业技术人员（以下简称药师）审核、调配 、核对，并作为患者用药凭证的医疗文书。

二、处方意义

处方具有法律性、技术性和经济性。

（一）法律性

因开具处方或调配处方所造成的医疗差错或事故，医师和药师分别负有相应的法律责任，所以要求医师和药师在处方上签字。医师具有诊断权和开具处方权但无调配权；药师具有审核、调配处方权，但无诊断和开具处方权。

（二）技术性

开具或调配处方者都必须是经过医药院校系统专业学习，并经资格认定的医药卫生技术人员担任。医师对患者做出明确的诊断后，在安全、有效、经济的原则下，开具处方，处方写明了药品的名称、规格、数量及用量用法等。药学技术人员按医师处方准确快捷地调配，并将药品发给患者应用，同时进行用药指导，表现出开具或调配处方的技术性。

（三）经济性

处方是药品消耗的凭证和原始依据；是药品经济收入的凭证和原始依据；是患者在治疗疾病全过程中用药的真实凭证。

三、处方分类

处方由各医疗机构按规定的格式统一印制，印刷用纸应根据实际需要用颜色区分，并在处方右上角以文字注明。麻醉药品处方、急诊处方、儿科处方、普通处方的印刷用纸分别为淡红色、淡黄色、淡绿色、白色，并分别在右上角标注“麻”、“急诊”、“儿科”，普通处方右上角不用标注。

处方按性质可分为3种：

1. 法定处方

指《中华人民共和国药典》、国家食品药品监督管理局颁布标准中收载的处方，具有法律的约束力。

2. 医师处方

是医师为患者诊断、治疗和预防用药所开具的处方。

3. 协定处方

是医院药剂科与临床医师根据医院日常医疗用药的需要，共同协商制定的处方。该类处方适合大量配制和储备，仅限于在本单位使用。

四、处方格式

处方格式由前记、正文和后记三部分组成。

1. 前记

前记包括医疗机构名称、费别、患者姓名、性别、年龄、门诊或住院号、科别或病区和床位号、临床诊断、开具日期等，并可添加特殊要求的项目。麻醉药品和第一类精神药品处方还应包括患者身份证明，代办人姓名、身份证明。

2. 正文

正文以Rp或R（拉丁文Recipe“请取”的缩写）标示，分别列出药品的名称、剂型、规格、数量、用法和用量。

3. 后记

后记有医师签名或者加盖专用签章，药品金额以及审核、调配、核对、发药的药学专业技术人员签名或加盖专用签章。

处方实例（以普通药品处方为例）：

××××××医院　　普通

处方签

姓名：　　性别：　　年龄：

科别：　　门诊号或住院号：

费别：　　年　月　日

诊断：

Rp：

药品通用名称　剂型　规格　数量
Sig：用法用量
药品通用名称　剂型　规格　数量
Sig：用法用量
药品通用名称　剂型　规格　数量
Sig：用法用量

医师签章：　　　　发药药师：　　　　调配药师：

目标检测

一、A型选择题

1. 处方按性质可分为（　　）
   A. 法定处方、普通处方、医师处方
   B. 法定处方、普通处方、协定处方
   C. 法定处方、普通处方、麻醉药品处方
   D. 法定处方、医师处方、协定处方
   E. 普通处方、协定处方、医师处方
2. 有关协定处方叙述错误的是（　　）
   A. 各个医院的协定处方可以通用
   B. 适于大量配制和储备
   C. 便于控制药品的品种和质量
   D. 可提高工作效率，减少患者取药等候时间
   E. 是药剂科与临床医师根据日常医疗用药的需要，共同协商制定的处方
3. 处方前记不包括的内容是（　　）
   A. 医院的名称　B. 病人姓名　C. 药物名称
   D. 临床诊断　E. 开具日期

二、B型选择题

[1~2]
A. 医疗机构名称　B. 临床诊断　C. 开具日期
D. 用法用量　E. 药品金额

1. 属于处方正文的内容为（　　）
2. 属于处方后记的内容为（　　）

（参考答案：A型选择题1.D　2.A　3.C
B型选择题1.D　2.E）

（苏湲淇）

任务二 处方的书写

学习目标

熟悉处方书写的基本要求，掌握处方中常见的外文缩写及含义，熟悉处方中容易混淆的中文药名。

一、处方书写

（一）处方书写的基本要求

（1）处方必须在专用的处方签上用钢笔书写，或者是通过键盘输入，然后打印出再予以签名。开具处方时态度一定要严肃认真、周密思考，慎重选择每一种治疗药品及其剂量和用法。切忌开处方时迟疑不决或中途涂改，以免给患者造成不良的心理影响。

（2）患者一般情况、临床诊断填写清晰、完整，并与病历记载相一致。

（3）每张处方限于一名患者的用药。

（4）字迹清楚，不得涂改；如需修改，应当在修改处签名并注明修改日期。

（5）患者年龄应当填写实足年龄，新生儿、婴幼儿每日、月龄，必要时要注明体重。

（6）西药和中成药可以分别开具处方，也可以开具一张处方，中药饮片应当单独开具处方。

（7）无论西药、中成药处方，每一种药品应当另起一行，每张处方不得超过5种药品。药物的排序一般要求按照主药、辅药、矫正药及赋形剂的顺序排列。对于已经开出的处方不应随意涂改，确实需要修正时或是有特殊配伍的用药，一定要求医师将处方重新开具或另加提示后，再予签上医师的全名，以示负责；在一张处方上若需要有两次以上涂改必须重新开具和签名。

（8）中药饮片处方的书写，一般应当按照“君、臣、佐、使”的顺序排列；调剂、煎煮的特殊要求注明在药品右上方，并加括号，如布包、先煎、后下等；对饮片的产地、炮制有特殊要求的，应当在药品名称之前写明。

（9）药品用法用量应当按照药品说明书规定的常规用法用量使用，特殊情况需要超剂量使用时，应在剂量后方加上惊叹后，并注明原因和再次签名。

（10）医师开具处方应当使用经药品监督管理部门批准并公布的药品通用名称、新活性化合物的专利药品名称和复方制剂药品名称。医师开具院内制剂处方时应当使用经省级卫生行政部门审核、药品监督管理部门批准的名称。

（11）医疗、预防、保健机构或医师、药师不得自行编写药品缩写名或使用代号。书写药品名称、剂量、规格、用法、用量要准确规范，药品用法可用规范的中文、英文、拉丁文或者缩写体书写，但不得使用“遵医嘱”、“自用”等含糊不清的语句。

课堂互动

下列哪些药品名称医师可以在处方中开具?

康泰克、NaCl、庆大霉素、白加黑、甲巯咪唑、沐舒坦、吗丁啉。

（12）处方一般不得超过7日用量；急诊处方一般不得超过3日用量；对于某些慢性病、老年病或特殊情况，处方用量可适当延长，但医师应当注明理由。

（13）麻醉药品、精神药品、医疗用毒性药品、放射性药品的处方用量应当严格按照国家有关规定执行。毒药处方不得超过1天剂量，限剧药处方不得超过2天剂量，成瘾药处方不得连续使用7天。开具麻醉药品处方，应有病历记录。

（14）除特殊情况外，应当注明临床诊断。

（15）开具处方后的空白处应画一斜线，以示处方完毕。

（16）处方医师的签名式样和专用签章必须与药学部门留样备查的式样一致，不得任意改动，否则应重新登记留样备案。

（17）药品剂量与数量一律用阿拉伯数字书写。剂量应当使用法定剂量单位；重量以克（g）、毫克（mg）、微克（μg）、纳克（ng）为单位；容量以升（L）、毫升（ml）为单位；有些以国际单位（IU）、单位（U）计算。片剂、丸剂、胶囊剂、散剂、颗粒剂分别以片、丸、粒、袋为单位；溶液剂以支、瓶为单位；软膏及乳膏剂以支、盒为单位；注射剂以支、瓶为单位，应注明含量；中药饮片以剂为单位。

（18）一般情况下，不宜将g或ml省略，如果单位较小而使用mg或μg则更应当写明，千万不能漏写。开具的药品剂量和数量一律用阿拉伯数字写在药名右侧，小数点前无整数必须写“0”，如0.1、0.5，即便是整数也应在其后方加上小数点和“0”，像3.0、5.0、1.0等，以防误读而出错。

（19）处方只限当日有效，过期时则需经医师更改日期重新开签。处方中任何差错和疏漏都必须经医师修改，如缺药必须通过医师重新开方或修改后签字方可调配。

（二）处方中常见的外文缩写及含义

医师在书写处方正文时，如药物的用法（包括剂量、服用时间及次数）和调配方法等内容，经常采用拉丁文缩写或者英文缩写表示。药师应掌握处方中常用的外文缩写，并理解其中文含义。处方中常见的外文缩写及含义见表2-1。

表2-1　处方常见外文的缩写

服药次数		剂型		给药途径		单位	
q.h	每小时	Aq	水剂	i.h.	皮下的	g	克
q.4h	每4小时	Cap	胶囊	i.m.	肌内注射	kg	千克
q.d.	每天	Inj.	注射剂	i.v.	静注	mg	毫克
q.n	每晚	Liq	液体	iv.gtt.	静滴	mcg	微克

续表

服药次数		剂型		给药途径		单位	
b.i.d.	每日2次	Mist	合剂	p.o.	口服	μg	微克
t.i.d.	每日3次	Sol.	溶液	O.D.	右眼	L	升
q.i.d.	每日4次	Tab	片剂	O.S.	左眼	ml	毫升
q.o.d.	隔日1次	ung.	软膏剂	O.L.	左眼	U	单位
p.r.n.	必要时	NS	生理盐水	O.U.	双眼	IU	国际单位
s.t.	立即（statim）	OTC	非处方药				
a.c.	餐前						
p.c.	餐后						
a.m.	上午						
p.m.	下午						

二、处方中容易混淆的中文药名

化学药品的品种很多，名称各异；有些药品的名称在中文表述上极为相似，如他巴唑（抗甲状腺药甲巯咪唑）和地巴唑（抗高血压药）、消心痛（抗心绞痛药硝酸异山梨酯）和 消炎痛（非甾体消炎镇痛药吲哚美辛）、异丙嗪（抗组胺药）和氯丙嗪（抗精神病药）、克林霉素（林可霉素类抗菌药）和克拉霉素（大环内酯类抗生素）、氟哌酸（氟喹诺酮抗菌药诺氟沙星）和氟哌啶醇（抗精神病药）、氟胞嘧啶（抗真菌药）和氟尿嘧啶（抗肿瘤药）。

目标检测

一、A型选择题

1. 医师开具处方应当使用（　　）
   A. 通用名、商品名、卫生部公布的药品习惯名称
   B. 通用名、新活性化合物的专利药品名称、卫生部公布的药品习惯名称
   C. 通用名、商标名、商品名
   D. 通用名、商标名、新活性化合物的专利药品名称
   E. 通用名、商品名、新活性化合物的专利药品名称
2. 青霉素常采用的剂量单位是（　　）
   A. IU　　B. mg　　C. g　　D. μg　　E. ng
3. 开具西药、中成药处方，每一种药品应当另起一行，每张处方不得超过（　　）种药品。
   A. 3　　B. 4　　C. 5　　D. 6　　E. 7

二、B型选择题

[1～4]

A. 抗真菌药　　B. 抗肿瘤药　　C. 抗病毒药

D. 抗结核药　　E. 抗生素

1. 氟尿嘧啶属于（　　）
2. 氟胞嘧啶属于（　　）
3. 阿糖腺苷属于（　　）
4. 阿糖胞苷属于（　　）

（参考答案：A型选择题1.B　2.A　3.C

B型选择题1. B　2.A　3.C　4.B）

（苏湲淇）

任务三　处方调配、核查与发药

学习目标

熟悉处方调剂操作规程，掌握处方调配程序和处方调配技能，学会审查处方并判断处方正确性。

一、调剂资质

必须要由取得药学专业技术职务任职资格的人员方可从事处方调剂工作。药师在执业的医疗机构取得处方调剂资格。药师签名或者专用签章式样应当在本机构留样备查。具有药师以上专业技术职务任职资格的人员负责处方审核、评估、核对、发药以及安全用药指导。药师应该凭医师处方调剂处方药品，非经医师处方不得调剂。

二、调剂操作规程

药师应当按照操作规程调剂处方药品：认真审核处方，准确调配药品，正确书写药袋或粘贴标签，注明患者姓名和药品名称、用法、用量，包装；向患者交付药品时，按照药品说明书或者处方用法，进行用药交代与指导，包括每种药品的用法、用量、注意事项等。字迹不清的药品，不可主观猜测；生炙药品不准互代；缺货药品不要漏审，以免调配困难。

三、调剂程序

调剂的程序是：接受处方→审核处方→划价收费→调配处方→核对检查→发药→用药咨询。

（一）收方

从患者（或其家属）手中接受医师的处方。

（二）审查处方

审查处方是保证调剂工作质量的重要一步，是确保用药安全有效，防止医疗用药差错事故的有效方法。因此要求处方审查人员要有较高的业务素质和耐心细致的工作态度。处方审查的内容包括：

1. 处方各项是否完整

药学专业技术人员应当认真逐项检查处方前记、正文和后记书写是否清晰、完整，并确认处方的合法性。其中包括处方类型（麻醉药品处方、急诊处方、儿科处方、普通处方），处方开具时间，处方的报销方式（公费医疗专用、医疗保险专用、部分自费、自费等），有效性，处方正文内容（主要是药品名称、剂型、规格、数量、用法和用量）是否完整，医师签字的规范性等。

2. 处方用药与临床诊断的相符性

处方用药须与临床诊断密切相符，药师应审查处方用药与临床诊断的相符性。与临床诊断不相符的典型情况有：非适应证用药、超适应证用药、撒网式用药、非规范用药、盲目联合用药、过度治疗用药等。

（1）非适应证用药：例如：流感的病原体主要是流感病毒A、B、C型及变异型等并非细菌；咳嗽可能是由于寒冷刺激、花粉过敏、空气污染和气道狭窄所致，均属非细菌感染，但在临床上常被给予抗生素。

（2）超适应证用药：用药超越药品说明书的适应证范围，既有盲目性，又易招致不良反应，同时也无法律保护作用。如口服黄连素用于降血糖；二甲双胍用于非糖尿病患者减肥等。如必须超适应证用药，一定要患者知情同意。

（3）非规范用药：在不了解抗生素的药动学参数、血浆半衰期、作用维持时间、不良反应、特殊人群的情况下盲目用药，或在用药后不认真观察患者的反应，如血常规、便常规、尿常规、肝肾功能、精神活动和神经系统等的改变。

（4）盲目联合用药：表现在：病因未明；单一抗菌药即能控制的感染；盲目而无效地应用肿瘤辅助治疗药；一种通用名的药物活性成分但有多种不同的商品名而导致重复用药；单凭经验就随意联合使用2～3种抗生素；联合应用毒性较大药物。

（5）过度治疗药物：表现在：滥用抗生素、糖皮质激素、白蛋白、二磷酸果糖及肿瘤辅助药等；无治疗指征盲目补钙；轻度感染就立即用广谱或最新的抗菌药等。

3. 药品名称、剂型、规格、数量规范性、重复用药的检查

（1）药品名称审查：处方中药品名称应当使用经药品监督管理部门批准并公布的药品通用名称，不能使用商品名。同时还要审查处方用药与临床诊断的相符性。尤其是老人、儿童、妊娠期、哺乳期、肝肾功能不全者、运动员、驾驶员用药是否有禁忌。

（2）药品剂型的审查：在上市的药品中，大多数药品有多种剂型，如硝苯地平有普通剂10mg/片、控释片20mg/片、胶囊剂5mg/粒、喷雾剂100mg/瓶。同一药物的不同剂型，可能药物含量不同，用法也不同，对药物的吸收和疗效会产生很大的影响。因此，《处方管理办法》中规定，医疗机构进同一通用名称药品的品种，注射剂型和口服剂型各不得超过两种。

（3）药品规格的审查：同一药品可能会有几种规格，如阿司匹林有25mg、40mg、100mg和300mg四种规格的肠溶衣片。前3种用于防治血栓形成，后者用于解热镇痛抗炎。因此，要注意审查医师处方书写的药品规格和药房现有的药品规格是否一致。如出现不一致的情况，须及时纠正，以免造成剂量的计算和使用差错。

（4）药品数量的审查：主要是审查药品数量是否超过处方限量要求。普通处方一般不得超过7日用量，急诊处方不得超过3日用量，特殊管理药品按国家有关规定执行。

（5）是否有重复给药现象 注意一药多名现象及中成药中是否含化学药成分。我国药品一药多名的现象比较严重，同一通用名药品常有多种不同的商品名，在临床用药上存在较大的安全隐患，易致重复用药、用药过量或中毒。另外，伴随着中药、化学药联合应用和复方制剂的出现，合并使用2种或多种药物的现象很多，但若两者配合不当，亦可引起不良反应。或者在不明确中成药中所含化学药成分时，尚可造成累加用药，出现用药重叠、过量。

知识拓展

某些含有化学药成分的中成药品种

中成药名	内含主要的化学药成分
消渴丸	格列本脲
维C银翘片	对乙酰氨基酚、氯苯那敏
重感冒灵片	氯苯那敏、安乃近
新复方大青叶片	对乙酰氨基酚、咖啡因、异戊巴比妥
胃泰康胶囊	氢氧化铝、三硅酸镁、罗通定
珍菊降压片	可乐定、双氢克尿噻
复方罗布麻片	胍乙啶、肼苯哒嗪、双氢克尿噻
清咳散	溴己新
咳喘膏	异丙嗪

（6）对规定做皮试的药物，医师是否注明过敏试验及结果的判定　有些药品如β-内酰胺类、氨基糖苷类、局麻药、生物制品（抗毒素、血清、疫苗）等药品在给药后极易引起过敏反应，甚至出现过敏性休克。为安全起见，需根据情况在注射给药前进行皮肤敏感试验，皮试后观察15～20分钟，以确定皮试结果。

4. 药品剂量的审查

剂量即药物治疗疾病的用量。剂量基本以国际单位制（SI）表示。重量常以kg（千克）、g（克）、mg（毫克）、μg（微克）、ng（纳克）5级计量单位表示；容量常以L（升）、ml（毫升）、μl（微升）3级计量单位表示。一部分抗生素、性激素、维生素、凝血酶及抗毒素，由于效价不恒定，只能靠生物检定与标准品比较的方法来测定，因此，采用特定的"IU"（国际单位）或U（单位）表示剂量。

剂量审查时将药品使用剂量控制在安全范围内，防止剂量过小不能达到目的，剂量过大造成毒性反应。老年人和儿童的组织器官及其功能与成人不同，使用药品的剂量要进行适量的调整。同时，对于肝肾功能不全的患者，也应根据其损害程度酌情减少剂量。审查方法是：应依据病情，成人按药品说明书或《中华人民共和国药典临床用药须知》等规定的常用量进行治疗，不得超剂量。特殊情况下，因治疗需要，必须超剂量时，经处方医师重新签名并注明修改日期后方可调配。小儿剂量要按照年龄、体重、体表面积等折算，老人剂量一般为成人用量的3/4。

药师在审核处方时应注意核对剂量和剂量单位，同时注意单位时间内进入机体的药量，特别是静注或静滴时的速度，过快也会造成单位时间内进入体内药量过大而引起毒性反应。

5. 药品用法的审查

药品用法审查包括给药途径、给药时间的审查。

（1）给药途径的审查：正确的给药途径是保证药品发挥治疗作用的关键之一，也是药师审核处方的重点，在审核处方时一定避免发生差错。因为有些药品给药途径不同，不仅影响药物作用出现的快慢和强弱，还可以改变药物的作用性质。如硫酸镁溶液，口服给药时可产生导泻作用，注射给药时可产生降血压和抗惊厥的作用，外用还可以消肿止痛。因此，调剂人员应熟悉各种药品常用的给药途径，以便根据药物作用性质和病情需要正确调剂，同时还要审查剂型与给药途径是否相符，以便根据病情和药物性质做出适当的选择。

（2）药物服用时间的审查：药物的服用时间须根据具体的药物而定，如催眠药应在睡前服用；抗酸药、胃肠解痉药多数在饭前服效果较好；驱虫药应在空腹时服用，以便迅速进入肠道，并保持较高的浓度。但对胃肠道刺激性较强的药物（如吲哚美辛、阿司匹林、铁剂）宜饭后服用。饭后服因食物会影响药物的吸收，一般吸收较慢，出现疗效也会较慢。审查时注意对照医师处方书写的药品用法和药品说明书中该药的用法是否一致，同时还要注意审查对规定必须做皮试的药物（如青霉素），医师处方中是否注明需做过敏试验。

6. 药物配伍禁忌的审查

药物相互作用和配伍禁忌也属于用药适宜性内容，药物相互作用是指两种或两种以上的药物合并或先后使用时，所引起的药物作用和效应的变化。药物相互作用既可能产生对患者有益的结果，使疗效协同或毒性降低，也可能产生对患者有害的结果，使疗效降低或毒性增强，有时还会带来严重后果，甚至危及生命。药物相互作用可发生在体内的药动学、药效学方面的作用，也可发生在体外的相互作用。

体外配伍变化：是指药物使用前由于调剂混合发生的物理或化学变化，如固体药物产生潮解、液化和结块等现象，液体药物出现变色、浑浊、沉淀、降解失效等变化，乳液、混悬剂等非均相液体药剂发生改变等。如青霉素与巴比妥类、维生素类等配伍可出现浑浊、沉淀、变性和活性降低。甘露醇与头孢类、盐溶液、抗肿瘤药等配伍可出现浑浊、沉淀、变性和活性降低。

体内配伍变化：是指药物配伍使用后在体内药理作用的变化，引起了药效协同或拮抗、减弱，或者使毒副作用增强。

（1）药物相互作用对临床药效学的影响

①作用相加或增加疗效：如磺胺甲噁唑与甲氧苄啶合用，分别抑制二氢叶酸合成酶和二氢叶酸还原酶，对细菌的叶酸合成起到双重阻断作用。β-内酰胺类抗生素与β-内酰胺酶抑制剂合用，使β-内酰胺类抗生素免受破坏。

②协同作用和减少药品不良反应：如普萘洛尔与硝酸酯类在联合用于治疗心绞痛时有协同作用，能减少各自的不良反应。

③敏感化作用：一种药物可使机体对另一种药物的敏感性增强，即为敏感化作用。如排钾利尿药和强心苷合用，排钾利尿剂可降低血钾浓度，从而使心脏对强心苷的敏感性增强，易致心律失常。

④拮抗作用：两种药物在同一或不同作用部位或受体上发生拮抗即为拮抗作用。如吗啡拮抗药纳洛酮，可拮抗阿片类药物的作用，用于吗啡中毒的解救等。

⑤增加药品不良反应和毒性：肝素与阿司匹林（抗血小板聚集）、双嘧达莫（抗血小板聚集）、非甾体抗炎药（易致胃肠道出血）、右旋糖苷（血容量扩充药）合用，有增加出血的危险，氨基糖苷类与依他尼酸、呋塞米、万古霉素合用，可增加耳毒性和肾毒性。

（2）药物相互作用对临床药动学的影响：

①影响吸收：络合：四环素类与药物中的金属离子（钙、镁、铝、铋、铁等无机盐）络合；减慢排空，增加吸收：抗胆碱药（如阿托品、颠茄）可延缓排空；加快排空，减少吸收：甲氧氯普胺（胃复安）、多潘利酮（吗丁啉）、西沙必利可促进排空。

②影响分布：药物与血浆蛋白结合率的大小是影响药物在体内分布的重要因素。游离型药物+血浆蛋白$\rightleftharpoons$血浆蛋白结合型药物，亲和力强的置换亲和力弱的，使后者游离型增多，疗效增强。如阿司匹林与口服磺酰脲类降糖药、抗凝血药等合用，可使后者的游离型药物增加，血浆药物浓度增高。

③影响代谢：对代谢的影响主要包括酶诱导作用和酶抑制作用。肝药酶诱导作用：使合用的药物加速代谢而提前失效。具有酶诱导作用的药物：巴比妥类、苯妥英钠、卡马西平、利福平。酶抑制作用：使合用的药物代谢减慢，体内浓度增加。具有酶抑制作用的药物：氟康唑、红霉素、异烟肼、西咪替丁等。

④影响排泄：有些药物可竞争性地抑制肾小管的排泄、分泌和重吸收等功能，增加或减慢药物的排泄。如丙磺舒、阿司匹林、吲哚美辛、磺胺药等可减少青霉素从肾小管的排泄，使青霉素的血药浓度增高，血浆半衰期延长，毒性增加。

7. 医师签字的审查

处方后记中医师签字项下，必须有开写处方医师的亲笔签名或印章，其签字或印章应与药剂科留样签字相一致。医师利用计算机开具、传递普通处方时，应当同时打印出纸质处方，打印的纸质处方经签名或者加盖签章后有效。如果经处方审查后，判定处方不合格时，应拒绝调配，并及时告知处方医师，请其确认或重新开具处方，并作好记录，但不得擅自更改或者配发代用药品。

（三）处方的划价

医师处方经收方审查后，按处方所列药品的名称、规格和数量，计算所用药品价格标明在处方上，患者交费后调剂人员予以调配。目前多采用计算机计价，由于计算机收费系统在药品调剂工作中的应用，电脑计价已基本取代了人工划价。

（四）处方的调配

经审查合格的处方应及时调配，为确保配方准确无误，应注意做到以下几点：

（1）严格遵守操作规程，必须做到“四查十对”。包括：查处方，对科别、姓名、年龄；查药品，对药名、剂型、规格、数量；查配伍禁忌，对药品性状、用法用量；查用药合理性，对临床诊断。准确数取或称取药品，严禁用手直接取药或不经称量估计取药。

（2）配方前要仔细检查核对装药瓶标签上的药品名称、规格、用法用量等。

（3）要有秩序地进行调配，急诊处方药随到随配，其余处方按先后顺序进行调配。装药瓶等用后要及时放回原处，防止忙中出差错。

（4）发出的药品应正确书写药袋或粘贴标签，注明患者姓名和药品名称、用法、用量及用药注意事项。

（5）药品配齐后，与处方逐条核对药名、剂型、规格、数量和用法。

（6）调配好一张处方的所有药品后再调配下一张处方，以免发生差错。

（7）书写注射通知单，应将患者姓名、药品名称、规格、剂量、每日注射次数、注射方法等项目书写在注射通知单上（注射前必须进行皮肤过敏试验的药物，务必在注射通知单上注明是否需要皮试），以便护士依据注射通知单要求给患者注射。

（8）对处方所列药品，如系暂缺药品，应与医师联系，由医师决定取舍，调剂人员不得擅自更改，对于不规范处方或不能判定其合法性的处方，不得调剂。

（9）核对后，配方人必须签名。

（10）调剂麻醉药品、精神药品及医疗用毒性药品时应按照相应法规进行调配使用。麻醉药品注射剂仅限于医疗机构内使用，护士注射后应派专人收回空药瓶。患者第一次使用第一类精神药品注射剂，再次调配时，应当要求患者将原批号的空药瓶交回并记录数量。收回的麻醉药品、第一类精神药品注射剂空药瓶由专人负责计数监督销毁，并作记录。

（五）核对检查

处方药品调配结束后应进行核对。核对是保证配方质量、确保用药安全的重要步骤，必须由药师以上药学专业技术职务资格的人员负责复核。处方药品核查应由另一药师进行，再次全面认真地审核一遍处方内容，核查内容包括仔细核对所取药品与处方药品的名称、规格、用法、用量、数量及患者姓名是否一致，用药注意事项是否书写完整，并应逐个检查药品外观质量（包括形状、颜色、澄明度等）是否合格及确认有效期。经核对所配处方正确无误后，核对人员签字。

（六）发药

发药是调配工作的最后一个环节，必须把好这一关。发药时应主动热情、态度和蔼，并且应注意做好以下工作：

（1）确认患者身份，以确保药品发给相应的患者，防止差错事故发生。

（2）核对药品与处方的相符性，检查药品剂型、规格、剂量、数量、包装，并签字。

（3）发现配方错误，应将药品和处方退回配方人，及时更正。

（4）对照处方逐一向患者交待每种药品的使用方法和注意事项，也可帮助发现并纠正配方和发药中的差错。

（5）对于特定的用法与用量以及特殊的使用方法等应详细说明，直至取药者完全理解。

（6）如发放外用药剂应说明用药部位及方法，且强调“不得内服”。混悬剂、乳剂发放时要交待“用时摇匀”。抗组胺药、镇静药和催眠药服用期间要嘱咐不得驾驶车辆等。服药后可引起大小便颜色改变的也应向患者交待。

（7）某些食品对药物会产生不良影响。因此，发放药品时，应根据药物的特性，告知患者用药时应控制哪些饮食摄入，以提高药物的疗效。

（8）尊重患者隐私。

（9）尽量解答患者问题，或建议到药物咨询窗口。

（10）对理解服药标签有困难的患者或老年人，需耐心仔细地说明药品的用法并辅以更详细、明确的服药标签。

（七）用药咨询

用药指导是指由药师对患者进行合理用药指导和宣传，针对患者的具体用药进行个体化的用药指导。咨询的主要内容有药品的适应证、用法用量、不良反应、配伍禁忌、贮存方法、药价及是否录入社会医疗保险报销目录等信息。

医疗术语专业性非常强的特殊领域，绝大多数患者是不可能掌握较全面的医药学知识的，而药师是最熟悉每一个药品的专业人员。药师利用自己掌握的专业知识直接为患者指导用药，可以最大程度上提高患者的药物治疗效果，提高用药的依从性、有效性和安全性。

1. 依从性

当患者能遵守医师确定的治疗方案及服从医护人员和药师对其健康方面的指导时，就认为这一患者具有依从性，反之则为不依从。患者如果缺乏依从性可能导致治疗失败或者严重中毒，所以提高依从性可保证药物的治疗效果。

2. 提高依从性的方法

（1）简化治疗方案：由于某些患者用药品种较多，且用法大多是每日3～4次，患者难以按时用药，如果能将用药方案的复杂性降低到最小程度，将有利于提高患者的依从性。例如，采用长效、缓释或控释制剂，将每日服药次数减少为1次。

（2）改善服务态度：医师开具处方应执行“处方规则”，做到安全、有效、经济的合理用药。药师应不断提高调配处方的水平，认真审方、调配，发药时应耐心交待用药方法，门诊可设立用药咨询窗口，从多角度对患者进行正确用药方面的指导，对毒副作用较大的药品以及一些特殊用药方法更应详细交待，尽量使患者能掌握用药方法与注意事项，让患者自觉提高依从性。

（3）改进药品包装：药品包装上的标签应醒目、通俗、简单明了，必要时可附加标签以示补充。

知识拓展

部分剂型的使用方法

剂型	使用方法
舌下片	①含服时把药品放于舌下 ②含服时间一般在5min，保证药物充分吸收 ③不要咀嚼或吞咽药物 ④含服后30min不宜吃东西或饮水
气雾剂	① 用前将气雾剂摇匀 ② 将双唇紧贴近喷嘴，缓缓呼气，尽量将肺部气体排尽 ③ 于深呼吸的同时揿压气雾剂阀门，使舌头向下 ④ 屏住呼吸约10～15s，然后用鼻子呼出气体 ⑤ 用温水清洗漱口
缓控释剂	① 除非另有规定，一般应整片或整丸吞服，严禁嚼碎 ② 每日仅用1～2次，服药时间宜在清晨起床后或睡前
滴眼液	①洗净手，头向后仰，眼向上望，用拇指和食指轻轻将下眼睑拉开成一袋状 ② 将药液从眼角侧滴入眼袋内，一次滴1～2滴，勿将滴管口接触眼睑或睫毛，以免污染 ③ 滴后轻闭眼1～2min，同时用手指轻轻按压内眦，以免药液流入口腔 ④ 若使用两种药液，应间隔10min
贴膜剂	① 用药前将所要贴敷部位的皮肤清洗干净 ② 取出贴片，贴于皮肤上，轻轻按压使边缘与皮肤贴紧，不宜热敷 ③ 皮肤有破损、溃烂、渗出、红肿的部位不要贴敷 ④ 每日更换一次
阴道栓	① 洗净双手，除去栓剂外封物，可利用置入器或戴手套 ② 患者仰卧床上，双膝屈起分开，将栓剂尖端部向阴道口塞入，并用手以向下向前的方向轻轻推入阴道深处。 ③ 置入后患者合拢双腿，保持仰卧姿势约20min ④ 给药后1～2h内应尽量避免排尿，应于睡前给药，以便药物充分吸收 ⑤ 月经期停用

目标检测

一、A型选择题

1. “四查十对”的内容不包括（　　）

A. 查处方，对科别、姓名、年龄　　B. 查药品，对药名、剂型、规格、数量

C. 查合理用药，对临床诊断　　D. 查配伍禁忌，对药品性状、用法用量

E. 查药物相互作用，对药品包装、使用方法

2. 对于处方调配说法错误的是（　　）
   A. 调配药品时应注意药品的有效期，以确保用药安全
   B. 对处方所列药品不得擅自更改或代用
   C. 对有配伍禁忌或者超剂量的处方，应当拒绝调配
   D. 必须详细询问患者的病史及用药史
   E. 必要时经处方医师更正或重新签字，方可调配
3. 处方调配的过程一般是（　　）
   A. 调配→核对→审方→发药→交待用药
   B. 审方→调配→核对→发药→交待用药
   C. 核对→调配→审方→发药→交待用药
   D. 调配→发药→审方→核对→交待用药
   E. 核对→调配→发药→审方→交待用药

二、B型选择题

[1～4]
A. 保护药物免受破坏　B. 促进机体利用　C. 敏感化作用
D. 拮抗作用　E. 增加毒性作用

1. 铁剂与维生素C合用属于（　　）
2. 排钾利尿剂可使血浆钾离子浓度降低，此时应用强心苷类药物，容易发生心律失常属于（　　）
3. 纳洛酮与吗啡合用属于（　　）
4. 氨基糖苷类抗生素与万古霉素合用（　　）

三、X型选择题

1. 处方审查的内容有（　　）
   A. 药品名称、剂型、规格、数量的审查
   B. 药物剂量的审查
   C. 药品用法的审查
   D. 药物配伍禁忌的审查
   E. 药品外包装的审查
2. 关于处方调配下列说法正确的是（　　）
   A. 调剂处方过程中须做到“四查十对”
   B. 一般处方3日有效
   C. 药师调配完处方后需由另一名药师进行核查
   D. 药师必须按照说明书上的用法用量向患者交代服法
   E. 药师在审查处方时发现不利于患者用药处，应拒绝调配
3. 有关重复用药的叙述正确的是（　　）
   A. 重复用药是指两种或两种以上同类药物，同时或序贯应用，导致药物作用重复
   B. 重复用药易发生药品不良反应和用药过量
   C. 一药多名现象是导致重复用药的原因之一

D. 西药与中成药合用不会发生重复用药现象

E. 西药与中成药合用会发生重复用药现象

四、简答题

1. 处方审查的内容和方法?

2. 药师调剂处方时“四查十对”的内容是什么?

（参考答案：A型选择题1.E　2.D　3.B

B型选择题1.B　2.C　3.D　4.E

X型选择题1.ABCD　2.ACE　3.BCE

（苏湲淇）

任务四　处方的管理

学习目标

了解处方权的规定。熟悉麻醉药品和精神药品处方、医疗毒性药品处方以及电子处方的管理、处方保存的规定、处方点评制度，掌握处方调剂的质量管理。

2007年5月1日起施行的《处方管理办法》，对处方的开具、审查、调剂、保管的相应机构和人员做出了具体的规定，进一步完善了我国的处方制度。

一、处方权的规定

经注册的执业医师在执业地点取得相应的处方权。经注册的执业助理医师在医疗机构开具的处方，应当经所在执业地点执业医师签名或加盖专用签章后方有效。试用期人员开具处方，应当经所在医疗机构有处方权的执业医师审核并签名或加盖专用签章后方有效。进修医师由接收进修的医疗机构对其胜任本专业工作的实际情况进行认定后授予相应的处方权。执业医师经考核合格后取得麻醉药品和第一类精神药品的处方权，药师经考核合格后取得麻醉药品和第一类精神药品调剂资格。医师需在注册的医疗机构签名留样备案后方可开具处方。医师被责令暂停执业、被责令离岗培训期间，或被吊销执业证书后，其处方权即被取消。

二、处方管理

（一）麻醉药品和精神药品处方管理

医师应当按照卫生部制定的麻醉药品和精神药品临床应用指导原则，开具麻醉药品和精神药品处方。

（1）门（急）诊癌症疼痛患者和中、重度慢性疼痛患者需长期使用麻醉药品和第一类精神药品的，医师应当亲自诊查患者，建立相应的病历，病历应当留存：二级以上医院开具的诊断证明；患者户籍簿、身份证或者其他相关有效身份证明文件；为患者代办人员身份证明文件。除需长期使用麻醉药品和第一类精神药品的门（急）诊癌症疼痛患者和中、重度慢性疼痛患者外，麻醉药品注射剂仅限于医疗机构内使用。

（2）门（急）诊患者麻醉药品、第一类精神药品注射剂每张处方为一次常用量；控缓释制剂，每张处方不得超过7日常用量；其他剂型，每张处方不得超过3日常用量。第二类精神药品一般每张处方不得查过7日常用量；对于某些特殊情况或者慢性病的患者，处方用量可以适当延长，医师应当注明理由。

（3）医疗机构应当要求长期使用麻醉药品和第一类精神药品的门（急）诊癌症患

者和中、重度慢性疼痛患者，每3个月复诊或者随诊一次。

（二）医疗毒性药品处方的管理

医疗用毒性药品（以下简称毒性药品）是指毒性剧烈、治疗剂量与中毒剂量相近、使用不当会导致人中毒或死亡的药品。开具医疗用毒性药品的处方应当严格遵守有关法律、法规和规章的规定。医疗用毒性药品、放射性药品的处方用量应当严格按照国家有关规定执行。医疗毒性药品的调配与使用必须严格按有关管理办法进行。

社会药店供应和调配毒性药品，凭盖有医师所在的医疗单位公章的正式处方。每次处方剂量不得超过2日极量。调配处方时，必须认真负责，计量准确，按医嘱注明要求，并由配方人员及具有药师以上技术职称的复核人员签名盖章后方可发出。如对处方有疑问，须经原处方医师重新审定后再进行调配。处方一次有效，取药后处方保存两年备查。此类药应专人专柜加锁保管。

（三）电子处方的管理

医师利用计算机开具，传递普通处方时，应当同时打印出纸质处方，其格式与手写处方一致，打印的纸质处方经签名或者加盖签章后有效。药师核发药品时，应当核对打印的纸质处方，无误后发给药品，并将打印的纸质处方与计算机传递处方同时收存备查。

（四）处方保存的规定

处方由调剂、出售处方药品的医疗机构或药品零售企业妥善保存。普通处方、急诊处方、儿科处方保存一年，医疗用毒性药品、精神药品及戒毒药品处方保留两年，麻醉药品处方保留3年。处方保存期满后，经医疗机构或药品零售企业主管批准、登记备案后，方可销毁。

三、处方调剂的质量管理

药品是用来诊断、治疗和预防疾病的特殊商品，有时小剂量即可引起较大的生理病理反应，所以，准确调配处方是实现患者安全有效使用药品的关键，一旦调配时发生差错事故，轻者延误患者的治疗，重者给患者带来生理和心理创伤，甚至造成死亡。因此，处方调剂质量管理体现在处方调配应严格执行《处方管理办法》和医疗保险制度中的各项规定，在日常调配中预防差错的发生，提高药疗的安全性。

1. 差错类型

（1）调配错误：包括①医师不了解药品品名、剂量、用法、规格、配伍变化而书写错误的处方，收方、调配及发药者未能检查发现，依照错误处方调配；②调配者错误调配药品、规格、剂量，或配发过期失效、发霉变质的药品。

（2）标示错误：调配人员在药袋、瓶签等容器上标示患者姓名、药品名称、用法、用量时发生错误，或张冠李戴，致使患者错拿他人的药品。

（3）其他：如配发变质失效的药品；或特殊管理药品未按国家有关规定执行，造成流失者；或擅自脱岗，延误急重患者的抢救等行为。

2. 差错的处理

（1）建立本单位的差错处理预案。

（2）当患者或护士反映药品差错时，应立即核对相关的处方和药品；如果是发错了药品或错发了患者，药师要立即按照本单位的差错处理预案迅速处理并上报部门负责人，以便及时妥善处理，避免差错对患者造成进一步的伤害。任何隐瞒、个人私下与患者达成协议的做法都是错误的。

（3）根据差错后果的严重程度，分别采取救助措施，如请相关医师帮助救治，到病房或患者家中更换、致歉、随访，尽可能地取得患者及家属谅解。

（4）如遇到患者自己用药不当、请求帮助，应积极提供救助指导，并提供用药教育。

（5）认真总结经验教训：平时发现有调配缺陷就应该及时分析，不轻易放过。一旦发生差错，必须认真、及时总结经验、教训。应按岗位责任层层把关，堵塞漏洞。认真吸取差错教训，做到差错原因未找准不放过；责任者未接受教训不放过；防止措施未定好不放过。

3. 调剂工作评估

对调剂工作进行评估，可以反映调剂工作质量优劣。其评估的指标主要有以下几方面：

（1）配方差错率：配方差错是指配错药品品种、数量、剂型、用法、用量等，且患者已经服用。配方差错率是配错药品的次数占配方处方总数的比率。差错事故直接影响到调剂质量，应采取措施避免差错事故发生。为方便查找原因，总结经验，采取防范措施，调剂科室应建立配方差错登记本。

（2）不合格处方漏检率：不合格处方是指医师处方书写不符合《处方管理办法》的规定，书写错误，用法、用量错误或能产生不良配伍的处方。不合格处方漏检率是指调配人员在调配处方审方时应该检出而未检出的不合格处方数占配方总数的比率。通常在每月或每季质量检查时，为方便操作可随机抽取100张处方来检测其中的不合格处方数。该指标可以反映出调剂人员在调配处方时是否认真审核处方。

（3）发出不合格药品数：不合格药品是指发出的药品中有过期失效、含量不准、发霉、变质、药品标签严重污染等。在平时的调剂工作中若有患者来院反映，应及时登记，定期进行检查，如实填写“不合格药品登记表”。

（4）配方复核率：配方复核率是指配发出药品的处方，经过复核的处方数占配方总数的百分比。配方复核是防止差错事故的重要措施。

（5）药品损耗率：是指因调剂室保管不当造成药品的过期失效、破损和流失等，可用损耗药品金额数占药品总金额数的比率来衡量。

四、处方点评制度

处方点评是根据相关法规、技术规范，对处方书写的规范性及药物临床使用的适宜性（用药适应证、药物选择、给药途径、用法用量、药物相互作用、配伍禁忌等）进行评价，发现存在或潜在的问题，制定并实施干预和改进措施，促进临床药物合理应用的过程。处方点评是医院持续进行医疗质量改进和药品临床应用管理的重要组成部分，是提高临床药物治疗水平的重要手段。

医疗机构应当建立处方点评制度，填写处方评价表，评价指标包括：药品品种数、是否抗菌药、是否注射剂、基本药物品种数、药品通用名数、处方金额、诊断），对处方实施动态监测及超常预警，登记并通报不合理处方，对不合理用药及时予以干预。

目标检测

一、A型选择题

1. 普通处方的印刷用纸颜色为（　　）
   A. 白色　B. 淡黄色　C. 淡绿色　D. 淡红色　E. 淡蓝色
2. 麻醉药品处方应保留（　　）
   A. 1年　B. 2年　C. 3年　D. 4年　E. 5年

二、B型选择题

[1～4]

A. 滴丸剂　B. 泡腾片剂　C. 透皮贴剂　D. 膜剂　E. 缓、控释制剂

1. 一般应整片或整丸吞服的制剂（　　）
2. 可供口服或黏膜外用的制剂（　　）
3. 可迅速崩解和释放药物的制剂（　　）
4. 多用于病情急重者的制剂（　　）

[5～8]

A. 1～3日量　B. 3～7日量　C. 2周量　D. 1月量　E. 2月量

5. 特殊慢性病，如结核、糖尿病的处方可开（　　）
6. 急诊处方应开（　　）
7. 一般门诊处方应开（　　）
8. 普通慢性病可开（　　）

（参考答案：A型选择题1.A　2.C
B型选择题1.E　2.D　3.B　4.A　5.D　6.A　7.B　8.C）

（苏湲淇）

基本技能训练六

处方调配训练

【实训目的】

1. 熟悉处方调配的内容。
2. 学会为患者进行处方调配。
3. 树立以病人为本的服务理念。

【实训条件】

模拟药房（或教室）、多媒体投影设备。

【实训内容】

1. 电教。
2. 分组模拟处方调配。
3. 学生模拟表演——教师点评。

【实训步骤】

1. 任务布置

5~7人为一组，每小组对指定的8张处方进行审查，按要求填写审方记录及书写规范分析报告。

2. 收方审方

5~7人为一组，每小组对指定的处方进行审查，挑出不合格的处方并指出错误类型，详细记录分析内容。

处方医生	患者姓名	审核结果	差错类型	差错描述

3. 调配

若审查为合格处方，则按处方调剂规程进行调配。

4. 核对发药

调剂员将调配好的药品交付核对发药人员，由核对发药人员核对所调配的药品正确无误后，向患者发出所调配药品，并对患者进行用药指导。

5. 用药咨询

如果患者仍有疑问，可向发药人员进行用药咨询。

6. 教师当场对学生的调剂过程进行点评。

【评分标准】

仔细观察调剂员和核对发药人员的操作过程，对调配结果进行评价，从服务态度、审查处方、调配结果、核对发药、用药指导，时间把握以及团队合作等方面综合评定。

组号 考核内容	一组	二组	三组	四组	五组	六组	七组	八组
服务态度（10分）								
审查处方（10分）								
调配结果（30分）								
核对发药（10分）								
用药指导（20分）								
时间把握（10分）								
团队合作（10分）								
合计								

（1）××医院处方

姓名：张明　性别：女　年龄　就诊科室　内科　门诊就诊号11235　处方号253

费用：公费医疗□　医保□　合医□　其他√　　日期 2012年4月6日

诊断：失眠

R_X

地西泮片　2.5mg *50片

用法：2.5mg，口服

医师：王明　　调配药师：　　审核药师：

（2）××医院处方

姓名：张明　性别：女　年龄34岁　就诊科室　内科　门诊就诊号11237　处方号255

费用：公费医疗□　医保 □　合医□　其他□　　日期 2011年4月6日

诊断：

R_X

青霉素V钾片 0.236g×36×1盒

用法：0.236g/次，3次/日，口服

盐酸氨溴索分散片 30mg×20片

用法：30mg/次，1次/日

医师：王明 调配药师：张一 审核药师：李明

（3）××医院处方

姓名：刘小慧 性别：女 年龄36岁 就诊科室 内科 门诊就诊号10213 处方号125

费用：公费医疗□ 医保□√ 合医□ 其他 日期2012年3月14日

诊断：缺铁性贫血伴消化性溃疡

R_X

右旋糖酐铁片 25mg×100

用法：25mg/次 3次/日

维生素C片 0.1g×100

用法：0.1g/次 3次/日 口服

医师：张扬 调配药师：龚新新 审核药师：于玉华

（4）××医院处方

姓名：刘小慧 性别：女 年龄56 就诊科室 内科 门诊就诊号10316 处方号127

费用：公费医疗□ 医保□√ 合医□ 其他 日期2012年3月18日

诊断：感冒

R_X

康泰克片 0.5×1盒

用法：1片/次 3次/日 口服

医师：张扬 调配药师：龚新新 审核药师：于玉华

（5）××医院处方

姓名：张珍 性别：男 年龄40岁 就诊科室 内科 门诊就诊号10288 处方号150

费用：公费医疗□ 医保□√ 合医□ 其他 日期2012年2月4日

诊断：感冒

R_X

复方感冒灵　100片×1瓶

用法：4片/次，3次/日，口服

对乙酰氨基酚 0.5g×9

用法：0.5g/次，3次/日，口服

医师：　　　　　　　调配药师：　　　　　　　审核药师：

（6）××医院处方

姓名：肖红　性别：女　年龄38岁　就诊科室　内科　门诊就诊号16585　处方号269

费用：公费医疗□　医保□　合医□　其他√　　日期2012年4月2日

诊断：甲状腺功能减退

R_X

甲巯咪唑　5mg×30片

用法：10mg/次　3次/日　口服

盐酸普萘洛尔片　10mg*30片

用法：10mg/次　3次/日　口服

盐酸小檗碱片　0.1×15片

用法：0.3/次，3次/日，口服

医师：刘晓　　　　　调配药师：张科　　　　　审核药师：陈一

（7）××医院处方

姓名：张华　性别：女　年龄　成就诊科室　内科　门诊就诊号10211　处方号112

费用：公费医疗□　医保□√　合医□　其他　　日期2012年2月4日

诊断：肺炎

R_X

阿莫西林胶囊0.25g×18

用法：0.5片/次，3次/日，口服，续用

盐酸氨溴索片分散片30mg×12

用法：1片/次，2次/日，口服

医师：张伟　　　　　调配药师：　　　　　　　审核药师：

（8）××医院处方

姓名：　　性别：男　年龄50岁　就诊科室　内科　门诊就诊号10223　处方号126

费用：公费医疗□ 医保□√ 合医□ 其他 日期2012年2月4日

诊断：荨麻疹

R_X

氯雷他定片 10mg×10

用法：1片/次 1次/日 口服

醋酸地塞米松乳膏 10g

用法：3次/日 外用

医师：黄彦 调配药师：龚新新 审核药师：于玉华

（苏湲淇）

模块三 常见疾病的用药指导

任务一 失眠症的用药指导

学习目标

了解失眠症的含义，熟悉失眠症的临床表现，掌握失眠症的治疗原则和药物选择，学会指导病人合理应用药物，提升用药指导能力。

一、概述

失眠是一种常见病理、生理现象，人们在不同场合（如考试前夕）可有不同程度的失眠，这是一种正常心理反应。失眠症是指睡眠的发动与维持发生障碍致使睡眠的质和（或）量不能满足个体正常需要的一种状况。常表现为入睡困难、维持睡眠困难、早醒。失眠可使患者出现焦虑、抑郁或恐惧心理，导致精神活动效率下降，妨碍社会功能。

从不同国家成人样本的研究获得的普通公认的结论是人群中大约30%的人患有一种或多种失眠症状，包括入睡困难、维持睡眠困难、早醒，不能消除疲劳或睡眠质量差。

知识链接

睡眠障碍

睡眠障碍通常分为四类：睡眠的发动与维持困难（失眠），白天过度睡眠（嗜睡），24小时睡眠-觉醒周期紊乱（睡眠-觉醒周期障碍），睡眠中的异常活动和行为（睡行症、夜惊、梦魇）。

二、临床特征

失眠表现形式为入睡困难、睡眠不实（觉醒过多过久）、睡眠表浅（缺少深睡）、早醒和睡眠不足等。失眠的常见伴随症状有多梦，多为令人不快活恐惧的噩梦；宿醉，即醒后感到不适，依然疲乏；白天困倦；精神症状，如注意力不集中，思维迟钝等；躯体症状，如食欲减退、消化不良、头痛等。

失眠的主要表现形式在睡眠脑电图或多导睡眠图上均有具体的量化标准。如入睡困难是指入睡潜伏期≥30min；睡眠不实是指全夜觉醒时间≥5min的觉醒次数2次以上，或者全夜觉醒时间≥40min，或者觉醒时间占睡眠总时间的10%以上；早醒是指睡眠醒起时间比平时提前30min。

失眠症的诊断主要靠问诊，必要时做多导睡眠图明确客观诊断。并参照中国精神障碍分类与诊断标准第三版诊断标准：①症状标准，患者几乎以失眠为唯一的症状，包括难以入睡，维持睡眠困难，易醒，多梦，早醒，醒后不易再睡，或自觉睡眠明显不足，不舒服或痛苦，以及醒后疲劳感，白天思睡等，并具有失眠和极度关注失眠结果的优势观念。②严重标准，对睡眠数量、质量的不满引起明显的痛苦或社会功能受损；③病程标准，至少每周发生3次，并至少已1个月；④排除标准，排除躯体疾病或精神障碍症状导致的继发性失眠者，为原发性失眠者。

三、治疗原则及药物选择

（一）治疗原则

一般治疗原则：失眠症的治疗包括非药物治疗和药物治疗。非药物治疗措施有消除引起失眠的原因、睡眠健康教育、生活指导与适当的体育锻炼、放松训练等。药物治疗作为辅助治疗手段，可合理选用各种镇静催眠药。

药物治疗中应遵循以下原则：①明确诊断，尽早治疗；②药物剂量宜小量开始逐步递增，尽可能采用最小有效量，使不良反应减至最少，提高服药依从性，疗效不佳时根据不良反应和耐受情况调整剂量；③换药或联合用药原则，如服用4～6周后效果不明显，可考虑换药，换用同类另一种药物或作用机制不同的另一类药物。必要时可考虑两种药物联合应用。

（二）药物选择

1. 药物的分类

根据药物开发时间和化学结构的差异，可将药物分为第一、二、三代镇静催眠药。

（1）第一代镇静催眠药包括巴比妥类、水合氯醛、三溴合剂等。由于第一代镇静催眠药不良反应较多，目前已很少作为镇静催眠药使用。

（2）第二代镇静催眠药由于价廉和比较安全，在临床上使用广泛。目前临床常用的有苯二氮䓬类（BZ）药物。

（3）第三代镇静催眠药主要有佐匹克隆、右佐匹克隆、扎来普隆、唑吡坦等。此类药物安全性高，但价格昂贵。

表3-1 治疗失眠症的常用药物及其用法用量

分类	药物	用法用量
第一代镇静催眠药	苯巴比妥	口服，成人常用量为30～100mg，晚上一次顿服
	异戊巴比妥（阿米妥）	口服，成人常用量为100～200mg，晚上一次顿服
	戊巴比妥	口服，0.1～0.2g，睡前服
	司可巴比妥（速可眠）	口服，0.1～0.2g，睡前服；尚可皮下注射，1次0.1g
	水合氯醛	成人常用量为口服或灌肠0.5～1.0g，睡前一次，口服宜配制成10%的溶液或胶浆使用，灌肠宜将10%的溶液再稀释1～2倍灌入。小儿常用量为一次按体重50mg/kg或按体表面积1.5g/m^2，睡前服用，一次最大限量为1g

续表

分类	药物	用法用量
	三溴合剂	口服，每次10ml，1日3次
第二代镇静催眠药	地西泮（安定）	口服，每次5～10mg，睡前服用
	氯氮䓬（利眠宁）	口服，10～20mg，睡前服用
	艾司唑仑	口服，1～2mg，睡前服
	阿普唑仑	口服，0.4～0.8mg，睡前服
	三唑仑	口服，0.25～0.5mg，睡前服
	咪达唑仑（速眠安）	口服，每次15mg，睡前服
第三代镇静催眠药	佐匹克隆	口服，7.5mg，临睡时服；老年人最初临睡时服3.75mg，必要时7.5mg；肝功能不全者，服3.75mg为宜
	右佐匹克隆（文飞）	口服，成年人起始剂量为2mg，睡前服，可根据临床需要起始剂量为或增加到3mg
	扎来普隆（惠宁）	口服，成人一次5～10mg，睡前服用或入睡困难时服用
	唑吡坦（思诺思）	口服，成人每日10mg。老年人和体质虚弱者每日5mg

2. 药物的选择

目前临床使用最多的镇静催眠药有苯二氮䓬类（BZ）药物，其次为非苯二氮䓬类（BZ）药物。苯二氮䓬类（BZ）药物可作为失眠的初期治疗，但因苯二氮䓬类（BZ）药物有依赖风险、过度镇静和认知损害等不良反应，因此，此类药物应限于短期应用，一般在持续应用4周后需逐渐减量至完全停药。第三代镇静催眠药的非苯二氮䓬类（BZ）药物发生记忆损伤和依赖性的风险低，但价格较贵。佐匹克隆为短效镇静催眠药，适用于入睡困难，夜间易醒或早醒等暂时和短期的失眠。右佐匹克隆是佐匹克隆的右旋异构体，适用于慢性失眠，可增加睡眠时间，减少夜间觉醒和早醒次数。扎来普隆起效快，适用于入睡困难的短期治疗。唑吡坦作用快，服药后30min起作用，适用于失眠症的短期治疗。

案例分析

患者，男，55岁，10年前因工作繁忙，引起严重失眠、头痛等，诊断为失眠症，10年间先后服用阿普唑仑、三唑仑、氟西泮、硝西泮、舒乐安定等苯二氮䓬类药物，从未间断，每晚服药剂量逐渐增加。患者主诉安眠药就像“毒品”一样使她无法摆脱。

分析：这是药物的什么不良反应？假如你是药房工作人员，应如何指导患者应用此类药物？

目标检测

一、A型选择题

1. 有关失眠症的诊断标准，以下哪一项是正确的（　　）

A. 每周失眠2次，持续1个月以上　　B. 每周失眠3次，持续1个月以上
C. 每周失眠3次，持续2个月以上　　D. 每周失眠2次，持续2个月以上
E. 每周失眠3次，持续3个月以上

2. 嗜睡症最主要的临床表现是（　　）
A. 抑郁伴发嗜睡
B. 脑器质性疾病引起的睡眠过多
C. 白天睡眠过多
D. 睡眠中呼吸暂停
E. 睡眠时间不足

3. 患者，女，42岁，由于工作紧张、焦虑，导致晚上不能正常入睡，时常用安眠药来帮助睡觉，哪种药物易导致成瘾（　　）
A. 氯丙嗪　　B. 氯丙咪嗪　　C. 氯硝西泮
D. 帕罗西汀　　E. 吗啡

4. 失眠症治疗时最常用的药物是（　　）
A. 地西泮　　B. 氯丙嗪　　C. 多塞平
D. 奋乃静　　E. 阿米替林

二、X型选择题

1. 常见的睡眠障碍有（　　）
A. 入睡困难　　B. 早醒　　C. 易醒且醒后入睡困难
D. 嗜睡　　E. 睡行症

2. 关于苯二氮䓬类的药理作用，正确的是（　　）
A. 抗焦虑作用　　B. 作用于大脑5-羟色胺受体
C. 镇静、催眠作用　　D. 抗惊厥作用　　E. 镇痛作用

（参考答案：A型选择题1.B　2.C　3.C　4.A
X型选择题1.ABCD　2.ACD）

（蒋红艳）

专业技能训练一

失眠症的用药指导能力提升

一、失眠症的用药指导要点

1. 常用镇静催眠药药名介绍

地西泮、阿普唑仑、艾司唑仑。

2. 主要作用介绍

以上药物均有镇静催眠抗焦虑作用。

3. 用法用量介绍

详见表3-1。

4. 用药注意介绍

地西泮又名安定，用于催眠可睡前服用。长期应用可致耐受性与依赖性，突然停药有戒断症状产生，故不能长期用药。常见不良反应包括嗜睡、头昏、乏力，个别可产生兴奋、睡眠障碍，但停药后可消失。切记不要擅自加量，过量可出现精神错乱、呼吸困难等，若过量中毒可用氟马西尼解救。青光眼，新生儿，妊娠期、哺乳期妇女禁用。

阿普唑仑又名佳静安定，艾司唑仑又名舒乐安定，其作用及用药注意事项与地西泮相似。

二、失眠症的用药指导实训

【实训目的】

1. 熟悉失眠症的主要临床特征。
2. 能为患者进行用药咨询服务。

【实训条件】

实训药房及相关治疗药物、用药咨询台。

【实训内容】

1. 模拟问病情景对话练习。
2. 模拟用咨询服务。

【实训步骤】

1. 分组进行模拟问病情景对话

医师：您好！请问有什么可以帮助您的？

病人：我晚上睡不好觉，失眠。

医师：这种情况有多长时间了？

病人：1周多了。

医师：您能说一下具体的表现吗？

病人：主要是晚上很长时间才能睡着，或者睡着后很早就醒了。

医师：通常您什么时间上床睡觉？早晨什么时间醒来？

病人：一般我十一点开始睡觉，但常两、三点钟才能睡着，有时几乎整夜都无法入睡。早晨4点左右就醒了。

医师：您除了失眠还有其他不舒服吗？

病人：就是睡不好觉，白天一点精神都没有，头晕脑胀的，我觉得自己快崩溃了。

医师：您想一下，这种情况有原因吗？

病人：最近要考试，压力有些大；

医师：哦，那您去医院看过吗？吃什么药没有？

病人：没有；

医师：请问您是做什么职业的？过去健康情况如何？对什么药过敏吗？

病人：我是在读博士，以前身体很好，除感冒以外没什么病。也很少吃药。也不过敏。

医师：根据您的表现应该是由于学习压力较大引起的失眠，目前可以通过服用药物帮助您睡眠。

2. 模拟用药咨询服务

假设医生为上述患者开了一种治疗药物口服，而患者想进一步了解用药的相关知识，前来用药咨询台向药师进行咨询，请每个小组设计一用药咨询情景对话，并按设计进行用药咨询服务模拟训练。

【实训思考】

地西泮分别用于抗焦虑、镇静、催眠时剂量一样吗？

（刘晓颖）

任务二　抑郁症的用药指导

学习目标

了解抑郁症的含义，熟悉抑郁症的临床表现，掌握抑郁症的治疗原则和药物选择，学会指导病人合理应用抗抑郁症药物，提升用药指导能力。

一、概述

抑郁症是以持续的心境恶劣与情绪低落、兴趣缺失、思维活动缓慢、言语动作减少、精力不足等为主要临床特征的精神障碍，常伴随认知或精神运动障碍或躯体症状等。

抑郁症是一种危害人类身心健康的常见病，13%～20%的人一生中曾有过抑郁的体验，其终生患病率为6.1%～9.5%。1999年世界卫生组织（WHO）估计发病人数占世界总人数的3%～5%，我国上海市抑郁症患病率为5%。

知识链接

抑郁症的疾病负担

WHO（1993）的全球疾病负担（GBD）的合作研究，分析了1990年、并预测了2020年各国的疾病负担。发现1990年全球疾病负担的前5位排序为：下呼吸道感染、围生期疾病、腹泻、AIDS、抑郁症；而在15～44岁年龄组的前10位疾病中，有5项为神经精神疾病（抑郁症、自杀与自伤、双相障碍、精神分裂症和酒/药物依赖）。全球的神经精神疾病负担中抑郁症、自杀分别为17.3%、15.9%，高居榜首；抑郁症占伤残调整生命年（DALY）减少的4.2%；抑郁症和自杀占5.9%。提示抑郁症、自杀/自伤是精神障碍中导致疾病负担损失最大的问题，应予重视。研究还预测，到2020年抑郁症将成为继冠心病后的第二大疾病负担源。

二、临床特征

抑郁发作以情感低落、思维迟缓、意志活动减退和躯体症状为主要临床表现。临床表现较轻者称为轻抑郁，严重时可出现精神病性症状。反复抑郁发作者称为复发性抑郁。

中国精神障碍分类与诊断标准第三版有关抑郁症的诊断标准：

（1）症状标准：以心境低落为主要特征且持续至少2周，此期间至少有下述症状中的四项：①丧失兴趣、无愉快感，精力减退或疲乏感；②精神运动性迟滞或激越；③自我评价低，或自责，或有愧疚感；④联想困难，或自觉思考能力下降；⑤反复出现想死的念头，或有自杀、自伤的行为；⑥睡眠障碍如失眠、早醒或睡眠过多；⑦食欲降低，或体重明显减轻；⑧性欲减退。

（2）严重标准：社会功能受损，或给本人造成痛苦或不良后果。

（3）病程标准：符合症状标准和严重标准，至少持续2周；可存在某些分裂症状，但不符合分裂症的诊断。若同时符合分裂症的症状标准在分裂症状缓解后，满足抑郁发作至少2周。

（4）排除标准：排除器质性精神障碍，或精神活动性物质和非成瘾物质所致抑郁。

三、治疗原则及药物选择

（一）治疗原则

抑郁症的治疗以药物治疗为主，根据患者的临床特征选择不同的抗抑郁药物治疗；对有严重消极自杀企图或抗抑郁药物治疗无效的抑郁症患者可采用电抽搐治疗；心理治疗应贯穿治疗的全过程，以提高疗效和治疗依从性，预防复发。

抗抑郁药物能有效缓解抑郁心境及伴随的焦虑、紧张和躯体症状，有效率为60%～80%。治疗原则：①个体化用药原则，全面考虑患者的症状特点、年龄、躯体状况、药物耐受性、有无并发症等，因人而异地个体化合理用药；②剂量逐步递增原则，尽可能使用最小有效剂量，使不良反应减至最少，以提高服药依从性，小剂量疗效不佳时，根据不良反应和耐受情况逐渐增至足量（有效药物上限）和足够长的疗程（4～6周以上）；③换药或联合用药原则，如仍无效，可考虑换用同类另一种药或作用机制不同的另一类药。当换药治疗无效时，可考虑2种抗抑郁药联合使用（一般不主张联用2种以上抗抑郁药）；④早发现、早治疗原则，抑郁症的发展通常是由轻度到重度，若在轻度抑郁时及早发现并及早治疗，预后通常会较好，且治疗时间可缩短；⑤倡导全程治疗原则，即急性期、巩固期和维持期治疗。⑥积极治疗与抑郁同时存在的其他躯体疾病、物质依赖和焦虑障碍等。

（二）药物选择

1. 药物的分类

抗抑郁药物按化学结构可分为三环类抗抑郁药（TCAs）、四环类抗抑郁药和其他类抗抑郁药。根据作用机制可分为5-HT和NA再摄取抑制剂（SNRIs）、选择性5-HT再摄取抑制剂（SSRIs）、选择性NE再摄取抑制剂（NRIs）、单胺氧化酶抑制剂（MAOIs）、NA能及特异性5-HT能抗抑郁药（NaSSAs）、NE和DA再摄取抑制剂（NDRIs）等。常用抗抑郁药物的分类和剂量范围见表3-2。

表3-2 常用抗抑郁药物及其用法用量

分类	药物	用法用量
三环类抗抑郁药（TCAs）	去甲替林	口服，每次10mg，每日3～4次。需要时可渐增至每次25mg，每日3次

续表

分类	药物	用法用量
	阿米替林	口服，成人常用量开始一次25mg，一日2～3次，然后根据病情和耐受情况逐渐增至一日150～250mg，一日3次，高量一日不超过300mg，维持量一日50～150mg
	氯米帕明（安拿芬尼）	口服,初始剂量一次25mg，一日2～3次，1～2周内缓慢增加至治疗量一日150～250mg，高量一日不超过300mg
	地昔帕明	口服，开始每次25mg，每日3次，渐增至每次50mg，每日3次。维持量为每日100mg
	多塞平（康普）	口服，开始一次25mg，一日2～3次，以后逐渐增加至一日总量100～250mg。高量一日不超过300mg
	丙咪嗪（达舒平）	口服，开始一次25～50mg，一日2次，早上与中午服用，以后逐渐增加至一日总量100～250mg。高量一日不超过300mg。维持量一日50～150mg
	噻奈普汀钠（达体朗）	口服，每次12.5mg每日3次，于三餐（早、中、晚）前服用
	阿莫沙平	口服，开始每次50mg，每日3次，以后渐加量至每次100mg。严重病例可增至每日600mg
四环类抗抑郁药	马普替林（路滴美）	口服，成人常用量开始一次25mg，一日2～3次，根据病情需要隔日增加25～50mg。有效治疗量一般为一日75～200mg，高量不超过一日225mg。维持剂量一日50～150mg，分1～2次口服
	米安色林	口服，成人开始时一日30mg，根据临床效果逐步调整剂量。有效剂量为一日30～90mg（一般为一日60mg）
单胺氧化酶抑制剂（MAOIs）	吗氯贝胺	口服，开始剂量为一次50mg～100mg，一日2～3次。逐渐增加至一日150mg～450mg，高量为一日600mg
选择性5-HT再摄取抑制剂（SSRIs）	氟西汀（百忧解）	口服，一日20～60 mg，一日一次
	帕罗西汀（赛乐特）	口服，一次20mg，一日1次
	舍曲林（西同静、乐元、左洛复）	口服，一次50mg，一日1次，治疗剂量范围为一日50mg～100mg
	氟伏沙明	口服，起始剂量为每日50～100mg，晚上一次服用。逐渐增量直到有效。常用有效剂量为一日100mg毫克，个别病例可增至每日300mg
	西酞普兰（多弗、喜普妙）	口服，一日一次. 开始剂量一日20mg,如临床需要,可增加至每日40mg～60mg
	艾司西酞普兰	口服，起始剂量一日一次10mg，一周后可以增至一日一次20mg,早晨或晚上口服
NA突触前转运抑制剂	托莫西汀（择思达）	口服，一日40～75 mg,分2次服用
选择性NE再摄取抑制剂（NRIs）	瑞波西汀（叶洛抒）	口服，一次4mg，一日2次。2-3周逐渐起效。用药3-4周后视需要可增至一日12mg，分3次服用。每日最大剂量不超过12mg
5-HT和NA再摄取抑制剂（SNRIs）	文拉法辛（博乐欣）	口服，开始剂量为一次25mg，一日2～3次，逐渐增至一日75～225mg，分2～3次服用。最高量为一日350mg或遵医嘱

续表

分类	药物	用法用量
	度洛西汀（欣百达）	口服，一日20～60 mg，分2次服用
	米那普仑	口服，一日50～100 mg，分2次服用
NA能及特异性5-HT能抗抑郁药（NaSSAs）	米氮平	口服，起始剂量为一日30 mg，逐渐加大剂量至获最佳疗效。有效剂量通常为一日15～45 mg，一日一次
5-HT受体拮抗剂／再摄取抑制剂（SARIs）	曲唑酮	口服，一日50～400 mg，一日2次

2. 药物的选择

（1）抗抑郁药物的选择：应综合考虑临床症状特点、药物作用特点、患者躯体状况和耐受性、既往用药史等选择合适的药物。①伴有明显激越者可优先选用有镇静作用的抗抑郁药，如帕罗西汀、氟伏沙明、米塔扎平、曲唑酮、文拉法辛、阿米替林与氯米帕明。②伴有强迫症状者可优先选用SSRIs和氯米帕明。③伴有精神病性症状者可优先选用阿莫沙平，不宜使用安非他酮，且往往需要在抗抑郁药的基础上合用舒必利、利培酮、奥氮平等抗精神病药。④伴有明显失眠和焦虑症状者宜选用TCAs，也可合用苯二氮䓬类。⑤伴有明显精神运动性迟滞者，选用丙咪嗪、吗氯贝胺为佳。⑥非典型抑郁者可选用MAOIs、SSRIs。⑦伴有躯体疾病者可优先选用安全性高、不良反应少、耐受性好和药物相互作用少的抗抑郁药如SSRIs（但氟伏沙明的药物相互作用较多）和 SSRIs。⑧既往用药史对复发患者的选药尤其重要：治疗曾经有效、后因减量或停药而导致复发者，用原药大多仍有效；曾经足量足疗程应用仍无效、或充分的维持治疗仍不能阻止复发者，应更换药物。应注意氟西汀需停药5周才能换用MAOIs，其他SSRIs需停药2周，MAOIs停用2周后才能换用SSRIs。

（2）治疗分期：治疗分期可分为急性治疗期、巩固治疗期和维持治疗期。①急性治疗期，主要目的是控制症状。一般抗抑郁药物奏效较慢，需连续用药2～4周才逐渐开始起效，治疗有效率与时间呈线性关系。如果用药治疗4～6周无效，改用其他作用机制不同的药物可能有效。②巩固治疗期，主要目的是预防症状复燃。在急性期治疗达到症状缓解后，应继续巩固治疗4～6个月。药物剂量一般同急性期治疗剂量。③维持治疗期，主要目的是预防复发。药物剂量可适当减少，维持治疗的时间因人而异。首次抑郁发作应维持治疗6～8个月；若有2次以上的复发，特别是近5年有2次发作者应维持治疗2～3年；多次复发者主张长期维持治疗。

（3）难治性抑郁症的药物治疗：难治性抑郁症的概念目前尚无统一的标准，较严谨的标准是用现有的2种或2种以上不同化学结构的抗抑郁药，经足够剂量、足够疗程（6周以上）治疗，无效或收效甚微者。难治性抑郁症约占抑郁症的10%～20%。对难治性抑郁症可采取以下治疗策略：①增加抗抑郁药物剂量至最大治疗剂量的上限；②抗抑郁药物合用锂盐、甲状腺激素、丁螺环酮、苯二氮䓬类、第二代抗精神病药、抗癫痫药等增效剂；③两种不同类型或不同药理作用机制的抗抑郁药物联合使用。

目标检测

一、A型选择题

1. 可用于治疗抑郁症的药物是（　　）

A. 五氟利多　B. 丙咪嗪　C. 奋乃静　D. 氟哌啶醇　E. 碳酸锂

2. 不属于三环类的抗抑郁药是（　　）

A. 米帕明　B. 地昔帕明　C. 马普替林　D. 阿米替林　E. 阿莫沙平

3. 关于抑郁症的生化研究结果，目前多数学者认为是（　　）

A. 去甲肾上腺素的活性升高导致抑郁　B. 5-羟色胺降低导致抑郁发作

C. 去甲肾上腺素含量增加导致抑郁发作　D. 5-羟色胺升高导致抑郁发作

E. 多巴胺代谢产物高香草酸升高，导致抑郁

4. 以下不属于SSRIs类抗抑郁剂的是（　　）

A. 帕罗西汀　B. 吗氯贝胺　C. 舍曲林　D. 西酞普兰　E. 氟伏沙明

5. 三环类抗抑郁药的副作用主要是（　　）

A. 锥体外系症状　B. 过敏反应　C. 心血管系统反应

D. 粒细胞减少　E. 失眠

二、X型选择题

1. 抗抑郁药物包括（　　）

A. 三环类抗抑郁药

B. 单胺氧化酶抑制剂

C. 选择性5-羟色胺再摄取抑制剂

D. 5-HT和NA再摄取抑制剂

E. 四环类抗抑郁药

2. 抑郁发作的临床特征有（　　）

A. 情绪低落，自我感觉差　B. 思维迟缓，反应迟钝

C. 生活疏懒，不修边幅　D. 意志活动减退　E. 情绪高涨

（参考答案：A型选择题1.B　2.C　3.B　4.B　5.C

X型选择题1.ABCDE　2.ABCD）

（蒋红艳）

专业技能训练二

抑郁症的用药指导能力提升

一、抑郁症的用药指导要点

1. 常用代表药物介绍

阿米替林、吗氯贝胺、马普替林、氟西汀、帕罗西汀、舍曲林、西肽普兰、文拉法辛。

2. 主要作用介绍

抗抑郁药通过不同的途径增强中枢5-HT能神经和（或）NA能神经的功能而发挥缓解抑郁心境及伴随的焦虑、紧张和躯体症状。阿米替林为三环类抗抑郁药，适用于焦虑性或激动性抑郁症的治疗。抗胆碱作用明显。吗氯贝胺适用于各种类型的抑郁症。氟西汀抗抑郁作用与三环类药物相似，但其镇静作用较小。可用于轻、重型抑郁症和抑郁性神经症。西肽普兰适用于各种抑郁症，文拉法辛适用于神经衰弱、各种疾病伴发的抑郁状态、焦虑症、恐惧症、失眠等。

3. 用法用量介绍

详见表3-2。

4. 用药注意介绍

（1）三环类抗抑郁药不良反应较多，用药时应给病人作好用药宣教。

①抗胆碱能反应：出现口干、便秘、视物模糊、尿潴留、心动过速、眼压升高等；一般随治疗的继续患者可逐渐耐受。前列腺肥大、青光眼禁用。

②心血管系统反应：直立性低血压、心律失常、房室传导阻滞等。故用药期间应密切观察，并随时配合心电图检查，一旦发生上述反应立即停药。严重心血管患者禁用。

③中枢神经系统反应：过度镇静，可采用每晚睡前1次服用。

④体重增加：可向患者解释停药后体重就可恢复，不必担心，也不需做特殊处理。

⑤过量中毒：服用常规剂量的10倍就可致死。应给家人交待，注意患者服药剂量，尤其是有自杀倾向的患者，避免过量中毒。

（2）SSRIS：本类药物安全性相对较好，不良反应较轻。

①胃肠道反应，故嘱患者饭后服药。

②中枢神经系统反应：出现激惹、头晕头痛、焦虑、紧张、失眠等。可用苯二氮䓬类对抗。不能与MAOIs合用。

（3）MAOIs：吗氯贝胺明显的不良反应是恶心，故应指导病人饭后服用。

（4）SNRIs：文拉法辛的安全性和耐受性较好。常见有胃肠道反应和头痛、失眠、紧张、血压升高等，故用药期间应定期检查血压，高血压患者慎用。

（5）给患者解释所有的抗抑郁药都不会立即起效；为避免漏服，减少药物的不良反应，可要求患者每天同一时间服药；抗抑郁药无成瘾性。

二、病例分析

患者，女性，20岁，自觉情绪低落5个月，5个月前因失恋出现入眠困难或早醒，常无故哭泣，对以前的业余爱好失去兴趣，觉得没有能力胜任最基本的工作，食欲下降，体重减轻，白天精力差。觉得人生没意思。医生诊断为“抑郁症”。给予丙米嗪和阿普唑仑治疗。

要求：

1. 针对上述患者的用药情况，请模拟药师的用药指导？
2. 如何做好患者的心理疏导？

（刘晓颖）

任务三 高血压的用药指导

学习目标

了解高血压的危害及临床表现，熟悉高血压的诊断、分级，掌握高血压的药物治疗，学会指导病人合理应用高血压药物。

一、概述

高血压是指在静息状态下动脉收缩压和/或舒张压增高（收缩压≥140mmHg或舒张压≥90mmHg），可伴有心脏、血管、脑和肾脏等器官功能性或器质性改变的全身性疾病。分为原发性高血压和继发性高血压。我国人群近50年来高血压患病率呈明显上升趋势。按2010年我国人口的数量与结构推算，目前我国约有2亿高血压患者，每10个成年人中有2人患有高血压。我国人群高血压流行有两个比较显著的特点：从南方到北方，高血压患病率递增；不同民族之间高血压患病率存在一些差异。高钠、低钾膳食是我国大多数高血压患者发病的最主要危险因素。超重和肥胖将成为我国高血压患病率增长的又一重要危险因素。此外饮酒，精神紧张，缺乏体力活动也是其危险因素。我国高血压患者总体的知晓率、治疗率和控制率明显较低，分别低于50%、40%和10%。

知识链接

高血压趣闻

1733年：牧师，海耶斯，用一根长270厘米的玻璃管，插入马的颈动脉内，首次测量到动物的血压。1856年，医生们开始用这种恐怖的方法测量人的血压。

1836年左右：认为高血压是血液过多所致,采用放血治疗高血压：蚂蟥或静脉切开。

1896年：意大利医生Riva-Rocci发明的袖带血压计问世后，才有高血压这一名称，促使了现代医生常用的水银血压计的产生。

高血压水平分类与分级：

目前我国血压水平分类为：正常血压、正常高值、高血压。其标准适用于18 岁以上任何年龄的男、女性。而判断高血压需在未使用降压药物、非同日3次测量血压的情况下进行。根据血压升高水平，又进一步将高血压分为1级、2 级和3 级（表3-3）。

表3-3　血压水平分类和高血压分级

分类	收缩压（mmHg）		舒张压（mmHg）
正常血压	<120	和	<80
正常高值	120~139	和/或	80～89
高血压：	≥140	和/或	≥90
1级高血压（轻度）	140~159	和/或	90～99
2级高血压（中度）	160~179	和/或	100～109
3级高血压（重度）	≥180	和/或	≥110
单纯收缩期高血压	≥140	和	<90

注：当收缩压和舒张压分属于不同级别时，以较高的分级为准。

二、临床特征

（一）高血压的症状

原发性高血压起病缓慢，早期多无症状，随着病程的延长患者可有以下症状：

（1）头痛：部位多在后脑，并伴有恶心、呕吐等症状。若经常感到头痛，而且很剧烈，同时伴恶心作呕，就可能是向恶性高血压转化的信号。

（2）眩晕：女性患者出现较多，常在突然蹲下或起立时感觉明显。

（3）耳鸣：双侧耳鸣，持续时间较长。

（4）心悸气短：常因高血压所致的心肌肥厚、心脏扩大、心肌梗死或心功能不全引起。

（5）失眠：多为入睡困难或早醒、易做噩梦、易惊醒。这与大脑皮质功能紊乱及自主神经功能失调有关。

（6）肢体麻木：常见手指、脚趾麻木或皮肤如蚁行感，手指不灵活。身体其他部位也可能出现麻木，还可能感觉异常，甚至半身不遂。

（7）有时可有心前区不适，甚至心绞痛，或早搏引起的心悸症状。

（二）高血压的体征

可听到主动脉瓣第二心音亢进，年龄大的患者可呈金属音，可有第四心音，主动脉收缩早期喷射音。高血压持续时间长时，有左心室肥厚征象。

（三）高血压的并发症

高血压早期全身细、小动脉痉挛，呈透明样变性，随后血管内膜纤维组织和弹力纤维增生，管腔变窄，加重缺血，各靶器官发生继发性改变，其中累及心、脑、肾最为重要。

1. 心脏

高血压患者的心脏改变主要是左心室肥厚和扩大，心肌细胞肥大和间质纤维化，高血压长期得不到控制，最后可能会导致心脏肥大、心律失常、心力衰竭而影响生命安全。此外，长期的高血压可促进动脉粥样硬化的形成和发展，冠状动脉粥样硬化会阻塞或使血管腔变狭窄，或因冠状动脉功能性改变而导致心肌缺血缺氧、坏死而引起冠心病。

2. 脑

包含脑出血、脑血栓、脑梗死、短暂性脑缺血发作。高血压患者血压越高，脑卒中的发生率也就越高。高血压患者的脑动脉如果硬化到一定程度时，再加上一时的激动或过度的兴奋，如愤怒、突然事故的发生、剧烈运动等，会使血压急骤升高，可导致脑血管破裂出血，或血管内斑块破裂、血栓形成，导致脑血管阻塞。

3. 肾脏

肾脏损害是高血压的一个严重并发症，其中高血压合并肾功能衰竭约占10%。高血压与肾脏损害可以相互影响，形成恶性循环。一方面，高血压引起肾脏损伤；另一方面，肾脏损伤会加重高血压。一般到高血压的中、后期，肾小动脉发生硬化，肾血流量减少，肾浓缩小便的能力降低，此时会出现多尿和夜尿增多现象。急骤发展的高血压可引起广泛的肾小动脉弥漫性病变，导致恶性肾小动脉硬化，从而迅速发展成为尿毒症。

知识链接

高血压的非药物治疗

健康的生活方式，在任何时候，对任何高血压患者（包括正常高值血压），都是有效的治疗方法，可降低血压、控制其它危险因素和临床情况。

生活方式干预降低血压和心血管危险的作用肯定，所有患者都应采用，主要措施

包括：①减少钠盐摄入，增加钾盐摄入；②控制体重；③不吸烟；④不过量饮酒；⑤体育运动；⑥减轻精神压力，保持心理平衡。

三、治疗原则及药物选择

（一）药物治疗原则和目标

降压原则：高血压是一种以动脉血压持续升高为特征的进行性“心血管综合征”，常伴有其他危险因素、靶器官损害等临床疾患，需要进行综合干预，包括非药物和药物两种方法。降压药物应用应遵循小剂量开始，优先选择长效制剂，联合应用及个体化的原则。大多数患者需长期、甚至终身坚持治疗。因此，应坚持定期测量血压，规范治疗，改善治疗依从性，尽可能实现降压达标，做到长期平稳有效地控制血压。

降压目标：一般高血压患者，应将血压降至140/90mmHg 以下；65岁及以上的老年人的收缩压应控制在150mmHg 以下，如能耐受还可进一步降低；伴有肾脏疾病、糖尿病，或病情稳定的冠心病或脑血管病的高血压患者治疗更宜个体化，一般可以将血压降130/80mmHg 以下。

（二）治疗药物的分类及代表药

常用降压药物包括钙通道阻滞剂（CCB）、血管紧张素转换酶抑制剂（ACEI）、血管紧张素受体阻滞剂（ARB）、利尿剂和β受体阻滞剂五类，以及由上述药物组成

的固定配比复方制剂。此外，α受体阻滞剂或其他种类降压药有时亦可应用于某些高血压人群。钙通道阻滞剂、ACEI、ARB、利尿剂和β受体阻滞剂及其低剂量固定复方制剂,均可作为降压治疗的初始用药或长期维持用药，单药或联合治疗（表3–4）。

表3–4　常用的各种降压药

口服降压药物:	每天剂量（mg）	分服次数	主要不良反应
钙拮抗剂			踝部水肿，头痛，潮红
氨氯地平	2.5 ~ 10	1	
硝苯地平	10 ~ 30	2 ~ 3	
缓释片	10 ~ 20	2	
控释片	30 ~ 60	1	
左旋氨氯地平	1.25 ~ 5	1	
非洛地平缓释片	2.5 ~ 10	1	
拉西地平	4 ~ 8	1	
利尿药			
噻嗪类利尿药			血钾减低，血钠减低，血尿酸升高
氢氯噻嗪	6.25 ~ 25	1	
吲哒帕胺	0.625 ~ 2.5	1	
吲哒帕胺缓释片	1.5	1	
袢利尿药			血钾减低
呋噻米	20 ~ 80	2	
保钾利尿药			血钾增高
氨苯蝶啶	25 ~ 100	1 ~ 2	
醛固酮拮抗剂			
螺内酯	20 ~ 40	1 ~ 3	血钾增高，男性乳房发育
阻滞剂			支气管痉挛，心功能抑制
比索洛尔	2.5 ~ 10	1	
美托洛尔平片	50 ~ 100	2	
美托洛尔缓释片	47.5 ~ 190	1	
阿替洛尔	12.5 ~ 50	1 ~ 2	
普萘洛尔	30 ~ 90	2 ~ 3	
拉贝洛尔	200 ~ 600	2	直立性低血压，支气管痉挛
卡维地洛	12.5 ~ 50	2	
血管紧张素转换酶抑制剂			咳嗽，血钾升高，血管性水肿
卡托普利	25 ~ 300	2 ~ 3	
依那普利	2.5 ~ 40	2	
贝那普利	5 ~ 40	1–2	
赖诺普利	2 ~ 5–40	1	

续表

口服降压药物：	每天剂量（mg）	分服次数	主要不良反应
雷米普利	1～25–20	1	
培哚普利	4～8	1	
血管紧张素Ⅱ受体拮抗剂			血钾升高，血管性水肿（罕见）
氯沙坦	25～100	1	
缬沙坦	80～160	1	
厄贝沙坦	150～300	1	
替米沙坦	20～80	1	
坎地沙坦	4～32	1	
奥美沙坦	20～40 1		
α–受体阻滞剂			直立性低血压
哌唑嗪	1～10	2～3	
特拉唑嗪	1～20	1～2	
中枢作用药物			
利血平	0.05～0.25	1	充血，抑郁，心动过缓，消化性溃疡
可乐定	0.1～0.8	2～3	低血压，口干，嗜睡
肾素抑制剂			血钾升高，血管性水肿（罕见）
阿利吉仑	150～300	1	

（三）治疗药物的选择

1. 钙通道阻滞剂

主要通过阻断血管平滑肌细胞上的钙离子通道发挥扩张血管降低血压的作用。包括二氢吡啶类钙拮抗剂和非二氢吡啶类钙拮抗剂。前者如硝苯地平、尼群地平、拉西地平、氨氯地平和非洛地平等。此类药物可与其他4类药联合应用，尤其适用于老年高血压、单纯收缩期高血压、伴稳定性心绞痛、冠状动脉或颈动脉粥样硬化及周围血管病患者。常见不良反应包括反射性交感神经激活导致心跳加快、面部潮红、脚踝部水肿、牙龈增生等。二氢吡啶类CCB没有绝对禁忌证，但心动过速与心力衰竭患者应慎用，如必须使用，则应慎重选择特定制剂，如氨氯地平等分子长效药物。急性冠脉综合征患者一般不推荐使用短效硝苯地平。临床上常用的非二氢吡啶类钙拮抗剂主要包括维拉帕米和地尔硫䓬两种药物，也可用于降压治疗，常见副作用包括抑制心脏收缩功能和传导功能，有时也会出现牙龈增生。二、三度房室传导阻滞、心力衰竭患者，禁止使用。因此，在使用非二氢吡啶类CCB前应详细询问病史，应进行心电图检查，并在用药2～6周内复查。

2. ACEI

作用机制是抑制血管紧张素转化酶阻断肾素血管紧张素系统发挥降压作用。常用药包括卡托普利、依那普利、贝那普利、雷米普利、培哚普利等。ACEI单用降压作用明确，对糖脂代谢无不良影响。限盐或加用利尿剂可增加ACEI的降压效应。尤其适用于伴慢性心力衰竭、心肌梗死后伴心功能不全、糖尿病肾病、非糖尿病肾病、代谢综合征、蛋白尿或微量白蛋白尿患者。最常见不良反应为持续性干咳，多见于用药初期，症状较轻者可坚持服药，不能耐受者可改用ARB。其他不良反应有低血压、皮疹，偶见血管神经性水肿及味觉障碍。长期应用有可能导致血钾升高，应定期监测血钾和血肌酐水平。禁忌证为双侧肾动脉狭窄、高钾血症及妊娠妇女。

3. ARB

作用机制是阻断血管紧张素1型受体发挥降压作用。常用药包括氯沙坦、缬沙坦、厄贝沙坦、替米沙坦等。尤其适用于伴左室肥厚、心力衰竭、心房颤动预防、糖尿病肾病、代谢综合征、微量白蛋白尿或蛋白尿患者，以及不能耐受ACEI的患者。不良反应少见，偶有腹泻，长期应用可升高血钾，应注意监测血钾及肌酐水平变化。双侧肾动脉狭窄、妊娠妇女、高钾血症者禁用。

4. 利尿剂

通过利钠排水、降低高血容量负荷发挥降压作用。主要包括噻嗪类利尿剂、袢利尿剂、保钾利尿剂与醛固酮受体拮抗剂等几类。用于控制血压的利尿剂主要是噻嗪类利尿剂。在我国，常用的噻嗪类利尿剂主要是氢氯噻嗪和吲达帕胺。此类药物尤其适用于老年和高龄老年高血压、单独收缩期高血压或伴心力衰竭患者，也是难治性高血压的基础药物之一。其不良反应与剂量密切相关，故通常应采用小剂量。噻嗪类利尿剂可引起低血钾，长期应用者应定期监测血钾，并适量补钾。痛风者禁用；对高尿酸血症，以及明显肾功能不全者慎用，后者如需使用利尿剂，应使用袢利尿剂，如呋塞米等。保钾利尿剂如阿米洛利、醛固酮受体拮抗剂如螺内酯等有时也可用于控制血压。在利钠排水的同时不增加钾的排出，在与其他具有保钾作用的降压药如ACEI或ARB合用时需注意发生高钾血症的危险。

5. β受体阻滞剂

主要通过抑制过度激活的交感神经活性、抑制心肌收缩力、减慢心率发挥降压作用。常用药物包括美托洛尔、比索洛尔、卡维地洛和阿替洛尔等。美托洛尔、比索洛尔对β_1受体有较高选择性，因阻断β_2受体而产生的不良反应较少，既可降低血压，也可保护靶器官、降低心血管事件风险。β受体阻滞剂尤其适用于伴快速性心律失常、冠心病心绞痛、慢性心力衰竭、交感神经活性增高以及高动力状态的高血压患者。常见的不良反应有疲乏、肢体冷感、激动不安、胃肠不适等，还可能影响糖、脂代谢。高度心脏传导阻滞、哮喘患者为禁忌证。慢性阻塞型肺病、运动员、周围血管病或糖耐量异常者慎用；必要时也可慎重选用高选择性β受体阻滞剂。长期应用者突然停药可发生反跳现象，即原有的症状加重或出现新的表现，较常见有血压反跳性升高，伴头痛、焦虑等，称之为撤药综合征。

6. α受体阻滞剂

不作为一般高血压治疗的首选药，适用高血压伴前列腺增生患者，也用于难治性高血压患者的治疗，开始用药应在入睡前，以防直立性低血压发生，使用中注意测量坐立位血压，最好使用控释制剂。心力衰竭者慎用。

7. 肾素抑制剂

为一类新型降压药，其代表药为阿利吉伦，可显著降低高血压患者的血压水平，但对心脑血管事件的影响尚待大规模临床试验的评估。

（四）特殊人群高血压的药物选择

特殊人群高血压包括老年高血压；单纯性收缩期高血压；高血压合并脑血管病、冠心病、心力衰竭、慢性肾脏病、糖尿病、周围血管病；妊娠高血压、难治性高血压、高血压急症等。高血压特殊人群大多为心血管病发生的高危人群，应根据各自特点，选用合适的降压药，平稳有效地控制血压，以预防心脑血管病的发生。

（1）对>65岁的单纯性收缩期高血压应初始用小剂量利尿剂或钙拮抗剂，收缩压目标＜150mmHg。

（2）糖尿病首选ACEI或ARB，目标血压＜130/80mmHg，常需加钙拮抗剂或小剂量噻嗪类利尿剂，同时要积极控制血糖。

（3）脑血管病后常用利尿剂、钙拮抗剂、ARB。

（4）慢性肾脏病首选ACEI或ARB，必要时加袢利尿剂或长效钙拮抗剂。

（5）难治性高血压用长效钙拮抗剂、利尿剂、ARB或ACEI等联合治疗。

（6）冠心病心绞痛常用β阻滞剂，或长效钙拮抗剂。

（7）周围血管病常用钙拮抗剂等。

课堂互动

一位男性顾客，体胖，70岁，有冠心病，糖尿病病史。到药店欲购高血压药物，假如你是营业员应如何指导患者选择合适的药物？

目标检测

一、A型选择题

1. 某患者的血压为180/120mmHg应判定为几级高血压（　　）
   A. 1级高血压　　B. 2级高血压　　C. 3级高血压
   D. 不确定　　E. 轻度高血压
2. 高血压早期病理变化主要是（　　）
   A. 早期出现动脉内膜增生及管腔变窄
   B. 高血压出现即有各脏器缺血改变
   C. 周身细小动脉痉挛
   D. 动脉内膜钙化
   E. 大动脉粥样斑块形成

二、B型选择题

[1～6]

A. 钙拮抗剂　　B. ACEI　　C. ARB

D. 噻嗪类利尿剂　　E. ß受体阻滞剂　　F. α受体阻滞剂

1. 高血压合并阵发性心房颤动宜选用（　　）
2. 高血压合并前列腺增生宜选用（　　）
3. 痛风患者禁用（　　）
4. 支气管哮喘禁用（　　）
5. 肾动脉狭窄禁用（　　）
6. 可降低脑卒中事件的降压药物（　　）

[7-11]

A. <140/90 mmHg　　B. <130/80 mmHg　　C. 收缩压<150mmHg

7. 一般高血压患者降压治疗目标血压为（　　）
8. 高血压伴慢性肾病降压治疗目标血压为（　　）
9. 高血压伴糖尿病降压治疗目标血压为（　　）
10. 高血压伴冠心病降压治疗目标血压为（　　）
11. 老年高血压（65岁以上）降压治疗目标血压为（　　）

三、X型选择题

1. 高血压的非药物治疗包括下列哪些（　　）

A. 低盐饮食　　B. 减少脂肪摄入，多吃蔬菜水果　　C. 限制饮酒
D. 控制体重　　E. 合适的运动

2. 常用的5大类高血压药物（　　）

A. 钙拮抗剂　　B. ACEI　　C. ARB
D. 噻嗪类利尿剂　　E. ß受体阻滞剂

（参考答案：A型选择题1.C　2.C
B型选择题1.C　2.F　3.D　4.E　5.B　6.A　7.B　8.B　9.B　10.B　11.C
X型选择题1.ABCDE　2.ABCDE）

（龙　波）

专业技能训练三

高血压的用药指导能力提升

一、高血压的用药指导要点

1. 常用药物

氨氯地平 、硝苯地平、卡托普利、依那普利、氯沙坦、缬沙坦、氢氯噻嗪、吲哒帕胺。

2. 主要作用

硝苯地平是钙拮抗剂中的一种，通过拮抗钙离子通道，使血管扩张而降压。口服硝苯地平有普通片、缓释片、控释片三种剂型，后两种每天服用次数少，方便且不易漏服。缓释片每天可服2次，硝苯地平控释片（拜新同）每天只服用1次，药物在体内缓慢匀速释放，降压作用好，维持时间长；卡托普利尤其适用于伴慢性心力衰竭、心肌梗死后伴心功能不全、糖尿病肾病患者，但有些患者有明显干咳，不能耐受者可换药；缬沙坦是阻断血管紧张素1型受体发挥降压作用，尤其适用于伴左室肥厚、心力衰竭、心房颤动预防、糖尿病肾病和不能耐受ACEI的患者；利尿剂作为基础降压药，主要选用氢氯噻嗪口服，也可选用吲哒帕胺。后者不良反应较氢氯噻嗪轻。

3. 用法用量

详见表3–4。

4. 用药注意

（1）绝大多数服用硝苯地平的患者仅有轻度的低血压反应，在合用受体阻滞剂时容易发生。故应监测血压。部分患者也可发生轻中度水肿，多起源于下肢末端，可用利尿剂治疗。

（2）卡托普利宜在饭前1小时服药，自身免疫性疾病、脑动脉或冠状动脉供血不足、血钾过高等应慎用，服药期间应定期检查白细胞计数和尿蛋白，若异常应暂停本药的服用。

（3）服用缬沙坦的高血压患者在驾驶、操作机器时应小心，过量可出现低血压。

（4）高血压伴糖尿病患者服用美托洛尔时应注意低血糖症状被掩盖，如心悸等，从而延误低血糖症状的发现；长期用药应逐渐减量停药。支气管哮喘、心动过缓者应禁用。

（5）氢氯噻嗪、吲哒帕胺：宜用较小的有效剂量并应定期监测血钾钠钙及尿酸等注意维持水与电解质平衡尤其是老年人等高危人群注意及时补钾最好每晨服用，以免夜间排尿增多；糖尿病、痛风慎用，肝肾功能不全者禁用。

二、高血压的用药指导实训

【实训目的】

（1）熟悉高血压的临床特征。

（2）学会为原发性高血压患者推荐治疗药物并进行用药指导。

（3）理解高血压患者的痛苦，帮助患者树立对疾病治疗的信心。

【实训条件】

实训药房、多媒体教室、台式血压计、电子血压计。

【实训内容】

（1）高血压问病训练录像点评。

（2）病例分析。

（3）药物选择。

（4）用药指导。

（5）学会为患者检测血压。

【实训步骤】

1. 学生问病训练录像点评（30分钟）

（1）每班分4～5个小组，以小组为单位，分别在电脑内观看问病训练录像。

（2）小组讨论，发现录像中问病的优点与缺点；练习测量动脉血压。

（3）教师巡视并分别就小组成员进行提问，简要评价。

2. 病例分析、治疗药物选择、用药指导（50分钟）

（1）病例讨论：为各小组出示不同的病例，学生围绕病例特征，讨论诊断及用药方案（注：也可将初步诊断告诉学生），形成电子版作业并通过自主学习平台提交。

（2）药物选择：各小组从实训药房取出用药方案中的药物（快速而准确）。

（3）用药指导：要求学生代表对所选药物进行介绍，并为患者（教师模拟）进行用药指导，包括：药名、用药理由、用法用量、不良反应及用药注意介绍。

3. 教师评价

按实训效果评价表内容评分（附表）。

【实训思考】

为高血压患者提供合理的生活指导。

（刘晓颖）

任务四　冠心病的用药指导

学习目标

了解冠心病的危害、发病机制及临床表现，熟悉冠心病的诊断、分型，掌握冠心病的常用药物治疗，学会指导病人合理应用冠心病药物。

一、概述

冠状动脉粥样硬化性心脏病是指冠状动脉粥样硬化使血管狭窄或阻塞引起的心肌缺血缺氧而引起的心脏病，它和冠状动脉功能改变（血管痉挛）一起，统称为冠状动脉心脏病，简称冠心病，亦称缺血性心脏病。本病分五种临床类型：①隐匿型冠心病；②心绞痛型冠心病；③心肌梗死型冠心病；④心力衰竭和心律失常型冠心病；⑤猝死型冠心病。发生率最高的是心绞痛型。

冠心病的主要病因是冠状动脉粥样硬化，但动脉粥样硬化的原因尚不完全清楚，可能是多种因素综合作用的结果。由于脂质代谢不正常，血液中的脂质沉着在原本光滑的动脉内膜上，在动脉内膜一些类似粥样的脂类物质堆积而成白色斑块，这些斑块渐渐增多造成动脉腔狭窄，使血流受阻，导致心脏缺血，产生心绞痛。如果冠状动脉硬化引起血栓，使整个血管血流完全中断，将发生急性心肌梗死，甚至猝死。少数人可因冠状动脉痉挛（血管可以没有粥样硬化）导致心绞痛的发生，如果痉挛超过30分钟，也会导致急性心肌梗死（甚至猝死）。

冠心病的死亡率目前全世界排名前三位，在美国每年有50万人左右死于冠心病，大概占了人口死亡数的35%～50%。随着生活方式、饮食结构的改变，我国冠心病发病率也逐年升高，目前心脑血管疾病死亡率排名第一位，超过了恶性肿瘤。

二、临床特征

（一）临床表现

临床中冠心病的常见类型是心绞痛型及心肌梗死型。心绞痛型包括稳定型心绞痛和不稳定型心绞痛。

1. 稳定型心绞痛

心绞痛以发作性胸痛为主要临床表现，疼痛的特点为：

（1）部位：主要在胸骨体中段或上段之后可波及心前区，有手掌大小范围，甚至横贯前胸，界限不很清楚。常放射至左肩、左臂内侧达无名指和小指，或至颈、咽或下颌部。

（2）性质：胸痛常为压迫、发闷或紧缩性，也可有烧灼感，但不像针刺或刀扎样锐性痛，偶伴濒死的恐惧感觉。有些患者仅觉胸闷不适不认为有痛。发作时，患者往往被迫停止正在进行的活动，直至症状缓解。

（3）诱因：发作常由体力劳动或情绪激动（如愤怒、焦急、过度兴奋等）所诱发，饱食、寒冷、吸烟、心动过速、休克等亦可诱发。疼痛多发生于劳力或激动的当时，而不是在一天劳累之后。典型的心绞痛常在相似的条件下重复发生，但有时同样的劳力只在早晨而不在下午引起心绞痛，提示与晨间交感神经兴奋性增高等昼夜节律变化有关。

（4）持续时间：疼痛出现后常逐步加重，然后在3～5分钟内渐消失，可数天或数星期发作一次，亦可一日内多次发作。

（5）缓解方式：一般在停止原来诱发症状的活动后即可缓解；舌下含用硝酸甘油也能在几分钟内使之缓解。

（6）体征：平时一般无异常体征。心绞痛发作时常见心率增快、血压升高、表情焦虑、皮肤冷或出汗，有时可出现心律失常。

2. 不稳定型心绞痛

胸痛的部位、性质与稳定型心绞痛相似，但具有以下特点：

（1）原为稳定型心绞痛，在1个月内疼痛发作的频率增加，程度加重、时限延长、诱发因素变化，硝酸酯类药物缓解作用减弱。

（2）1个月之内新发生的心绞痛，并因较轻的负荷所诱发。

（3）休息状态下发作心绞痛或较轻微活动即可诱发，发作时表现有ST段抬高的变异型心绞痛也属此列。

3. 心肌梗死型

临床表现与梗死的大小、部位、侧支循环情况密切有关。

（1）梗死发生前一周左右常有前驱症状，如静息和轻微体力活动时发作的心绞痛，伴有明显的不适和疲惫。

（2）梗死时表现为持续性剧烈压迫感，闷塞感，甚至刀割样疼痛，位于胸骨后，常波及整个前胸，以左侧为重。部分病人可沿左臂尺侧向下放射，引起左侧腕部，手掌和手指麻刺感，部分病人可放射至上肢，肩部，颈部，下颌，以左侧为主。

（3）疼痛部位与以前心绞痛部位一致，但持续更久，疼痛更重，休息和含化硝酸甘油不能缓解。有时候表现为上腹部疼痛，容易与腹部疾病混淆。

（4）伴有低热，烦躁不安，多汗和冷汗，恶心，呕吐，心悸，头晕，极度乏力，呼吸困难，濒死感，持续30分钟以上，常达数小时。

（5）心肌梗死患者心率多增快，少数可减慢，除极小数病人早期血压可升高外，几乎大部分病人都有血压降低，部分患者可有与心律失常、休克或心力衰竭。

（二）并发症

主要是指心肌梗死的并发症，包括：心力衰竭、心源性休克、心脏破裂、室间隔穿孔、各类心律失常、动脉栓塞、室壁瘤等。

冠心病的诊断：冠状动脉造影检查是目前冠心病诊断的金标准，但该检查属有创操作，存在一定的手术风险，同时费用偏高，无法在冠心病患者中广泛开展。

心绞痛的诊断：依靠典型的发作特点及体征，含用硝酸甘油后缓解，结合年龄和存在冠心病易患因素，一般可诊断成立。

心肌梗死的诊断：心脏生物标志物（最好是肌钙蛋白）增高或增高后降低，并有以下至少1项心肌缺血的证据：①心肌缺血临床症状；②心电图出现新的心肌缺血变化，例如：心电图提示ST段抬高；③心电图出现病理性Q波；④影像学证据显示新的心肌活力丧失或区域性室壁运动异常。

知识拓展

什么是冠心病的介入治疗？

通常所说的冠心病的介入治疗，在医学专业上称为“经皮冠状动脉介入治疗（PCI）”。治疗过程不需通过外科开胸手术和全身麻醉，医生经皮肤穿刺动脉（股动脉或桡动脉），在X线下通过导管等器械，对冠状动脉狭窄或闭塞部位进行治疗，使血管血流重新畅通。PCI包括：经皮冠状动脉成型术（PTCA）、冠状动脉支架置入术、冠状动脉斑块旋磨术、激光血管成型术、切割球囊技术、冠脉内血栓抽吸术等，目前最常用的是PTCA和冠状动脉支架置入。

国际上于1977年首先将PTCA应用于临床，我国在1984年开始进行第一例PTCA，20余年来我国冠心病介入治疗技术得到了突飞猛进的发展。冠心病介入治疗技术由于简便、安全、痛苦少、疗效显著、住院时间短等优点，已经成为广大冠心病患者乐于接受的治疗技术。

三、治疗原则及药物选择

（一）药物治疗原则

（1）改善冠状动脉的供血和减轻心肌的耗氧量。

（2）预防血栓形成。

（3）改善预后，减少心血管终点事件的发生。

（二）治疗药物的选择

1. 硝酸酯类药物

其作用机制是通过扩张静脉、外周动脉血管、冠状动脉，从而降低心肌氧耗量，增加心脏侧支循环血流，使心绞痛得到缓解。另外，它还有降低血小板黏附等作用。本类药物主要有：硝酸甘油、硝酸异山梨酯（消心痛）、单硝酸异山梨酯、长效硝酸甘油制剂（硝酸甘油油膏或橡皮膏贴片）等。

（1）硝酸甘油：可用0.3～0.6mg片剂，置于舌下含化，使迅速为唾液所溶解而吸收，1～2min即开始起作用，约半小时后作用消失。不良作用有头昏、头胀痛、头部跳动感、面红、心悸等，偶有血压下降，因此第一次用药时，病人宜取平卧位，必要时吸氧。

（2）硝酸异山梨醇（消心痛）：可用5～10mg，舌下含化，2～5min见效，作用维持2～3h。或用喷雾剂喷入口腔，每次1.25mg，1min见效。

（3）单硝酸异山梨酯：口服，20mg／次，2次／日，必要时可增至3次／日。饭后服，不宜嚼碎。作用与硝酸甘油相似，但较持久（能维持4h以上），口服后半小时见效，含服2～3min见效，因此舌下含服用于急性心绞痛发作，口服用于预防发作。

2. 抗血小板及抗凝、溶栓药物

（1）抗血小板药物：可以抑制血小板聚集，避免血栓形成而堵塞血管。主要有阿司匹林、氯吡格雷（波立维）、糖蛋白Ⅱb/Ⅲa 阻滞剂、前列环素、前列腺素E1等。阿司匹林为最经济，应用最广泛的抗血小板制剂，维持量为每天100mg左右，每日一次；氯吡格雷可抑制由胶原和凝血酶诱导的血小板聚集，抗血小板作用略大于或等于阿司匹林，维持量为每天75mg，每日一次，主要应用于冠心病介入手术后的患者。糖蛋白Ⅱb/Ⅲa 阻滞剂（阿昔单抗）是血小板聚集的最后的共同途径，它是作用最强、最直接、最昂贵的抗血小板制剂，目前应用于行冠心病介入手术的患者。

（2）抗凝药物：主要有肝素和低分子肝素、水蛭素、华法林等。凝血酶是使纤维蛋白原转变为纤维蛋白最终形成血栓的关键环节，因此抗凝药物主要为抑制凝血酶，达到抗凝作用。主要用于不稳定型心绞痛和急性心肌梗死。应警惕出血倾向的发生。

（3）溶栓药物：包括非特异性纤溶酶原激活剂（尿激酶、链激酶）与特异性纤溶酶原激活剂（阿替普酶、瑞替普酶等），能促进纤溶酶原转变成纤溶酶，溶解血栓，可使阻塞血管再通，恢复梗死区血液供应，缩小心肌梗死面积，主要应用于ST段抬高性心肌梗死。

3. β-阻滞剂

由于β受体阻滞剂能减慢心率，降低血压，减低心肌收缩力，从而降低病人的氧耗量，减少因用力、激动引起的症状性及无症状性心肌缺血的发作，提高病人运动耐量。同时β受体阻滞剂具有抑制交感神经过度活动的作用，减少由此引发的严重的甚至致命的心律失常。在无明显禁忌时，β受体阻滞剂是冠心病患者的一线用药。对不稳定型心绞痛的病人，可以降低急性心肌梗死的发生率，是非抗血小板治疗的首选药物，与硝酸酯类药物合用效果更佳。急性心肌梗死病人使用可以降低死亡率，也是心梗后及介入治疗后应长期坚持服用的药物。常用药物有：美托洛尔（50～100mg/d）、阿替洛尔（25～50mg/d）、比索洛尔（康可，2.5～5mg/d）和兼有α受体阻滞作用的卡维地洛（6.125～12.5mg/d）、阿罗洛尔（阿尔马尔，10mg/d）等。β-阻滞剂禁用于支气管哮喘、严重心动过缓、房室传导阻滞、重度心力衰竭、急性心功能衰竭的患者。

4. 钙离子拮抗剂

其作用为抑制或减少冠状动脉血管痉挛，抑制心肌收缩，扩张外周阻力血管及冠状动脉，降低心肌氧耗及增加冠脉血流，某些钙拮抗剂还能减慢心率。一般耐受好，可用于稳定型心绞痛的治疗和冠脉痉挛引起的心绞痛。一般认为它们与β受体阻滞剂具有相同的效果，特别适用于某些有β受体阻滞剂禁忌的情况，例如哮喘、慢性气管炎及外周血管疾病等。常用药物有：维拉帕米（40mg，2次/d）、硝苯地平（10mg，3

次/d）、硝苯地平控释剂（拜心同，30mg/d）、硝苯地平缓释剂（络活喜，5mg/d）、地尔硫䓬（硫氮䓬酮、合心爽，30mg，3次/d）等。

5. 血管紧张素转换酶抑制剂/醛固酮受体拮抗剂

此类药物具有心血管保护作用，能够减轻冠状动脉内皮损伤，具有抗动脉粥样硬化作用，抗血栓、抗凝集等效用，同时可通过抑制肾素-血管紧张素-醛固酮系统而扩张血管，改善心室重构及心功能，减少心绞痛发生。对于急性心肌梗死或近期发生心肌梗死合并心功能不全的患者，尤其是那些使用β受体阻滞剂和硝酸甘油不能控制缺血症状的高血压患者，应当使用此类药物。常用药物有：依那普利（10mg/d）、贝那普利（10mg/d）、雷米普利（2.5~5mg/d）、副辛普利（10mg/d）等。

6. 降脂药物

降脂药物具有抗动脉粥样硬化、抗炎、保护血管内皮、抑制凝血、促进纤溶等作用。目前大规模的临床研究证实，尤其是他汀类降脂药可减少主要冠脉事件、减少冠心病死亡率，减少冠心病介入手术需求、较少减少脑卒中，减少总死亡率。通过饮食控制和适当服用降脂药，把胆固醇降到一定范围，可降低心梗的再发率。循证医学研究证实，心梗后患者即使血清胆固醇正常也要服降脂药，尤其是他汀类药，能降低急性冠脉事件的发生率。因此，凡是冠心病患者无论血清胆固醇增高还是正常，都要长期服用降脂药（用法可参照高脂血症的用药指导章节）。

知识链接

冠心病的二级预防

冠心病二级预防，就是指对已经发生了冠心病的患者早发现、早诊断、早治疗，目的是改善症状、防止病情进展、改善预后，防止冠心病复发。冠心病二级预防的主要措施有两个，一个是寻找和控制危险因素；另一个是可靠持续的药物治疗。它包括ABCDE。

A. 服用阿司匹林　B. 控制血压与体重　C. 戒烟限酒，控制血脂
D. 控制糖尿病，合理饮食　E. 康复教育和体育锻炼

课堂互动

一位男性顾客，75岁，体胖，吸烟，有冠心病心肌梗死病史。到药店欲购冠心病药物，假如你是营业员应如何指导患者选择合适的药物？生活上有何建议？

目标检测

一、A型选择题

1. 缺血性心脏病最常见的病因是（　　）

A. 主动脉瓣狭窄　B. 心肌肥厚　C. 严重贫血
D. 冠状动脉粥样硬化　E. 主动脉瓣关闭不全

2. 引起心肌病变的各种病因中　目前国内外最常见的是（　）
A. 原发性心肌病　B. 冠状动脉粥样硬化性心脏病
C. 病毒性心肌炎　D. 风湿性心肌炎　E. 中毒性心肌炎

3. 心绞痛发作的典型部位是（　）
A. 心尖区　B. 心前区向左上臂放散
C. 胸骨下段后　D. 胸骨上、中段后　E. 剑突下

4. 诊断典型心绞痛下列哪项最有特征（　）
A. 胸痛多在夜间发作　B. 多在15分钟以上
C. 持续左前胸憋闷感　D. 疼痛时心电图示ST段抬高
E. 含硝酸甘油5分钟内疼痛消

5. 目前发现心肌缺血及诊断心绞痛最常用的无创性（　）
A. 心电图　B. 放射性核素　C. 二维超声心动图
D. 冠状动脉造影　E. 胸片

6. 急性心肌梗死与心绞痛的主要鉴别点是（　）
A. 疼痛的部位　B. 疼痛的性质
C. 是否伴有多源性期前收缩　D. 是否伴有ST段抬高　E. 肌钙蛋白升高

7. 下列情况合并心绞痛时不宜应用硝酸甘油的是（　）
A. 冠心病　B. 主动脉瓣关闭不全　C. 心梗后心绞痛
D. 严重贫血　E. 肥厚型梗阻性心肌病

二、B型选择题

[1～5]
A. 阿司匹林　B. 美托洛尔　C. 辛伐他汀
D. 硝苯地平　E. 依那普利　F. 硝酸甘油

1. 对冠状动脉痉挛导致的心绞痛首选（　）
2. 冠心病心绞痛患者应常常随身携带（　）
3. 心肌梗死后改善心室重构的药物（　）
4. 那个药物消化道不良反应更常见（　）
5. 降低心肌耗氧量，抑制交感神经过度活动的药物（　）

三、X型选择题

1. 冠心病心肌梗死后患者需长期口服下列哪些药物（　）
A. 阿司匹林　B. 美托洛尔　C. 辛伐他汀
D. 硝酸异山梨醇　E. 依那普利　F. 硝酸甘油

2. 硝酸酯类药物的药理作用有哪些（　）
A. 扩张冠状动脉　B. 增加心脏侧支循环血流
C. 扩张周围血管，减低心脏前后负荷　D. 降低血小板黏附
E. 抗动脉粥样硬化

（参考答案：A型选择题1.D 2.B 3.D 4.D 5.A 6.E 7.E
B型选择题1.D 2.F 3.E 4.A 5.B
X型选择题1.ABCE 2.ABCD）

（龙波）

专业技能训练四

冠心病的用药指导能力提升

一、冠心病的用药指导要点

1. 常用药名介绍

硝酸甘油、硝酸异山梨酯（消心痛）、单硝酸异山梨酯、阿司匹林、氯吡格雷（波立维）、肝素和低分子肝素、华法林、尿激酶、链激酶、美托洛尔、卡维地洛、维拉帕米、硝苯地平控释剂（拜心同）、苯磺酸氨氯地平缓释剂（络活喜）、地尔硫䓬（硫氮䓬酮、合心爽）、依那普利、他汀类药降脂药。

2. 药物主要作用

（1）硝酸甘油通过扩张静脉、外周动脉血管及冠状动脉，从而提高心肌供氧量，降低耗氧量，使心绞痛得到缓解。硝酸异山梨醇、单硝酸异山梨酯作用与硝酸甘油相似。

（2）阿司匹林、氯吡格雷通过抗血小板作用、肝素与华法林通过抗凝作用、尿激酶和链激酶通过溶栓作用而防止血栓形成。

（3）美托洛尔通过抑制心脏降低心肌耗氧量治疗冠心病。

（4）维拉帕米、硝苯地平控释剂（拜心同）、苯磺酸氨氯地平缓释剂（络活喜）、地尔硫䓬（硫氮䓬酮）均通过钙通道阻滞作用降低心肌氧耗、增加冠脉血流而缓解症状。

（5）卡托普利、依那普利等药物具有保护心血管、抗动脉粥样硬化等作用，同时可通过抑制肾素-血管紧张素-醛固酮系统而扩张血管，改善心室重构及心功能，减少心绞痛发生。

（6）他汀类药降脂药通过降低胆固醇从而降低心梗的再发率。

3. 用法用量

详见“治疗药物的选择”。

4. 用药注意

（1）硝酸甘油应使用能有效缓解急性心绞痛的最小剂量，易产生耐受现象。小剂量可能发生直立性低血压，尤其在直立时。故病人舌下含服时应尽可能取坐位，以免因头晕而摔倒。若出现视力模糊或口干应停药。剂量过大可引起剧烈头痛。硝酸异山梨酯（消心痛）、单硝酸异山梨酯用于冠心病的长期治疗，不能突然停药，以免发生反跳现象。

（2）阿司匹林用于抑制血小板聚集应小剂量饭后服用。氯吡格雷有胃肠反应，故可与食物同服也可单独服用，肝功能不全及有出血倾向者禁用。

（3）肝素、华法林、链激酶、尿激酶应用中应定时检测出凝血时间，密切观察出血倾向，并分别准备好硫酸鱼精蛋白、维生素K、止血药对抗出血。

（4）美托洛尔、硝苯地平控释剂、卡托普利见降压药的用药注意事项。

二、问病荐药情景设计

患者男性，65岁，发作性心前区绞痛20余天，加重1天。近20天于劳累后感心前区疼痛，每次持续约3～5min，休息后可缓解。1天前因与家人发生争吵后感心前区痛，较以前加重，伴出汗、面色苍白、胸闷、心前区压榨感。请根据患者表现设计一问病荐药情景。

（刘晓颖）

任务五　高脂血症的用药指导

学习目标

了解高脂血症的危害、病因及临床表现，熟悉高脂血症的诊断、分型，掌握高脂血症的药物治疗，学会指导病人合理应用调血脂药物。

一、概述

高脂血症是血脂异常的惯称，指血中TC、TG和各种脂蛋白（HDL-C除外）含量高于正常值。高脂血症对人体危害极大，大量研究证实血脂过高是导致动脉粥样硬化的最危险因素。胆固醇及其他脂类在主动脉和中等动脉（脑动脉、冠状动脉、肾动脉）内膜沉着，使内膜纤维结缔组织增生，局限性增厚，形成斑块，这些斑块增多、增大，逐渐堵塞血管，使血流变慢，严重时血流被中断。这种情况如果发生在心脏，就引起冠心病；发生在脑，就会出现脑卒中；如果堵塞眼底血管，将导致视力下降、失明；如果发生在肾脏，就会引起肾动脉硬化，肾功能衰竭；发生在下肢，会出现肢体坏死、溃烂等。此外，高血脂可引发高血压、诱发胆结石、胰腺炎，加重肝炎、导致男性性功能障碍、老年痴呆等疾病。

二、高脂血症的临床特征

（一）高脂血症的症状

高血脂症的症状一般表现不是很明显。绝大多数的高脂血症自己没有感觉，大多是在检查身体时，或者做其他疾病检查时被发现的。

（二）高脂血症的体征

可有肥胖、脂肪肝、周围神经炎或动脉粥样硬化、糖尿病、角膜弓和眼底改变等体征。

（三）辅助检查

1. 血脂及脂蛋白

主要脂蛋白的主要成分、来源和功能列于表3-5血浆脂蛋白的特性及功能。

表3-5 血浆脂蛋白的特性及功能

分类	主要脂质	来源	功能
CM	TG	小肠合成	将食物中的TG和胆固醇从小肠转运至其他组织
VLDL	TG	肝脏合成	转运TG至外周组织，经脂酶水解后释放游离脂肪酸
LDL	胆固醇	VLDL和IDL中TG经脂酶水解形成	胆固醇的主要载体，经LDL受体介导摄取而被外周组织利用，与冠心病直接相关
HDL	磷脂、胆固醇	肝脏合成	促进胆固醇从外周组织移去，转运胆固醇至肝脏或其他组织再分布，HDL-C与冠心病负相关

2. 高脂血症的诊断及分型

血浆中各种脂类水平的临床意义见表3-6。

表3-6 血浆中各种脂类水平的临床意义（mmol/L）

脂类名称	理论水平	临界水平	需药物治疗水平	治疗低 限目标
TC	＜3.17	5.23～5.29	＞5.72	＜5.72
LDL-C	＜3.61	3.15～3.64	＞3.64	＜3.64
TG	0.45～1.81（男） 0.40～1.53（女）	1.70～2.26	＞2.26	＜2.26
HDL-C	＞1.04	0.91～1.04	＜1.04	＞0.91

国内一般以成年人空腹血清TC≥5.72mmol/L或TG≥1.70mmol/L，诊断为高脂血症。根据血清TC、TG和HDL-C的测定结果，通常将高脂血症分为以下四种类型，见表3-7血脂异常的临床分型。

表3-7 血脂异常的临床分型

分型	TC	TG	HDL-C
高胆固醇血症	增高		
高甘油三酯血症		增高	
混合型高脂血症	增高	增高	
低高密度脂蛋白血症			降低

三、治疗原则及药物选用

（一）药物治疗原则

高脂血症患者经过控制饮食，加强运动，改变生活方式等非药物治疗3～6个月后，血脂水平仍明显增高者，特别对于中、老年人及合并糖尿病、高血压和有心血管疾病家庭史患者必须给予药物治疗，治疗的目的是针对脂质代谢的不同环节，使TC、TG降低，以延缓和减轻动脉粥样硬化的发生和发展进程。药物治疗期间应坚持如下的非药物治疗。

（1）减少饱和脂肪酸和胆固醇的摄入。选择能够降低LDL-C的食物（如植物甾醇、可溶性纤维）。

（2）减轻体重，增加有规律的体力活动。

（3）采取针对其他心血管病危险因素的措施如戒烟、限盐以降低血压等。

知识拓展

每100克重的食物中所含胆固醇mg量（90mg以上少吃）

食物项目	胆固醇含量（mg）	食物项目	胆固醇含量（mg）	食物项目	胆固醇含量（mg）
猪肉（肥）	109	兔肉	59	冰淇淋	102
猪肉（瘦）	81	驴肉	74	牛乳粉	110
猪心	151	鸡	106	酸奶	15
猪肝	288	鸭	94	黄油	296
猪肺	314	鹅	74	奶油	168
猪肾	354	兔肉	59	罗非鱼	86
猪脑	2571	驴肉	74	对虾	193
猪蹄	192	鸽	99	海蜇	8
牛肉（肥）	133	鸡蛋	585	海参（鲜）	51
牛肉（瘦）	58	鸡蛋黄	1510	海螃蟹	125
牛心	115	鸭蛋	565	哈蜊（鲜）	156
牛肝	297	鸭蛋黄	1576	墨鱼	226
牛脑	2447	鹌鹑蛋	515	鲢鱼	99
牛蹄筋	51	鹌鹑蛋黄	1478	蔬菜 水果	0
羊肉（肥）	148	带鱼	74	马铃薯	0

（二）治疗药物的分类及代表药

常见的调血脂药的类别、代表药及调血脂主要机制见表3-8调血脂药物的分类及代表药物。

表3-8　调血脂药物的分类及代表药物

调血脂药物分类	代表药物	主要调血脂机制
他汀类	洛伐他汀、辛伐他汀、阿伐他汀	竞争性抑制羟甲基戊二酸单酰辅酶A（HMG-CoA）还原酶，抑制胆固醇合成，主要降低LDL-C、TC
胆汁酸结合树脂	考来烯胺	与胆汁酸结合，阻碍了胆汁酸肝肠循环和反复利用，降低TC和LDL-C
苯氧酸类	氯贝丁酯、吉非贝齐、非诺贝特	抑制乙酰辅酶A羧化酶，减少TG及VLDL合成；增强脂蛋白酯酶的活性，加速CM和VLDL的分解
烟酸类	阿昔莫司	使脂肪酶的活性降低，主要降低TG和VLDL
多烯脂肪酸类	多烯酸乙酯	降低TG，轻度升高HDL-C
抗氧化剂	普罗布考	主要降低TC，同时降低LDL-C和HDL-C

（三）药物选择

目前尚无一种药物对所有脂质紊乱均有效，调节血脂药物的选用参考见表3-9，常用的调血脂药物的用量及主要不良反应见表3-10。

表3-9 调节血脂药物的选用参考

高脂血症分型	首选药物	次选药物	其他可考虑药物
高TC血症	他汀类	胆汁酸结合树脂 烟酸类	烟酸类、贝特类
高TG血症	贝特类	烟酸类	多烯脂肪酸类
高TG和TC	胆汁酸结合树脂+贝特类		普罗布考
低HDL-C血症	贝特类、烟酸类	他汀类	多烯脂肪酸类

表3-10 调节血脂药物的用量及主要不良反应

种类	药名	每日剂量（mg）	分服次数	主要不良反应
HMG-CoA还原酶抑制剂	洛伐他汀	10~20	1	横纹肌溶解、胃肠道
	辛伐他汀	10~20	1	横纹肌溶解、胃肠道、眩晕
	普法他汀	10~20	1	横纹肌溶解、胃肠道
	氟伐他汀	20~40	1	横纹肌溶解、胃肠道、皮疹
	阿伐他汀	10~20	1	横纹肌溶解、胃肠道
贝特类	苯扎贝特	600~1200	3	胃肠道、肌痛、肌无力
	非诺贝特	300	3	胃肠道、肌痛、失眠
	吉非贝齐	600~1200	2	胃肠道、胆石症、横纹肌溶解、贫血
胆汁酸结合树脂	考来烯胺	2~24g	3	胃肠道
	考来替泊	15~30g	2~4	胃肠道
烟酸类	阿西莫司	500~750	2~4	血管扩张、胃肠道
胆固醇吸收抑制剂	依折麦布	10	1	头痛、腹痛、腹泻、过敏反应

降脂药物治疗必须长期坚持，才能获得临床益处。对心血管病的高危患者，应采取更积极的降脂治疗策略。定期检查血脂或安全指标，如肝功能（AST、ALT）、血钙、碱性磷酸酶、肌磷酸激酶（CPK）水平，如有异常宜减量或停药，预防他汀类药物引起的横纹肌溶解症。他汀类药物应在晚餐或睡前服用有助于提高疗效。饮用大量西柚汁（>1.10L/d）、嗜酒者，应避免应用他汀类。

课堂互动

一位女性顾客，体胖，55岁。到药店欲购降脂药，自述在体检中发现胆固醇高。假如你是营业员应如何指导患者选择合适的药物?

为了提高血脂达标率，同时降低不良反应的发生率，不同类别调脂药的联合应用是一条合理的途径。由于他汀类药物作用肯定、不良反应少、可降低总死亡率以及有降脂作用外的多效性作用，联合降脂方案多由他汀类药物与另一种降脂药组成。

目标检测

一、A型选择题

1. 以下调节血脂的药物中，治疗高胆固醇血症的首选药物是（　　）
   A. 普罗布考　B. 考来替泊　C. 洛伐他汀　D. 吉非贝齐　E. 阿昔莫司
2. 横纹肌溶解症是下列哪种降脂药的不良反应（　　）
   A. HMG-CoA还原酶抑制剂　B. 弹性酶　C. 烟酸及衍生物
   D. 贝丁酸类　E. ω-3脂肪酸
3. 下列关于他汀类药物不正确的是（　　）
   A. 可与胆酸螯合剂合用
   B. 只有同烟酸、吉非贝齐等合用时才可出现横纹肌溶解症
   C. 首选用于高胆固醇血症或以高胆固醇为主的混合型高脂血症
   D. 宜从小剂量开始
   E. 宜晚间服用

二、B型选择题

[1～4]
   A. >5.72mmol / L　B. >3.64mmol / L　C. >2.26mmol / L
   D. >1.04mmol / L　E. <1.04mmol / L

以下脂类水平需药物治疗的是
1. TG（　　）
2. LDL-C（　　）
3. TC（　　）
4. HDL-C（　　）

[5～8]
   A. 吉非贝齐　B. 阿昔莫司　C. 考来烯胺　D. 辛伐他汀　E. 多潘立酮
5. 烟酸类（　　）
6. 贝特类（　　）
7. 胆汁酸结合树脂（　　）
8. HMG-CoA还原酶抑制剂（　　）

[9～11]
   A. 贝特类　B. 胆汁酸结合树脂+贝特类　C. 他汀类
   D. 弹性酶　E. ω-3脂肪
9. 高TC血症（　　）
10. 高TG血症（　　）
11. TG、TC均衡升高（　　）

三、X型选择题

1. 血脂包括（　　）

A. 胆固醇　　B. 三酰甘油酯　　C. 磷脂

D. 游离脂肪酸　　E. 脂蛋白

2. 脂蛋白可分为（　　）

A. 乳糜微粒　　B. 极低密度脂蛋白　　C. 中密度脂蛋白

D. 高密度脂蛋白　　E. 低密度脂蛋白

（参考答案：A型选择题1.C　2.A　3.B

B型选择题1.C　2.B　3.A　4.E　5.B　6.A　7.C　8.D　9.C

10.A　11.B

X型选择题1.ABCD　2．ABCDE）

（邓庆华）

专业技能训练五

高脂血症的用药指导能力提升

一、高脂血症的用药指导要点

1. 常用药物

洛伐他汀、辛伐他汀、阿伐他汀；苯扎贝特、吉非贝齐；考来烯胺、考来替泊；烟酸。

2. 药物作用

洛伐他汀使血中胆固醇和低密度脂蛋白胆固醇水平降低，由此对动脉硬化和冠心病的防治产生作用。

苯扎贝特用于治疗高甘油三酯血症、高胆固醇血症、混合型高脂血症。

考来烯胺能降低血浆总胆固醇和低密度脂蛋白浓度，用于Ⅱa型高脂血症和高胆固醇血症。

烟酸可降低血清胆固醇及甘油三酯浓度，也有明显的周围血管扩张作用。

3. 用法用量

详见表3-8。

4. 用药注意

（1）洛伐他汀：口服后胃肠道吸收，与饮食共进以利于吸收。用药期间应定期检查血胆固醇和血肌酸磷酸激酶。后者升高或有肌炎、胰腺炎表现时应停用本品。应用时如有低血压、严重急性感染、创伤、代谢紊乱等情况，须注意可能出现的继发性肌溶解后的肾衰竭。

（2）吉非贝齐：应在早餐或晚餐前30min服用，严重肾功能不全者禁用。因可致横纹肌溶解和高血钾症。用药期间应定期检查全血象、血小板、肝功能、血脂、血肌酸磷酸激酶。孕妇禁用。

（3）考来烯胺：长期服用应注意出血倾向，并注意补充脂溶性维生素，对本品过敏者禁用。

（4）烟酸：口服易出现胃肠道反应，并可加重消化性溃疡。大剂量可致血糖、尿酸增高，肝功能异常。故消化性溃疡、痛风、糖尿病禁用。

二、高脂血症的用药指导实训

【实训目的】

1. 熟悉高脂血症的血液检测指标，学会对血脂化验结果进行分析。
2. 掌握高脂血症的药物选择与用药指导。

【实训内容】

1. 电教片。
2. 按病例进行药物推荐。
3. 用药指导训练。

【实训步骤】

1. 播放视频《高脂血症的危害》
2. 教师出示病例

患者男性，56岁，患高血压7年，肥胖，体检时发现血脂TC 5.78，B超检查：脂肪肝，医生诊断：高血压、高脂血症。

3. 请以小组讨论方式为患者推荐治疗药物，并说明用药理由（每位学生完成书面作业）。
4. 各组进行用药指导练习，包括所选药物药名介绍、用药理由、用法用量、用药注意事项。
5. 教师任意抽查并点评。

【实训思考】

只有肥胖者才会患高脂血症吗?

任务六　急性上呼吸道感染的用药指导

学习目标

熟悉上呼吸道感染的表现、常见类型；掌握常用感冒药的特点、应用及不良反应；学会根据普通感冒病人的临床特征进行药物推荐、健康宣教、用药指导。

一、概述

急性上呼吸道感染是鼻、鼻咽部、咽喉部急性炎症的总称，是人群中的常见病、多发病，一年四季均可发生，尤以冬、春季较为多见。儿童、老年人、营养不良、体质虚弱、妊娠期妇女、疲劳和生活规律紊乱者均为易感人群。主要病原体是病毒，少数是细菌。若炎症局限某一局部即按该部炎症命名，如急性鼻炎、急性扁桃体炎等，否则统称为上呼吸道感染。通常病情较轻、病程短、可自愈，预后良好。但由于发病率高，不仅影响工作和生活，有时还可伴有严重并发症，并具有一定的传染性，应积极防治。

二、临床特征

急性上呼吸道感染发病较急，初起时常有卡他症状（非感染的局部症状），后期会出现全身症状。严重时可继发细菌感染，但一般不会造成大的流行，并少见并发症。临床上依据症状学特征，将其分为：①普通感冒（俗称“伤风”，又称急性鼻炎或上呼吸道卡他）；②病毒性咽炎、喉炎；③疱疹性咽峡炎；④咽-结膜热；⑤细菌性咽-腭扁桃体炎等类型。

普通感冒局部表现主要有鼻咽部卡他症状如喷嚏、鼻塞、流清水样鼻涕、咽痛、声嘶、轻度干咳、畏光、流泪等，体检可发现咽喉部充血、水肿，甚至腭扁桃体肿大、咽后壁淋巴滤泡增生、颌下淋巴结肿大等。

部分患者还可出现全身症状，如畏寒、发热、疲乏、无力、全身不适；头痛、四肢痛、背部酸痛不适、食欲不振、腹痛、腹胀、精神萎靡等；小儿则可能伴有高热、呕吐、腹泻等症状；血常规检查白细胞计数正常或偏低，当并发细菌感染时，则血白细胞计数增多。还应注意区别流感与普通感冒（表3-10），以便采取相应的防治措施。

表3-10 普通感冒和流行性感冒的区别

区别点	流 感	普通感冒
致病原	流感病毒（甲、乙、丙）	细菌、支原体、病毒
起病	急	缓
流行特点	好发于冬、春，有流行性 传染性强	无明显的季节性，散发 传染性较轻
发烧	普遍，高达39～40℃且持续3～4天	少见
头痛	普遍且常延续一段时间	少见
全身疼痛	常见且经常很严重	轻微
全身极度乏力	很早出现且很明显	一般不会出现
鼻塞	有时会	常见
流鼻涕	有时会	常见
咽喉疼痛	有时会	常见
咳嗽	轻微或中度干咳	普遍且严重
并发症	肺炎、心肌炎、支气管炎	鼻窦充血或耳痛
预后	差	好,自愈

三、治疗原则及药物选择

（一）治疗原则

由于感冒目前尚无特效的抗病毒药物，治疗原则以对症治疗、缓解感冒症状为主。同时注意休息、适当补充水分、保持室内空气流通，避免继发性细菌感染。适当休息，发热、病情较重或年老体弱患者应卧床休息，戒烟，多饮水、清淡饮食，保持鼻、咽及口腔卫生。

普通感冒治疗时应首选口服药物，一般不需要静脉补液。静脉补液仅适用于以下几种情况：①因感冒导致患者原有基础疾病加重，或出现并发症者；②由于患者严重腹泻或高热导致脱水、电解质紊乱；③由于胃肠不适、呕吐而无法进食者。

（二）药物选择

1. 药物的分类及作用特点

目前常用的感冒药分为大多为复方制剂，有纯中药类、中西药结合类、解热镇痛药类、抗病毒类（表3-11）。多数药物含有一种或多种西药成分，包括减充血剂、抗组胺药、镇咳药、祛痰药、解热镇痛药。

表3-11 常用于治疗上呼吸道感染的复方制剂

分类	药物	主要成分	剂量用法
中草药	清开灵胶赛	胆酸、珍珠母、黄芩、栀子、金银花、板蓝根、水牛角、猪去氧胆酸等	2～4粒/次，3次/日
	双黄连口服液	金银花、黄芩、连翘	20ml/次，3次/日
	感冒清热颗粒	荆芥穗、薄荷、防风、柴胡、紫苏叶、葛根、桔梗、苦杏仁、白芷、苦地丁、芦根等	6g/次，2次/日
	流感丸	诃子、亚大黄、木香、獐牙菜、藏木香、垂头菊、丁香、镰形棘豆、酸藤果、草乌、安息香、豆豉、龙骨、人工麝香等	1～2丸/次，2～3次/日
中西药结合类	维银翘片	金银花、连翘、荆芥、淡豆豉、淡竹叶、牛蒡子、芦根、格梗、甘草、氯苯那敏、对乙酰氨基酚、维生素薄荷油等	2片/次，3次/日
	感冒灵颗粒	三叉苦、金盏银盘、野菊花、岗梅、对乙酰氨基酚、咖啡因、氯苯那敏、薄荷油等	10g/次，3次/日
	中联强效片	银花、连翘、荆芥、薄荷、牛蒡子、甘草等	2片/次，2～3次/日
解热镇痛药类	代尔卡	对乙酰氨基酚、金刚烷胺、氯苯那敏、伪麻黄碱、咖啡因等	1～2片/次，3次/日
	感康	对乙酰氨基酚、金刚烷胺、牛黄等	1片/次，2次/日
	快克	对乙酰氨基酚、金刚烷胺等	1粒/次，2次/日
	白加黑	对乙酰氨基酚、伪麻黄碱、氢溴酸右美沙芬、苯海拉明	1片/次，3次/日
抗病毒药类	抗病毒感冒片	盐酸吗啉胍等	2片/次，3次/日
	板蓝根颗粒	板蓝根等	5～10g/次，3～4次/日

（1）减充血剂：该类药物可以使感冒患者肿胀的鼻黏膜和鼻窦的血管收缩，有助于缓解感冒引起的鼻塞、流涕和打喷嚏等症状。伪麻黄碱能选择性收缩上呼吸道的血管，对血压的影响较小，是普通感冒患者最常用的减充血剂。其他缩血管药物如麻黄素等，可导致血压升高等，应特别注意。这类药物除口服，还可直接滴鼻或喷鼻，但一般连续使用不宜超过7天。

（2）抗组胺药：第一代抗组胺药，如马来酸氯苯那敏和苯海拉明等，具有穿过血-脑屏障、渗透入中枢神经细胞与组胺受体结合的能力，因其具有一定程度的抗胆碱作用，有助于减少分泌物、减轻咳嗽症状。因此被推荐作为普通感冒的首选药物。第二代抗组胺药，如氯雷他定和西替利嗪等，尽管具有非嗜睡、非镇静的优点，但因其没有抗胆碱的作用，因此不能镇咳。抗组胺的鼻喷剂，局部作用较强而全身不良反应较少。

（3）镇咳药：中枢性镇咳药根据其是否具有成瘾性和麻醉作用又可分为依赖性和非依赖性等两类。①依赖性镇咳药：如可待因，可直接抑制延髓中枢，镇咳作用强而迅速，并具有镇痛和镇静作用。由于具有成瘾性，仅在其他治疗无效时短暂使用。②非依赖性镇咳药：多为人工合成的镇咳药。如右美沙芬，是目前临床上应用最广的镇咳药，作用与可待因相似，但无镇痛和镇静作用，治疗剂量对呼吸中枢无抑制作用，亦无成瘾性，多种非处方性复方镇咳药物均含有本品。

周围性镇咳药包括局部麻醉药和黏膜防护剂。①那可丁阿片所含的异哇琳类生物碱，作用与可待因相当，无依赖性，对呼吸中枢无抑制作用。适用于不同原因引起的咳嗽。②苯丙哌林为非麻醉性镇咳药，可抑制外周传入神经亦可抑制咳嗽中枢。

（4）祛痰药：祛痰治疗可提高咳嗽对气道分泌物的清除率。祛痰药的作用机制包括：增加分泌物的排出量；降低分泌物黏稠度；增加纤毛的清除功能。常用祛痰药物包括愈创木酚甘油醚、氨溴索、溴已新、乙酰半胱氨酸以及羧甲司坦等。其中愈创木酚甘油醚是常用的复方感冒药成分，其可刺激胃黏膜，反射性引起气道分泌物增多，降低黏滞度，有一定的舒张支气管的作用达到增加黏液排出的效果。常与抗组胺药、镇咳药、减充血剂配伍使用。

（5）解热镇痛药：主要针对普通感冒患者的发热、咽痛和全身酸痛等症状。该类药物如对乙酰氨基酚、布洛芬等通过减少前列腺素合成，使体温调节中枢产生周围血管扩张、出汗与散热而发挥解热作用，通过阻断痛觉神经末梢的冲动而产生镇痛作用。对乙酰氨基酚是其中较为常用的药物，但应注意对乙酰氨基酚超量使用可能造成肝损伤甚至肝坏死。

2. 药物的选择

（1）复方感冒药的选用原则：尽管治疗感冒的药物品种繁多，名称各异，但其组成相同或相近，药物作用大同小异，因此复方抗感冒药物应只选用其中的一种，如果同时服用两种以上的复方感冒药，可导致重复用药、超量用药，增加上述药物不良反应的发生率。

普通感冒多由病毒感染引起，所以不宜用抗菌药物治疗，只有当合并细菌感染时，才考虑应用抗菌药物治疗，如：鼻窦炎、中耳炎、扁桃体炎和下呼吸道感染（肺炎）等。目前尚无专门针对普通感冒的特异性抗病毒药物，普通感冒无需使用抗病毒药物治疗，过度应用抗病毒药物有明显增加相关不良反应的风险。

对于早期仅有鼻部卡他症状的感冒患者，宜服用盐酸伪麻黄碱和扑尔敏的制剂；对伴有明显鼻塞的患者可以局部选用呋麻滴鼻液等改善鼻腔通气；对伴有干咳的患者可选服含有右美沙芬或可待因的制剂镇咳；对有咳痰的患者宜服用含有氨溴索或愈创木酚甘油醚等成分的制剂协助排痰；当在鼻部卡他症状基础上出现咳嗽、全身酸痛、发热等症状时建议服用含镇咳成分和解热镇痛成分的感冒药减轻症状。

（2）疗程：由于感冒是一种自限性疾病，因此普通感冒治疗用药不应超过7天，如果1周后上述症状仍未明显好转或消失，应及时去医院明确诊断，给予进一步的治疗。

（3）特殊人群的用药

儿童：由于非处方感冒药物在两岁以下幼儿中应用的安全性尚未被确认，因此不能用于幼儿的普通感冒。若其症状必须应用药物控制，则应该使用国家药政部门批准在幼儿中使用的药物。伪麻黄碱等药物尽量使用糖浆或混悬液制剂。儿童发热应慎用阿司匹林等水杨酸类药物，因为后者可诱发Reye综合征并导致患儿死亡。

孕妇、哺乳期妇女：应特别慎重使用感冒治疗药物。孕妇尽量不使用阿司匹林、双氯芬酸钠、苯海拉明、布洛芬、右美沙芬等，以免影响胎儿发育或导致孕期延长。妊娠三个月内禁用愈创木酚甘油醚。哺乳期妇女尽量不要使用苯海拉明、马来酸氯苯那敏、金刚烷胺等，因为这些药物能够通过乳汁影响幼儿。

其他：肝肾功能不全、血小板减少、有出血症状者和/或有溃疡病穿孔病史者应慎用含有对乙酰氨基酚、阿司匹林、布洛芬等成分的感冒药物。

从事驾驶、高空作业或操作精密仪器等行业工作者应谨慎服用含有马来酸氯苯那敏、苯海拉明的感冒药物，因为第一代抗组胺药物具有嗜睡的副作用，可导致注意力不集中等。

未控制的严重高血压或心脏病以及同时服用单胺氧化酶抑制剂的患者禁用含有伪麻黄碱成分的感冒药物，甲状腺功能亢进、糖尿病、缺血性心脏病以及前列腺肥大的患者慎用含有伪麻黄碱成分的感冒药物。青光眼患者不建议使用伪麻黄碱作为局部用药。

慢性阻塞性肺病等痰液引流不畅的患者和呼吸功能不全的患者应慎用含有可待因和右美沙芬的感冒药物，因为可待因和右美沙芬的中枢镇咳作用可影响痰液的排出。

课堂互动

患者男，28岁，教师。2天前夜间着凉，次日晨起出现鼻塞，伴流涕，色清，无异味，打喷嚏时流涕加重，无咳嗽、咳痰，表情倦怠，说话带鼻音。2天未治疗，也未见好转，遂来药店买药。经检查：咽无红肿，体温36.9，脉搏82次/min，呼吸21次/min，血压98/68mmHg，心率78次/min，律齐。肺部未闻及干湿啰音，余未见异常。该患者考虑是何疾病，请给予指导用药。

目标检测

A型选择题

1. 急性上呼吸道感染最常见的病原体是（　　）

   A. 细菌　　B. 病毒　　C. 真菌　　D. 寄生虫　　E. 支原体

2. 治疗急性上呼吸道感染的复方制剂常用的给药方法是（　　）

   A. 吸入　　B. 肌内注射　　C. 口服　　D. 静脉滴注　　E. 皮下注射

3. 下列预防小儿上呼吸道感染的措施不当的是（　　）

   A. 提高耐寒力　　B. 加强体格锻炼　　C. 提倡母乳喂养

   D. 防治佝偻病、营养不良等　　E. 注射丙种球蛋白

（参考答案：A型选择题1.B　2.C　3.E）

（胡清伟）

专业技能训练六

普通感冒的用药指导能力提升

一、用药指导要点

1. 常用药物

新康泰克、扑尔伪麻片、感立克、散立痛、白加黑、维C银翅片、感康、快克、感冒清、小儿速效感冒胶囊等。

2. 药物推荐原则

（1）感冒者以上呼吸道卡他症状为主，可推荐含氯苯那敏、盐酸苯海拉明的复方制剂。

（2）发热、头痛、身痛明显，可推荐含解热镇痛药：对乙酰氨基酚 、双氯芬酸钠 、氨基比林、阿司匹林、布洛芬等的药物。

（3）如果患者鼻塞、流涕突出，则推荐可缓解鼻塞的药：盐酸伪麻黄碱、伪麻黄碱。

（4）病人以病毒感染为主，可推荐含抗病毒的成分：金刚烷胺、吗啉胍、抗病毒冲剂等。

3. 用药注意事项

（1）服用感冒药前请患者或家属一定阅读说明书。

（2）感冒症状消失后即停用药物。

（3）注意不要选用成分重复的感冒药物。以免加重不良反应。

（4）了解患者的职业，服用含抗过敏成分的的感冒药时应嘱勿驾驶、高空作业及注意力高度集中的工作。

（5）无细菌感染依据切忌滥用抗生素。

（6）小儿、老人应注意有无禁忌证；孕妇、乳母不能随便服药，应在医生和药师的指导下用药。2岁婴幼儿尽量避免服用含有减伪麻黄碱、盐酸去氧肾上腺素、盐酸麻黄碱的抗感冒药，或含有抗过敏药苯海拉明、溴苯那敏、氯苯那敏的药。

（7）若感冒症状加重应及时就医。

4. 感冒的生活指导

保持室内空气流通，多饮温热白开水，保证足够睡眠；注意饮食清淡易消化。减少公共场所活动或戴口罩。

二、普通感冒用药指导训练

【实训目的】

1. 熟悉普通感冒的常见症状；

2. 学会普通感冒的问病荐药及用药指导。
3. 能区别流行性感冒与普通感冒。

【实训条件】

实训药房、普通感冒处方。

【实训任务】

1. 感冒的问病训练。
2. 普通感冒的药物推荐及用药指导。

【实训步骤】

1. 全班分为8个团队，分别设计普通感冒情景对话。
2. 团队中每2人为一组，按设计的情景分别模拟患者和医药人员进行问病荐药，并从实训药房中取出药品，进行用药指导练习。
3. 每组选派两名代表汇报表演。
4. 教师点评。
5. 学生仔细观看感冒的问病荐药录像，找出存在的问题。
6. 学生点评，教师总结。

【实训思考】

病例：女性，28岁，公交车司机，1天前因受凉出现鼻塞、流水样鼻涕，怕冷，喉咙干、痒。在家测体温36.8℃。

根据以上病例进行药物推荐及用药指导。

（刘晓颖）

任务七　支气管哮喘的用药指导

学习目标

熟悉支气管哮喘的临床特征；了解常用治疗药物的分类及作用特点；掌握支气管哮喘的药物治疗；能够对哮喘病人进行用药指导和健康教育。

一、概述

支气管哮喘是由嗜酸粒细胞、肥大细胞和淋巴细胞等多种炎症细胞参与的气道慢性炎症。临床表现主要为反复性、间歇性发作的伴有哮鸣音的呼气性喘息、咳嗽、发绀、胸闷和呼吸困难等。根据病因学特点将其分为外源性支气管哮喘和内源性支气管哮喘。一般认为儿童的发病率高于成人，成人男女患病率大致相同，约40%的患者有家族史。发达国家高于发展中国家，城市高于农村。

二、临床特征

支气管哮喘患者的常见症状是发作性的喘息、气急、胸闷或咳嗽等，少数患者还可能以胸痛为主要表现，这些症状经常在患者接触烟雾、香水、油漆、灰尘、宠物、花粉等刺激性气体或变应原之后发作，夜间和（或）清晨症状也容易发生或加剧。很多患者在哮喘发作时自己可闻及喘鸣音。多数患者可自行缓解或经治疗而缓解。

根据临床表现哮喘可分为急性发作期、慢性持续期和临床缓解期。哮喘急性发作是指喘息、气促、咳嗽、胸闷等症状突然发生，或原有症状急剧加重，常有呼吸困难，以呼气流量降低为其特征，其程度轻重不一，可在数小时或数天内病情加重，偶尔可在数分钟内即危及生命；慢性持续期是指每周均不同频度和（或）不同程度地出现喘息、气急、胸闷、咳嗽等症状；临床缓解期系指经过治疗或未经治疗症状、体征消失，肺功能恢复到急性发作前水平，并维持3个月以上。

三、治疗原则及药物选择

（一）治疗原则

1. 一般治疗原则

支气管哮喘的治疗包括药物治疗、预防治疗和对症处理，主要是药物治疗。通过药物治疗可迅速消除病因，缓解症状，提高患者的生活质量。对症处理主要是根据病情，因人而异,采取综合措施。由于支气管哮喘大多是过敏原引起的，因此寻找和避免接触过敏原是关键。

2. 药物治疗原则

支气管哮喘的药物治疗主要体现在平喘、抗炎、对症处理等综合治疗。其药物治疗原则包括：

（1）药物选择原则：根据支气管哮喘类型、药物作用特点、药物不良反应、患者个体特征等选用茶碱类、受体激动药、肥大细胞膜稳定药等。

（2）单一药物和合并用药的原则：一般主张采用单一药物治疗，如不明原因哮喘可以直接选用氨茶碱，不必合用其他平喘药。若病情严重也可考虑合并用药，一般视病情而定。

（3）急症处理原则：对于支气管哮喘急性发作或哮喘持续状态患者，应该立即给予气雾剂吸人，迅速控制症状。

（4）预防治疗原则：积极寻找、避免接触过敏原和预防性用药,可防止支气管哮喘的发作。

（二）药物选择

1. 药物分类

治疗哮喘的药物可以分为控制药物和缓解药物。①控制药物：是指需要长期每天使用的药物。这些药物主要通过抗炎作用使哮喘维持临床控制，其中包括吸入糖皮质激素（简称激素）、全身用激素、白三烯调节剂、长效β_2–受体激动剂、缓释茶碱、抗IgE抗体及其他有助于减少全身激素剂量的药物等。②缓解药物：是指按需使用的药物。这些药物通过迅速解除支气管痉挛从而缓解哮喘症状，其中包括速效吸入β_2–受体激动剂、全身用激素、吸入性抗胆碱能药物、短效茶碱及短效口服β_2–受体激动剂等。常用代表药物及其用法用量见表3–12。

表3–12 常用代表药物及用法用量

分类	代表药	用法用量
激素	二丙酸倍氯米松	成人一般一次喷药0.05～0.1mg，一日3～4次，每日最大量不超过1mg。儿童用量按年龄酌减每日最大量不超过0.8mg
	泼尼松龙	成人开始一日15～40mg（根据病情），需要时可用到60mg或一日0.5～1mg/kg,发热患者分3次服用，体温正常者每日晨起一次顿服。病情稳定后逐渐减量，维持量5～10mg，视病情而定。小儿开始用量一日1mg/kg。
β_2–受体激动剂	沙丁胺醇气雾剂	成人：一日3～4次，一次2喷。儿童：一日3～4次，一次1喷
	特布他林片	成人用量：口服：2.5～5mg/次，每日2～3次。儿童用量：口服：1.25mg/次，每日2～3次
白三烯受体拮抗剂	孟鲁司特钠片	15岁及15岁以上成人：每日10mg，睡前服用。6～14岁儿科患者：每日服用咀嚼片5mg，睡前服用。
茶碱类	氨茶碱缓释片	成人常用量口服，一次0.1g～0.2g，一日三次；极量：一次0.5g，一日1g。小儿每次按体重3～5mg/kg，一日3次。
抗胆碱药物	溴化异丙托品气雾剂	每次40～80μg，1日4～6次。间歇期及长期治疗：2个定量3～4次。发作期：2～3个定量，2h后再吸一次。

2. 药物的作用特点：

（1）激素：是最有效的控制气道炎症的药物。给药途径包括吸入、口服和静脉应用等，吸入为首选途径。吸入激素的局部抗炎作用强；通过吸气过程给药,药物直接作用于呼吸道，所需剂量较小。通过消化道和呼吸道进入血液的药物大部分被肝脏灭活，因此全身性不良反应较少。研究结果证明吸入激素可以有效减轻哮喘症状、提高生命质量、改善肺功能、降低气道高反应性、控制气道炎症，减少哮喘发作的频率和减轻发作的严重程度，降低病死率。多数成人哮喘患者吸入小剂量激素即可较好的控制哮喘。

吸入激素在口咽部局部的不良反应包括声音嘶哑、咽部不适和念珠菌感染。吸药后及时用清水含漱口咽部，选用干粉吸入剂或加用储雾器可减少上述不良反应。长期高剂量吸入激素后可能出现的全身不良反应包括皮肤瘀斑、肾上腺功能抑制和骨质疏松等。临床上常用的吸入激素包括二丙酸倍氯米松、布地奈德、丙酸氟替卡松等。

（2）β_2–受体激动剂：可通过舒张气道平滑肌、降低微血管的通透性、增加气道上皮纤毛的摆动等，缓解哮喘症状。吸入给药通常在数分钟内起效，疗效可维持数小时，是缓解轻至中度急性哮喘症状的首选药物，也可用于运动性哮喘。贴剂给药为透皮吸收剂型。现有产品有妥洛特罗，由于采用结晶储存系统来控制药物的释放，药物经过皮肤吸收，因此可以减轻全身不良反应，每天只需贴敷1次，效果可维持24h。使用方法简单。

（3）白三烯受体拮抗剂：本品服用方便，可减轻哮喘症状、改善肺功能、减少哮喘的恶化。轻症哮喘患者可单独使用该类药物，但其作用不如吸入激素,中重度哮喘患者可将此类药物作为联合治疗中的一种药物。也可减少中至重度哮喘患者每天吸入激素的剂量,并可提高吸入激素治疗的临床疗效。尤适用于阿司匹林哮喘、运动性哮喘和伴有过敏性鼻炎哮喘患者的治疗。常用药物有孟鲁司特钠、扎鲁司特、异丁司特等。

（4）茶碱：具有舒张支气管平滑肌作用，并具有强心、利尿、扩张冠状动脉、兴奋呼吸中枢和呼吸肌等作用。常用氨茶碱和控（缓）释茶碱，后者且因其昼夜血药浓度平稳，不良反应较少，且可维持较好的治疗浓度，平喘作用可维持12～24h，可用于控制夜间哮喘。一般剂量每日6～10mg／kg，用于轻—中度哮喘。静脉给药主要应用于重、危症哮喘。

茶碱的主要副作用为胃肠道症状（恶心、呕吐），心血管症状（心动过速、心律失常、血压下降）及尿多，偶可兴奋呼吸中枢，严重者可引起抽搐乃至死亡。最好在用药中监测血浆氨茶碱浓度，其安全有效浓度为6～15μg／ml。发热、妊娠、小儿或老年，患有肝、心、肾功能障碍及甲状腺功能亢进者尤须慎用。合用西咪替丁（甲氰咪胍）、喹诺酮类、大环内酯类药物等可影响茶碱代谢而使其排泄减慢，应减少用药量。

（5）抗胆碱药物：吸入抗胆碱药物如溴化异丙托品、溴化氧托品和噻托溴铵等,其舒张支气管的作用比β_2–受体激动剂弱,起效也较慢,但长期应用不易产生耐药,对老年人的疗效不低于年轻人，本品与β_2–受体激动剂联合应用具有协同、互补作用。

（6）抗IgE治疗：抗IgE单克隆抗体可应用于血清IgE水平增高的哮喘患者。目前它主要用于经过吸入糖皮质激素和长效β_2–受体激动剂联合治疗后症状仍未控制的严重哮喘患者。但因该药临床使用的时间尚短，其远期疗效与安全性有待进一步观察。价格昂贵也使其临床应用受到限制。

（7）变应原特异性免疫疗法（SIT）：通过皮下或舌下含服可减轻哮喘症状和降低气道高反应性，适用于变应原明确但难以避免的哮喘患者。

2. 药物选择

根据病情选择不同的给药方法。一般情况下宜选择口服给药，对急症、重症患者宜采取吸入、雾化和静脉注射，但不宜长期注射，应待病情控制后改为口服给药。

（1）急性发作期：急性发作的治疗目的是尽快缓解气道阻塞，纠正低氧血症，恢复肺功能，预防进一步恶化或再次发作，防止并发症。一般对于原因不明的支气管哮喘可选择氨茶碱；对于支气管哮喘急性发作或哮喘持续状态可选用各种类型的气雾剂；对于急性发作的病人，也可选择支气管舒张剂和糖皮质激素联合治疗，第一可以快速地缓解气道阻塞。第二可以抑制过敏性炎症，使症状得到更进一步缓解。①轻度患者每日定时吸入糖皮质激素（200～500mg BDP）；出现症状时吸入短效β_2-受体激动剂，可间断吸入。效果不佳时可加用口服β_2-受体激动剂控释片或小量茶碱控释片，或加用抗胆碱药如异丙托溴胺气雾剂吸入。②中度患者吸入糖皮质激素剂量一般为每日500～1000 mg；亦可规则吸入β_2-受体激动剂或联合抗胆碱药吸入或口服长效β_2受体激动剂。若不能缓解，可持续雾化吸入β_2-受体激动剂（或联合用抗胆碱药吸入），或口服糖皮质激素（<60mg／d），必要时可用氨茶碱静脉注射。③重度至危重度持续雾化吸入β_2-受体激动剂，或合并抗胆碱药；或静脉滴注氨茶碱或沙丁胺醇。加用口服白三烯受体拮抗剂。静脉滴注糖皮质激素如琥珀酸氢化可的松或甲泼尼龙或地塞米松。待病情得到控制和缓解后（一般3～5d），改为口服给药。

由于重度哮喘病情危重，必须及时合理救治，在积极用药的同时注意维持水、电解质平衡，纠正酸碱失衡，当pH<7.20时，且合并代谢性酸中毒时，应适当补碱；可给予氧疗，如病情恶化缺氧不能纠正时，进行无创通气或插管机械通气。

大多数哮喘急性发作并非由细菌感染引起，应严格控制抗生素的使用的指征，除非有细菌感染的证据，或属于重度或危重哮喘急性发作。

哮喘发作期急诊和住院治疗的药物剂量见表3-13。

表3-13　哮喘发作期急诊和住院治疗的药物剂量、用法

分类	药物	成人剂量	儿童剂量
β_2-受体激动药	肾上腺素	每20分钟 0.3～0.5mg，共3次,皮下注射	每20分钟从0.01mg/kg起可至0.3～0.5mg，共3次，皮下注射
	克仑特罗	每20分钟2.5～5μg，3次然后必要时每1～4小时 2.5～10μg或10～15μg/h，持续雾化吸入	每20分钟0.075μg/kg〈最小剂量1.25μg〉，3次，然后必要时1～4小时0.075～0.15μg/kg,最大可至5μg或0.15～0.25μg/（kg·h）,持续雾化吸入
	特布他林	每20分钟0.25mg，共3次，皮下注射	每20分钟0.01μg/kg，共3次,皮下注射
	沙丁胺醇	每20分钟2.5～5mg，3次。然后必要时每1～4小时2.5～10mg或10～15mg/h,持续雾化吸入	每20分钟0.15mg/kg（最小剂量2.5mg），3次，然后必要时1～4小时0.15～0.30mg/kg，最大可至10mg或0.3～0.5mg/kg·h,持续雾化吸吸入

续表

分类	药物	成人剂量	儿童剂量
茶碱类	氨茶碱	0.25g加入10%葡萄糖20～40ml静脉缓慢注射	酌情减量
抗胆碱药	异丙托溴铵	每30分钟0.5mg，共3次，以后按需每2～4小时间歇雾化吸入	每30分钟0.25mg，共3次，以后每2～4小时间歇雾化吸入
糖皮质激素类药	倍氯米松	50～200μg，3～4次/日	酌情减量
	甲泼尼龙	48小时之内，120 － 180mg/d,分3～4次给予，然后60～80mg/d,直至PEF达预计值或个人最好水平70%	48小时内每6小时1次,1mg/kg（最大60mg/d），分2次给药，直至PEF达预计值或个人最好水平70%

（2）缓解期处理：用药目的是为了巩固疗效，防止复发，主要的方法是预防性治疗。常用色甘酸钠雾化吸入或酮替芬口服；此外亦可用中医中药、免疫调节剂和脱敏疗法等；必要时要予以抗菌药物、镇咳祛痰药等解除诱发因素。

（三）哮喘的宣教与管理

哮喘患者的教育与管理是提高疗效，减少复发，提高患者生活质量的重要措施。在医生指导下患者要学会自我管理、学会控制病情。应为每个初诊哮喘患者制定防治计划，应使患者了解或掌握以下内容：①相信通过长期、适当、充分的治疗，完全可以有效地控制哮喘发作；②了解哮喘的诱发因素，并指导患者避免；③简单了解哮喘的本质和发病机制；④熟悉哮喘发作先兆表现及相应处理办法；⑤学会在家中自行监测病情变化，并进行评定，重点掌握峰流速仪的使用方法，有条件的应记录哮喘日记；⑥学会哮喘发作时进行简单的紧急自我处理方法；⑦了解常用平喘药物的作用、正确用量、用法、不良反应；⑧掌握正确的吸入技术；⑨知道什么情况下应去医院就诊；⑩与医生共同制定出防止复发，保持长期稳定的方案。

在此基础上采取一切必要措施对患者进行长期系统管理，包括鼓励哮喘患者与医护人员建立伙伴关系，通过规律的肺功能监测（包括PEF、）客观地评价哮喘发作的程度，避免和控制哮喘激发因素，减少复发，制定哮喘长期管理的用药计划，制定发作期处理方案和长期定期随访保健，改善患者的依从性，并根据患者病情变化及时修订防治计划。

知识链接

哮喘吸入器的正确使用

1．吸药前先缓慢呼气至最大量。

2．接着将喷口放入口内，双唇含住喷口，经口慢慢吸气，在深吸气的过程中按压驱动装置，继续吸气至最大量。

3．屏气10秒钟左右，使较小的雾粒在更远的外周气道沉降，然后再缓慢呼气。

4．若需要再次吸入药物，应再等待数分钟。

目标检测

一、A型选择题

1. 支气管哮喘发作时禁用（　　）

A. 肾上腺素　　B. 麻黄碱　　C. 普萘洛尔

D. 倍氯米松　　E. 氨茶碱

2. 氨茶碱不宜用于（　　）

A. 支气管哮喘　　B. 心性水肿　　C. 心绞痛

D. 心源性哮喘　　E. 过敏性哮喘

3. 关于特布他林的叙述正确的是（　　）

A. 为选择性的β_2受体激动剂

B. 心血管的副作用小

C. 可用于支气管哮喘治疗

D. 给药方便口服、吸入、皮下注射均可

E. 以上均是

4. 关于氨茶碱的描述错误的是（　　）

A. 可松弛支气管平滑肌

B. 静注速度过快可引起心律失常

C. 口服有局部刺激性，宜饭后服用

D. 有强心利尿作用

E. 为各种哮喘发作治疗的首选药

5. 支气管哮喘的本质是（　　）

A. 一种自身免疫性疾病

B. 气道慢性炎症

C. 支气管平滑肌可逆性痉挛

D. 支气管平滑肌内β_2受体功能低下

E. 肥大细胞膜上M胆碱能受体功能亢进

6. 当支气管哮喘与心源性哮喘一时难以鉴别时，为缓解症状可使用的药物为（　　）

A. 毛花苷丙　　B. 肾上腺素　　C. 氨茶碱

D. 吗啡　　E. 呋塞米

7. 女性，25岁，2小时前打扫室内清洁时突然出现咳嗽、胸闷、呼吸困难，追问病史近3年来每年秋季常有类似发作。体检：两肺满布哮鸣音，心脏无异常。X线胸片显示心肺无异常。该例诊断应为（　　）

A. 慢性喘息型支气管炎

B. 慢性阻塞性肺疾病

C. 慢性阻塞性肺疾病

D. 支气管哮喘

E. 心源性哮喘

[8 ~ 11]

女性，20岁。反复发作呼吸困难、胸闷、咳嗽3年，每年秋季发作，可自行缓解，此次已发作半天症状仍继续加重而来就诊。体检：双肺满布哮鸣音，心率90次 / 分，律齐，无杂音。

8. 该患者的诊断应首先考虑为（　　）

A. 慢性支气管炎　　B. 阻塞性肺气肿　　C. 慢性支气管炎并肺气肿

D. 支气管哮喘　　E. 心源性哮喘

9. 对该患者的治疗应选用的药物为（　　）

A. β_2受体激动剂　　B. β_2受体阻滞剂　　C. α受体激动剂

D. α受体阻滞剂　　E. 抗生素类药物

10. [假设信息]给予足量特布他林（博利康尼）和氨茶碱治疗1天多病情仍无好转，呼吸困难严重，口唇紫绀。此时应采取（　　）

A. 原有药物加大剂量再用24小时

B. 应用琥珀酸氢化可的松静脉滴注

C. 大剂量二丙酸倍氯米松气雾吸入

D. 静脉滴注第三代头孢菌素

E. 静脉滴注5%碳酸氢钠

11. [假设信息]应用足量解痉平喘药和糖皮质激素等治疗均无效，患者呼吸浅快、神志不清，PaO_2 6.7kPa（50mmHg），$PaCO_2$>9.3kPg（70mmHg）。此时应采取的救治措施为（　　）

A. 高浓度吸氧

B. 甲基泼尼松龙静脉滴注

C. 纠正水、电解质和酸碱平衡紊乱

D. 联合应用广谱抗生素静滴

E. 气管插管正压机械通气

[12 ~ 14]

男性，42岁，自幼起咳嗽、咳痰、喘息，多为受凉后发作，静滴“青霉素”可缓解，10 ~ 20岁无发作，20岁后又有1次大发作，发作时大汗淋漓、全身发紫、端坐不能平卧，肺部可闻及哮鸣音，静脉推注“氨茶碱、地塞米松”可完全缓解。自后反复出现夜间轻微喘息，每周发作3次以上，不能入睡，PEF变异率为 35%。查体：双肺听诊未闻及干湿啰音，心率89次 / min。

12. 最可能的诊断是（　　）

A. 支气管哮喘急性发作期

B. 支气管哮喘非急性发作期

C. 先天性心脏病急性左心衰竭

D. 肺源性心脏病心功能不全
E. 喘息型慢性支气管炎急性发作

13. 根据病情程度选择药物治疗最佳方案是（　　）
A. 每日吸入氨茶碱+静滴β_2受体激动剂
B. 每日雾化吸入β_2受体激动剂＋静滴氨茶碱
C. 每日雾化吸入抗胆碱药＋口服β_2受体激动剂
D. 每日吸入糖皮质激素＋吸入β_2受体激动剂
E. 每日定量吸入糖皮质激素＋静滴β_2受体激动剂

14. 为了提高疗效，减少复发，教育患者需掌握（　　）
A. 正确使用气雾剂的方法
B. 哮喘患者不发作可不用药
C. 抗感染药治疗可根治哮喘
D. 哮喘患者不发作不能使用激素
E. 哮喘者需长期使用β_2受体激动剂

二、X型选择题

1. 氨茶碱可引起（　　）
A. 恶心呕吐　　B. 心律失常　　C. 血压下降
D. 中枢兴奋　　E. 中枢抑制

2. 能选择性兴奋β_2受体的药物是（　　）
A. 肾上腺素　　B. 克仑特罗　　C. 去甲肾上腺素
D. 舒喘宁　　E. 麻黄碱

3. 平喘药物包括（　　）
A. 二丙酸倍氯米松　　B. 沙丁胺醇　　C. 异丙肾上腺素
D. 色甘酸钠　　E. 氨茶碱

（参考答案：A型选择题1.C　2.E　3.E　4.E　5.B　6.C　7.D　8.D　9.A　10.B
11.E　12.B　13.D　14.A
X型选择题1.ABCD　2.BD　3.ABCDE）

（胡清伟）

专业技能训练七

支气管哮喘的用药指导能力提升

一、支气管哮喘的用药指导要点

1. 常用药物

氨茶碱、沙丁胺醇、异丙托溴铵、丙卡特罗、特布他林、克仑特罗、孟鲁司特、布地奈德、色甘酸钠

2. 主要作用

（1）氨茶碱能解除支气管平滑肌痉挛，适用于支气管哮喘和哮喘型支气管炎、心源性哮喘等。沙丁胺醇又名舒喘灵，可兴奋支气管上β_2受体，缓解支气管痉挛。异丙托溴铵尤其适用于因β受体激动药产生肌肉震颤、心动过速而不能耐受的患者。丙卡特罗、克仑特罗、特布他林均可用于支气管哮喘。孟鲁司特拮抗白三烯受体而解痉。用于对哮喘的预防和长期治疗。布地奈德能缓解支气管痉挛，对肺局部有抗感染作用，长期使用耐受性好，可减少肾上腺皮质激素用量，尤其适用于抗变态反应药和支气管扩张药效果不佳的患者。色甘酸钠主要用于预防支气管哮喘的发作。

3. 用法用量

详见表3-12。

4. 用药注意

（1）氨茶碱主要口服可致胃肠道反应，宜饭后服用。静脉用药必须稀释以后缓慢注射。若出现兴奋而失眠者可用镇静药对抗。

（2）沙丁胺醇吸入剂可使部分病人出现手指震颤，继续用药可使症状减轻或消失。不宜与普萘洛尔合用。

（3）异丙托溴铵吸入剂偶有口干口苦、喉痒干咳。

（4）特布他林、克仑特罗、部分患者服用后有手指震颤，可减少服药次数，必要时停药。

（5）孟鲁司特不选用于急性哮喘发作，对本品过敏者禁用。

（6）布地萘德雾化吸入与深吸气同步进行。雾化后用开水漱口。呼吸道真菌、病毒感染禁用。

（7）倍氯米松对有口腔真菌感染、妊娠前三个月慎用。气雾剂只用于慢性哮喘，气雾吸入完毕后立即漱口，可减少局部真菌感染。

（8）色甘酸钠常用吸入剂。可有疲倦、头晕、口干等，用药数日后可自行消失。孕妇禁用。治疗过程中应逐渐减量，不可突然停药，以防哮喘复发。药物应置干燥避光处保存。

二、支气管哮喘的用药指导实训

【实训目的】

1. 熟悉支气管哮喘的问病内容。
2. 学会正确推荐和介绍治疗支气管哮喘的药物，培养用药指导能力。

【实训条件】

实训药房、多媒体教室。

【实训内容】

1. 支气管哮喘典型问病荐药情景设计。
2. 用药指导训练。

【实训步骤】

1. 每小组先集体设计典型支气管哮喘问病荐药案例，并以书面形式完成。
2. 要求每个小组学生两人一对，按本组设计的情景进行问病、治疗药物推荐（从模拟药房内取出所选药物）、介绍药品等训练，要求说出所选药物的作用、用法、用量、不良反应及用药注意事项，尤其是气雾剂的使用指导。
3. 每组推荐两名学生进入模拟药房进行问病荐药表演，并摄制录像片。
4. 教师总结：播放录像片，与同学一起就录像中的优点及不足进行点评。

【实训思考】

患者，女，5岁，18kg。3天前曾患“上呼吸道感染（咽痛、咳嗽）”，未进行任何药物治疗，近2日患者出现明显呼吸困难和咳嗽进行性加重，遂来就诊（患者近2年内以数次患过支气管炎，并在3个月前因为肺炎住院治疗）。查体：患儿焦虑，处于中度呼吸窘迫状态并可闻及呼气相哮鸣音，偶尔咳嗽，呼气相延长，胸部过度充气以及三凹征阳性（胸骨上窝、锁骨上窝和肋间隙凹陷），听诊发现吸气相和呼气相哮鸣音和左上肺呼吸音减弱。体温37.8℃，呼吸30次/min，血压110/83mmHg，心率130次/min。余未见异常。诊断为急性支气管哮喘。处方用药：

0.5%沙丁胺醇溶液0.5ml雾化吸入10min以上。

请分析用药是否合理，说明理由。

任务八　消化性溃疡的用药指导

学习目标

了解消化性溃疡的危害、病因及临床表现，熟悉消化性溃疡的诊断、分型，掌握消化性溃疡的药物治疗，学会指导病人合理应用治疗消化性溃疡的药物。

一、概述

消化性溃疡是一种常见的消化系统疾病，是指发生在胃和十二指肠的溃疡，即胃溃疡（GU）和十二指肠溃疡（DU）。本病是一种多因素疾病，其发生是胃、十二指肠黏膜侵袭因素和防御因素失去平衡的结果。胃酸和（或）胃蛋白酶的消化作用、幽门螺杆菌（Hp）感染、非甾体抗炎药等是已知的主要病因。病程多有慢性且反复发作的特点，好发于秋冬及冬春之交，男性多于女性，发病率为10%。

知识链接

Hp是胃-十二指肠疾病的主要致病因子，根除Hp治疗后，胃-十二指肠疾病得到缓解或痊愈。也正是由于Hp的发现以及对症根除治疗，使得胃-十二指肠疾病，尤其是消化性溃疡病不再是一种病程漫长、久治不愈且频频复发的疾病，而成为仅用短程抗生素和抑酸制剂治疗即可治愈的疾病。

Hp的根除治疗以及由于观念改变引起的Hp感染率下降也使得胃癌和胃MALT淋巴瘤发病率显著降低。Hp的发现革命性地改变了世人对胃病的认识、治疗理念和治疗方法，造福了全世界数以亿计的胃-十二指肠疾病患者，是胃肠病发展史上的一个里程碑。

因此，2005年度诺贝尔医学生理学奖授予发现并阐明Hp在胃炎及消化性溃疡疾病中作用的两位科学家——Marshall和Warren，不仅奖励他们在科学上的贡献，还奖励他们对真理的坚持和为科学献身的崇高精神。

二、临床特征

该病的主要症状为上腹节律性疼痛（疼痛可为隐痛、钝痛、饥饿样痛、胀痛、烧灼样痛），并有以下特点：①慢性病程，病史长达几年、十几年、甚至几十年；②周期性发作，病程中发作与缓解交替出现，多在精神紧张，饮食不当，秋、冬季气候变化、情绪不良或服用非甾体抗炎药的情况下发作；③节律性疼痛，是本病特异性典型症状，是诊断的重要依据。胃溃疡常在餐后0.5～1h疼痛，持续1～2h渐消失；十二指肠溃疡则在餐后2～3h开始疼痛，持续至下次进餐才消失，或夜晚睡前疼痛。其他的症状有恶心、呕吐、反酸、嗳气、上腹部饱胀感、消化不良、贫血、消瘦等。

发作期间上腹部常有局限性压痛，但无肌紧张。十二指肠溃疡压痛点在中线偏右，胃溃疡压痛点多在中线偏左。确诊主要靠胃镜检查，并应查明有无幽门螺杆菌感染。

消化性溃疡常见并发症有① 出血，表现为呕血、柏油样便、面色苍白、出冷汗、头昏、眼花、心悸、脉速、血压紧急下降等。②穿孔，突然上腹部剧痛，继而扩散至满腹，伴有出大汗、恶心、呕吐、脉细速、烦躁不安，腹膜刺激征，血白细胞计数增多。③幽门梗阻，规律性上腹部疼痛逐渐消失，伴有饱胀、反复出现发作性呕吐，呕吐物有隔餐或隔夜食物，上腹部有胃型、逆蠕动波及震水声等。④癌变，如年龄较大、病期较长，而近期疼痛性质改变，明显消瘦、贫血等，应考虑有癌变的可能性。

三、治疗原则及药物选择

（一）一般治疗原则

确诊后一般采取综合性治疗，目的是缓解临床症状，促进溃疡愈合，防止溃疡复发，减少并发症。无并发症的消化性溃疡患者首先采用内科治疗，包括休息、避免精神紧张、消除有害环境因素，注意生活及饮食规律，并停用导致溃疡和出血的药物。

（二）药物治疗原则

（1）消化性溃疡活动期的治疗首选质子泵抑制药（PPI）或H_2受体阻断药（H_2RA）等抑制胃酸分泌的药物，合并出血等并发症以及其他治疗失败的病例应优先使用PPI治疗。

（2）胃溃疡患者可考虑抑酸药和胃黏膜保护药联合应用。

（3）对腹痛症状明显的患者，在治疗开始阶段加用抗酸药，有助于迅速缓解疼痛。

（4）消化性溃疡合并十二指肠胃反流或腹胀症状明显时可联合使用促胃肠动力药。

（5）对部分反复发作或必须长期服用NSAIDs的患者可采用维持治疗。

（6）消化性溃疡伴有Hp感染时，不论其溃疡活动或静止、初发或复发，也不论其有无并发症史，必须用生素物根治Hp。

（三）药物选择

1. 药物分类

（1）解除平滑肌痉挛止痛药　阿托品、山莨菪碱，具有明显的外周抗胆碱作用，使乙酰胆碱所引起痉挛的平滑肌松弛，选择性缓解胃肠道、胆道痉挛及抑制蠕动，并解除血管（尤其是微血管）痉挛，改善微循环。

（2）抗酸药　多为弱碱性药物，服后可中和或吸附胃酸，减少或解除胃酸对胃及十二指肠黏膜的刺激，减轻疼痛，有利于溃疡面的愈合。临床主要用于胃、十二指肠溃疡及胃酸增多症的辅助治疗。包括碳酸氢钠、碳酸钙、氢氧化铝、三硅酸镁、碳酸镁、铝碳酸镁、氧化镁及复方制剂。

（3）抑制胃酸分泌剂　①质子泵抑制剂（PPI），通过抑制胃壁细胞H^+-K^+-ATP

酶从而抑制胃酸的分泌。抑酸完全、作用强、抑酸的时间久，对消化性溃疡的疗效较高，疗程也较短，对溃疡愈合的时间比H_2受体阻断剂快。常用药物有奥美拉唑、兰索拉唑、泮托拉唑、雷贝拉唑等。②H_2受体阻断药，能阻断组胺与壁细胞H_2受体结合，从而抑制食物、组胺及促胃液素引起的胃酸分泌，达到治疗溃疡的目的。

（4）胃黏膜保护剂　传统的抗酸剂如硫糖铝等，除中和胃酸外，尚具有黏膜保护作用，且价廉和不良反应少，口服一次1g，一日3～4次，餐前1h服用。较新的黏膜保护剂如前列腺素类似物（米索前列醇、恩索前列素等）、替普瑞酮、瑞巴派特等，均具有增强黏膜抗损伤能力和加速溃疡愈合的作用，替普瑞酮一次50mg，一日2次，于餐前0.5h服用；瑞巴派特口服一次0.1g，一日3次。铋剂（铝酸铋、碱式碳酸铋、枸橼酸铋钾、胶体果胶铋）能与溃疡基底膜坏死组织上的蛋白或氨基酸结合，形成蛋白质-铋复合物，覆盖于溃疡表面起到黏膜保护作用。吉法酯可保护胃黏膜，促进溃疡修复愈合，并增加前列腺素的分泌，口服一次2片（每片400mg中含吉法酯50mg和铝硅酸镁50mg），一日3次，连续1个月为1个疗程。

（5）抗Hp（幽门螺杆菌）的药物　①抗菌药，用于抗Hp感染的抗菌药主要有阿莫西林、氨苄西林、罗红霉素、克拉霉素、庆大霉素、甲硝唑、四环素、呋喃唑酮、左氧氟沙星。②铋剂，可通过破坏细菌细胞壁，阻止Hp黏附与胃黏膜上皮和抑制Hp尿素酶、磷脂酶、蛋白酶活性发挥抗Hp作用。铋剂与抗生素合用有协同效应。③质子泵抑制药，奥美拉唑等PPI在体内外均可抑制Hp生长，但单独应用并不能治愈Hp感染。PPI可显著提高胃内pH，增加抗菌药稳定性，提高抗Hp疗效。

常用的抗消化性溃疡药物及其剂量见表3-14。

表3-14　常用药物及其用法用量

药物分类	常见药物	常规治疗剂量
抑酸药		
H_2受体阻断药	西咪替丁	800mg，睡前服或400mg，2次/日
	雷尼替丁	300mg，睡前服或150mg，2次/日
	法莫替丁	40mg，睡前服或20mg，2次/日
	尼扎替丁	300mg，睡前服或150mg，2次/日
质子泵抑制药	奥美拉唑	20mg，1次/日
	雷贝拉唑	10mg，1次/日
	兰索拉唑	30mg，1次/日
	泮托拉唑	40mg，1次/日
	埃索美拉唑	20mg，1次/日
胃黏膜保护药	硫糖铝	1g，4次/日
	米索前列醇	200μg，4次/日
	枸橼酸铋钾	120mg，4次/日
抗酸药	铝碳酸镁	1g，4次/日

2. 药物的选择

（1）活动期溃疡的治疗：①质子泵抑制药，由于抑酸作用强、疗效肯定、使用方便、安全性好，目前已作为活动期消化性溃疡治疗的首选药物。常用奥美拉唑每次

20mg，每日1次，2～4周为一疗程。②H_2受体拮抗剂，常用雷尼替丁0.15g，早晚各1次；法莫替丁20mg，早晚各1次，4～6周为一疗程。③胃黏膜保护剂，硫糖铝能与胃蛋白酶络合，抑制胃蛋白酶分解活性；与胃黏膜蛋白结合形成保护膜，且有制酸作用；促进黏膜再生，增强其抵抗力。每次4片，每日4次，饭后2h服用，6周为一疗程。三钾二枸橼酸胶体，为铋剂和蛋白结合而成的铋肽复合体，可附着于溃疡面促进愈合，同时还可抑制幽门螺杆菌的侵袭作用，促使胃黏膜合成前列腺素等发挥其治疗作用。有片剂和冲剂两种，每天4次，每次4片或1包，于饭后半小时及睡前口服，4～6周为一疗程。④根除Hp的治疗，当前推荐的治疗方案可分为两类，即以质子泵抑制剂、铋剂加用抗生素的三联疗法和以抑酸药为中心加用抗生素的联合疗法，疗程2周。前者可达85%左右的Hp根除率，但不良反应也较高，多达20%左右，症状控制亦较慢；后者多采用奥美拉唑、雷尼替丁、法莫替丁，联合应用氨苄西林、阿莫西林、利福布汀、克拉霉素、甲硝唑和左氧氟沙星等抗生素，使Hp的根除率提高至80%～90%，近年来，国内外推出的质子泵抑制剂、铋剂、甲硝唑加抗生素的四联疗法，对耐甲硝唑的Hp的消化道溃疡病更有效，国外报道有效率可提高至90%以上。

Hp根除推荐的治疗方案有一、二线方案。

一线方案：①PPI（标准剂量）+阿莫西林（1g）+克拉霉素（0.5g），一日2次，连续7d。②PPI（标准剂量）+甲硝唑（0.4g）+克拉霉素（0.5g），一日2次，连续7d。③PPI（标准剂量）+阿莫西林（1g）+呋喃唑酮（0.1g）/甲硝唑（0.4g），一日2次，连续7d。④铋剂（标准剂量）+呋喃唑酮（0.1g）+克拉霉素（0.5g），一日2次，连续7d。⑤铋剂（标准剂量）+甲硝唑（0.4g）+阿莫西林（0.5g），一日2次，连续14d。也可H_2受体阻断剂替代PPI（西咪替丁400mg、雷尼替丁150mg、法莫替丁20mg），但根除率可能会有所降低。

二线方案：①PPI（标准剂量）+铋剂（标准剂量）+甲硝唑（0.4g，一日3次）+四环素（0.75～1g），一日2次，连续7～14d。②PPI（标准剂量）+铋剂（标准剂量）+呋喃唑酮（0.1g）+四环素（0.75～1g），一日2次，连续7～14d。

（2）恢复期治疗：溃疡愈合后坚持H_2受体拮抗剂半量治疗，如雷尼替丁0.15克，每晚睡前服，可明显降低复发率。如果中途复发，可继续发作期治疗方法，仍有效。

知识拓展

有些药物会加重溃疡，严重者可引起胃出血、穿孔，甚至导致癌症的发生。因此溃疡病患者应慎用以下药物：

（1）解热镇痛药，如阿司匹林、消炎痛、保泰松、布洛芬、扑热息痛等会抑制前列腺素的合成，抑制血小板黏聚，损害胃黏膜屏障，引起胃黏膜损伤，有诱发和加重溃疡的作用。以阿司匹林、保泰松、消炎痛和炎痛喜康最为严重，布洛芬、萘普生次之，扑热息痛和非那西丁较轻。

（2）糖皮质激素类药物，如泼尼松、地塞米松等会刺激胃酸和胃蛋白酶的分泌，抑制胃黏液的分泌，抑制蛋白质的合成和促进蛋白质的分解，影响胃表皮细胞的生成。因此会加重溃疡或促使溃疡穿孔、出血，而且其所引起的穿孔或大出血常无先兆症状。而是突然发作。

（3）交感神经阻滞剂，如利血平、降压灵和胍乙啶会耗竭交感神经递质，使副交感神经活动占优势，从而促进胃酸分泌及增加胃肠蠕动，加重溃疡病情。

（4）抗生素，如多黏菌素B会诱发和促进溃疡。四环素类、大环内酯类（红霉素、乙醚螺旋霉素等）可刺激胃肠道，加重病情，应慎用。

（5）甲苯磺丁脲、培他啶可使胃酸分泌增多。氯化钾片口服后可在胃肠道局部形成高浓度而腐蚀胃黏膜，加重溃疡和出血。左旋多巴、苯妥英钠、奋乃静、速尿以及含酒类药物均可刺激胃黏膜加重溃疡。

目标检测

一、A型选择题

1. 与消化性溃疡发病有关的细菌是（　　）

   A. 大肠埃希菌　B. 克雷伯杆菌　C. 幽门螺杆菌

   D. 溶血性链球菌　E. 铜绿假单胞菌

2. 在消化性溃疡形成过程中起决定性作用的因素是（　　）

   A. 胃酸　B. 胃蛋白酶　C. 饮食不规则

   D. 精神因素　E. 遗传因素

3. 解热镇痛药参与消化性溃疡病形成的机制是影响了（　　）

   A. 黏液-HCO_3屏障的功能

   B. 黏膜的血运

   C. 前列腺素的合成

   D. 细胞的更新

   E. 表皮生长因子的产生

4. 治疗十二指肠溃疡病的药物疗程为（　　）

   A. 2～3周　B. 3～4周　C. 4～6周

   D. 5～7周　E. 6～8周

5. 下列治疗消化性溃疡的药物中，抑酸最强、疗效最佳的是（　　）

   A. 西咪替丁　B. 阿托品　C. 硫糖铝

   D. 奥美拉唑　E. 胶体次枸橼酸铋

6. 通过抑制H^+、K^+-ATP酶而用于治疗消化性溃疡的药物是（　　）

   A. 异丙嗪　B. 肾上腺皮质激素　C. 雷尼替丁

   D. 奥美拉唑　E. 苯海拉明

7. 初次诊断活动期十二指肠溃疡，下列治疗中最适合的是（　　）

A. 联合应用两种黏膜保护剂

B. 促动力剂+H_2受体拮抗剂

C. 质子泵抑制剂+黏膜保护剂

D. 质子泵抑制剂+两种抗生素

E. 抗酸剂

8. 关于消化性溃疡的治疗，正确的说法是（　　）

A. 需长期应用黏膜保护剂以降低溃疡复发率

B. 为降低复发率，需长期服用质子泵抑制剂

C. 只要内镜证实溃疡已经愈合，溃疡就不会复发

D. 根除幽门螺杆菌可以降低溃疡复发率

E. 有消化道出血的溃疡患者必须长期维持治疗

9. 溃疡病活动期患者不宜服用（　　）

A. 胶体铋　　B. 前列腺素制剂　　C. 痢特灵

D. 硫糖铝　　E. 布洛芬

10. 消化性溃疡合并出血时，下列止血治疗措施中最有效的是（　　）

A. 口服去甲肾上腺素盐水溶液

B. 口服凝血酶盐水溶液

C. 口服氢氧化铝凝胶

D. 静脉注射雷尼替丁

E. 静脉注射奥美拉唑

11. 下列哪种药物对Hp无治疗作用?

A. 呋喃唑酮　　B. 替硝唑　　C. 羟氨苄青霉素

D. 多潘立酮　　E. 胶体次枸橼酸铋

12. 男性，40岁。患胃溃疡2年，加重二月，服药治疗后腹痛缓解，但大便次数增加，为不成形黄软便。此副作用为下列何种药物所致：

A. 奥美拉唑　　B. 胶体次枸橼酸铋　　C. 硫糖铝

D. 前列腺素E_2　　E. 甲硝唑

13. 男性，55岁。有消化性溃疡史20年，其间多次复发，近一周来上腹痛、反酸，胃镜检查：十二指肠球部溃疡，幽门螺杆菌阳性，采用下列哪组治疗最有可能减少复发

A. 法莫替丁+吗丁啉+甲硝唑

B. 硫糖铝+胃复安+雷尼替丁

C. 三钾二橼络合铋+甲硝唑+奥美拉唑

D. 甲氰咪胍+呋喃唑酮

E. 奥美拉唑+吗丁啉

14. 女性，38岁，反复上腹痛伴反酸10多年，近来疼痛加剧，服抗酸药等不能缓解。近1周来上腹痛伴呕吐，呕吐量有时较大，呕吐物带有发酵味，查体：上腹部压痛，有振水音。诊断为十二指肠溃疡伴幽门梗阻，以下哪项治疗是错误的（　　）

A. 奥美拉唑　　B. 西咪替丁　　C. 硫糖铝
D. 山莨菪碱　　E. 胶态次枸橼酸铋

二、B型选择题

[1～2]

A. 腹痛出现无明显规律
B. 空腹时腹痛，进餐后缓解
C. 进油腻饮食后出现腹痛
D. 进餐后腹痛，至下一餐前缓解
E. 精神紧张时出现腹痛

1. 典型的十二指肠溃疡腹痛特点是（　　）
2. 典型的胃溃疡疼痛特点是（　　）

[3～5]

A. 氢氧化铝凝胶　　B. 硫酸镁　　C. 西咪替丁
D. 奥美拉唑　　E. 枸橼酸铋钾

3. 能强烈抑制胃酸分泌又能提高抗生素对幽门螺杆菌疗效的药物是（　　）
4. 口服可以导泻的药物是（　　）
5. 不用于胃溃疡治疗的药物是（　　）

三、X型选择题

1. 根除幽门螺杆菌感染联合用药治疗方案中包括以下哪三种药物（　　）
A. 奥美拉唑　　B. 阿莫西林　　C. 雷尼替丁
D. 甲硝唑　　E. 硫糖铝
2. 消化性溃疡病的常见并发症有（　　）
A. 出血　　B. 穿孔　　C. 幽门梗阻
D. 栓塞　　E. 癌变

（参考答案：A型选择题1.C　2.A　3.C　4.C　5.D　6.D　7.E　8.D　9.E　10.A
11．D　12．B　13．C　14．D
B型选择题1.B　2.D　3.D　4.B　5.B
X型选择题1.ABD　2.ABCE）

（凌广略）

专业技能训练八

消化性溃疡的用药指导能力提升

一、消化性溃疡的用药指导要点

1. 常用口服铁剂药

抗酸药：铝碳酸镁片（威地美）、复方氢氧化铝片（胃舒平）、维U颠茄铝分散片（斯达舒分散片）、胃得乐、乐得胃。

抑酸药：奥美拉唑、雷尼替丁。

胃黏膜保护药：枸橼酸铋钾、硫糖铝。

抗幽门螺杆菌药物：阿莫西林、甲硝唑、克拉霉素。

促胃动力药：多潘立酮（吗丁啉）。

2. 说明用药理由

抗酸药可中和胃内过多的胃酸，缓解溃疡症状；抑酸药可抑制胃酸分泌，阻止溃疡的发生；胃黏膜保护药可在胃内形成保护层，使胃黏膜免受胃酸及胃蛋白酶的刺激和腐蚀，利于溃疡的修复与愈合。因消化性溃疡与幽门螺杆菌密切相关，故杀灭该细菌是根治消化性溃疡的必要手段，故可选用上述抗菌药联合应用。

3. 用法用量指导

详见表3-14。

4. 用药注意指导

（1）服用含镁的抗酸药制剂可出现轻度腹泻；抗酸药应避免与乳制品同时服用，如与H_2受体阻断药同用，应间隔1小时以上。胃舒平宜饭前半小时或胃痛发作时嚼碎后服用；服用斯达舒可出现口干、便秘、心悸、视力模糊、眼压升高，故青光眼、前列腺肥大禁用。

（2）奥美拉唑可有头晕，尤其是服药初期应嘱患者避免开车及高度集中注意力的工作，常于清晨顿服。长期服用应定期作胃镜检查，观察有否胃黏膜增生。孕妇、乳母和婴幼儿禁用。

（3）服用胃得乐可出现大便黑色，系正常情况，患者不用担心。

（4）服用雷尼替丁约3%患儿有皮疹、头痛、头晕。8岁以下小儿禁用。

（5）枸橼酸铋钾应饭前服用，偶有恶心、呕吐、便秘、腹泻、黑便，可使舌黑染，停药后可消失。硫糖铝对严重的十二指肠溃疡无效；用药前不用抗酸药。宜在餐前1小时和睡前嚼碎后服用

（6）阿莫西林应用前询问过敏史；甲硝唑可出现胃肠道反应，故应饭后服用。

（7）多潘立酮推荐餐前15～30min口服。

二、消化性溃疡用药咨询训练

【实训目的】

1. 保证患者用药安全、有效、经济、适当、方便。
2. 能解答消化性溃疡患者提出的用药咨询。

【实训条件】

模拟药房、用药咨询台、病例、治疗消化性溃疡的常用药物。

【实训内容】

1. 接待病人的礼仪训练。
2. 耐心倾听患者提出的问题。
3. 了解病人目前的病情及用药情况。
4. 针对病人提出的关于药物的问题作解释。

【实训步骤】

1. 基本病例

患者，女性，26岁，间断上腹疼痛3年，进食后缓解，冬春季多发。查HP阳性。医生考虑消化性溃疡，予以：①斯达舒+奥美拉唑+克拉霉素治疗；②甲硝唑＋枸橼酸铋钾；③阿莫西林＋奥美拉唑+克拉霉素；④阿莫西林+奥美拉唑+甲硝唑威地美+雷尼替丁。

2. 模拟用药咨询练习

以团队为训练单位，每2人一组进行练习，分别模拟药师和患者。要求：准备上述病例中的任意一组药物，先拟出患者可能就疾病和用药提出询问的问题（书面完成），并进行相关咨询练习，“药师”就患者提出的问题进行回答练习。

3. 教师在实训药房内进行检测

以小组为单位进入实训药房，选派2名同学代表小组模拟表演。其他同学注意观看，完毕后可提出补充。

4. 教师点评。

【实训思考】

用药咨询中药师会遇到一些患者对于药物、费用等不理解的问题，应如何解释？

（刘晓颖）

任务九　急性胃肠炎的用药指导

学习目标

了解急性胃肠炎的病因及临床特征；熟悉急性胃肠炎的治疗原则和治疗药物；学会急性胃肠炎治疗药物的选用，提升用药指导能力。

一、概述

急性胃肠炎是最常见的消化道疾病，是胃肠黏膜的急性炎症。病理上呈胃、肠（小肠为主）的急性弥漫性黏膜的炎症，有充血、水肿、糜烂、出血等改变，甚至一过性浅表溃疡形成。多由饮食不当所致，好发于夏秋季节。常因进食被病原微生物或其毒素污染的食物、大量饮酒、未煮熟的食物、冷热刺激性食物或暴饮暴食或服入某些药物等引起发病。

相关链接

节日期间，很多家庭的生活规律被彻底打乱，打牌、游玩、走亲访友成了日常最主要的工作，吃饭也变得没有规律，甚至会出现饥、饱、冷、热不均的现象，使胃肠功能遇到严重削弱，如果再进食不洁饮食，便极易引起急性胃肠炎。

很多人聚餐时,会同时引用碳酸饮料和酒。却不知二者同饮,会加强对胃黏膜的刺激,减少胃酸及消化酶的分泌,导致急性胃肠炎、胃溃疡。此外,还会加强酒精对中枢神经的伤害,致使血压升高,有可能发生心脑血管疾病。

二、临床特征

（一）急性肠胃炎的症状

该病特点是发病急，常在进食污染食物后2～24h发病。出现呕吐、腹痛、腹泻。

病人多是恶心、呕吐在先，接着出现腹泻，不伴有里急后重，可伴腹痛，腹泻每日从3～5次甚至数十次不等，粪便初为糊状，逐渐变为黄色水样，几乎无臭味，有的带有泡沫及少量黏液，一般肉眼看不到脓血。因细菌及毒素的作用，可有不同程度的畏寒、发热、头晕、头痛及全身无力等症状。

（二）急性肠胃炎的体征

体检腹部柔软，有触痛，肠鸣音亢进。重症者由于剧烈呕吐及腹泻，可出口渴、尿少、眼眶下陷、四肢发冷、皮肤弹性减低、小腿肌肉痉挛等脱水症状。也可引起低钠、低钾、低氯或酸中毒，更严重者还可进一步引起血压下降、脉搏细数以致休克。

三、治疗原则及药物选用

（一）治疗原则

1. 一般治疗原则

注意卧床休息，进清淡流质饮食，必要时需禁食，时间为6 ~ 24小时。应进行口服补液以防脱水。对严重脱水患者，则需要静脉补充液体及电解质。

2. 药物治疗原则

以补液治疗为主，适当选用镇吐、解痉止痛、止泻等对症治疗药物，对伴有高热等感染症状的患者，合理选用抗生素短期应用，出现休克者积极抗休克治疗。

（二）治疗药物分类及代表药

常用治疗药物包括：①对症治疗药物如甲氧氯普胺，主要作用在上消化道，提高静息状态胃肠道括约肌的张力，阻滞胃-食管反流，加强胃和食管蠕动，并增强镇吐效应；双八面体蒙脱石，能与黏液蛋白结合，保护肠黏膜，对病毒、细菌和细菌毒素有极强的吸附、抑制和固定作用，具有显著的止泻作用；阿托品、山莨菪碱具有明显的外周抗胆碱作用，使乙酰胆碱所引起痉挛的平滑肌松弛，选择性缓解胃肠道、胆道痉挛及抑制蠕动，并解除血管（尤其是微血管）痉挛，改善微循环；洛哌丁胺，通过延迟肠内容物转运时间、肠内容物吸收而缓解腹泻症状。②抗菌药物如氧氟沙星，为氟喹诺酮类广谱抗菌药，尤其对需氧革兰阴性杆菌的抗菌活性高，它通过抑制细菌DNA的合成而导致细菌死亡，在体外对多重耐药菌亦具有抗菌活性；氨苄西林为广谱半合成青霉素，通过抑制细菌细胞壁合成发挥杀菌作用；红霉素为大环内酯类抗生素，属于抑菌药，抑制细菌蛋白质合成，但在高浓度时对某些细菌也具有杀菌作用；头孢噻肟，为第三代头孢菌素，抗菌谱广，主要与细菌细胞膜上的PBPs结合，使转肽酶酰化抑制细胞壁的合成，使细胞分裂和生长受到抑制。毒性小，适用于儿童、孕妇及哺乳期妇女。常用的止泻药及其剂量见表3-15。

表3-15 常用药物及其用法用量

药物分类	常见药物	常规治疗剂量
胃肠动力药（止吐）	甲氧氯普胺（胃复安、灭吐灵）	5 ~ 10mg，3次/日
解痉药	硫酸阿托品	0.3 ~ 0.6mg，3次/日，极量每次1mg，3mg/日
	消旋山莨菪碱（654-2）	5 ~ 10mg，3次/日
收敛、吸附、保护黏膜药	双八面体蒙脱石（思密达）	3g,3次/日
	碱式碳酸铋	0.3 ~ 0.9g,3次/日
	氢氧化铝凝胶	10 ~ 20ml,3 ~ 4次/日

续表

药物分类	常见药物	常规治疗剂量
减少肠蠕动药	药用炭（活性炭）	1.5～4g,2～3次/日
	鞣酸蛋白	1～2g,3次/日
	复方樟脑酊	2～5ml,3次/日
	地芬诺酯	2～5mg,3次/日
	洛哌丁胺（苯乙哌胺）	4mg,3次/日
抑制肠道过度分泌药	消旋卡多曲（杜拉宝）	100mg,3次/日
抗菌药物	盐酸小檗碱（黄连素）	1.5mg次/kg，3次/日单日总剂量不超过6mg/kg，连续服用不得超过7天
	氧氟沙星	0.1～0.3g，3次/日
	氨苄西林	0.2g，2次/日
	头孢噻肟（头孢氨噻肟，头孢泰克松）	0.5～1g，4次/日

（三）治疗药物的选用

1. 对症治疗

呕吐频繁者可肌内注射甲氧氯普胺10mg；腹痛者可局部热敷或使用解痉药，如阿托品0.5mg,皮下注射，可使呕吐、腹痛及腹泻迅速停止，如不奏效，可于半小时后再用，或肌内注射山莨菪碱10mg。如急性呕吐、腹痛已经停止，仍需口服颠茄合剂10ml，或丙胺太林15～30mg，3次/d。腹泻者给予抑制胃肠蠕动的止泻药，如双八面体蒙脱石0.3g，3次/日，或洛哌丁胺，成人首次4mg，以后每腹泻一次再服2mg，直至腹泻停止或每日用量达16～20mg，连续5d，若无效则停服。

急性胃炎者予以制酸保护胃黏膜药，使用H_2受体阻断药（替尼替丁、法莫替丁）及胃黏膜保护药（硫糖铝、枸橼酸铋钾）。

2. 抗生素

由细菌引起的急性胃肠炎，应针对病情选用抗生素治疗。如盐酸小檗碱0.3g，3次/d；氧氟沙星0.3g，2次/d，口服，或0.2g每8～12h静脉滴注。对病情严重、怀疑有败血症的婴儿，静脉应用第三代头孢菌素。

3. 纠正水电解质紊乱

因呕吐、腹泻导致失水及电解质紊时，可予口服补液，重者则静脉输液，液体输入量根据病情决定，一般每日可输入1000～3000ml,其中生理盐水或5%的葡萄糖盐水需1500ml,其余可补入葡萄糖液；对血压下降的患者，应早期补充循环血量的不足，输液后仍不能使血压正常者，可在液体中加入升压药；若有酸中毒，应给予碱性药物；对不能进食而尿量正常的患者，注意补充氯化钾。

课堂互动

患女，25岁，上腹疼痛、恶心、呕吐伴腹泻3天就诊。自诉3天前因吃过夜剩饭菜后，半夜发生上腹疼痛不适，伴持续恶心、呕吐，吐后腹痛稍减。泻水样便，无黏液和脓血，34次/日，无畏寒、发热。假如你是营业员应如何指导患者选择合适的药物?

目标检测

一、A型选择题

1. 下列哪项是最常见的消化系统疾病（　　）
   A. 消化性溃疡　B. 胃出血　C. 胃癌
   D. 反流性食管炎　E. 急性胃肠炎
2. 急性胃肠炎常因为（　　）
   A. 吃被腐蚀的食物　B. 吸烟　C. 饮酒过度
   D. 遗传　E. 食用含脂肪酸过多的食品
3. 下列关于急性胃肠炎的治疗不正确的是（　　）
   A. 止腹痛　B. 止泻　C. 止吐
   D. 补液　E. 抑制胃酸分泌

二、X型选择题

1. 急性胃肠炎的临床表现包括（　　）
   A. 剧烈腹泻　B. 发热　C. 频繁呕吐
   D. 脱水　E. 腹痛
2. 下列哪些药物可以用来治疗急性肠胃炎（　　）
   A. 甲氧氯普胺　B. 山莨菪碱　C. 氨苄西林
   D. 洛哌丁胺　E. 双八面体蒙脱石

（参考答案：A型选择题1.E　2.A　3.E
X型选择题1.ABCDE　2.ABCDE）

（夏瀛）

专业技能训练九

急性胃肠炎的用药指导能力提升

一、用药指导要点

1. 常用代表药物

甲氧氯普胺、阿托品、双八面蒙脱石、盐酸小檗碱、氧氟沙星。

2. 主要作用

（1）甲氧氯普胺又名胃复安，属胃动力药，具有镇吐作用，对胃胀气、消化不良、嗳气、恶心、呕吐有较好疗效。

（2）阿托品有解痉作用，可缓解腹痛。

（3）双八面体蒙脱石能保护肠黏膜，具有显著的止泻作用。

（4）盐酸小檗碱属抗感染植物制剂，对敏感菌所致的胃肠炎效果较好，只能口服，针剂已停用。

（5）氧氟沙星可用于肠道细菌感染。

3. 用法用量

详见表3-15。

4. 用药注意

（1）甲氧氯普胺饭前半小时服用。对普鲁卡因过敏者禁用。

（2）阿托品口服后若出现口干、面色潮红、视力模糊等，一般对患者无明显影响，若心率过快，可去医院就诊。青光眼患者禁用。

（3）双八面蒙脱石治疗急性腹泻首剂加倍，宜饭前服用，将本品溶入半杯温水中送服。

（4）氧氟沙星哺乳期妇女、孕妇、幼儿禁用。

（5）止泻药不能用于感染性腹泻或可疑感染性腹泻的患者。

（6）对新生儿胃肠炎不使用抗肠蠕动或止泻药。

二、用药指导实训

【实训目的】

1. 熟悉急性胃肠炎的主要临床特征。
2. 能为患者推荐治疗药物并进行合理用药指导。

【实训条件】

实训药房及相关治疗药物。

【实训内容】

1. 模拟问病练习。

2. 推荐药物（模拟药房内取药）。

3. 合理用药指导。

【实训步骤】

1. 观看急性肠胃炎的模拟问病荐药录像。

2. 分组进行模拟问病练习：每2人一小组，分别交替扮演患者和药师，进行模拟训练。

3. 重点对所推荐的药物进行介绍和用药指导。

4. 教师在模拟药房内进行小组检测，任选两位同学进行情景表演，完毕后先由同学补充，再由教师点评。

【实训思考】

假设在社会药房，工作人员为腹泻患者常规推荐止泻药，对否?

（刘晓颖）

任务十　缺铁性贫血的用药指导

学习目标

了解缺铁性贫血的含义，熟悉缺铁性贫血的临床表现，掌握缺铁性贫血的治疗原则和药物选择，学会指导病人合理应用治疗缺铁性贫血的药物，提升用药指导能力。

一、概述

贫血是指循环血液中红细胞数量或血红蛋白量低于正常。国内诊断贫血的标准一般为：成年男性血红蛋白＜120g/L，红细胞数＜4.5×10^{12}/L；成年女性血红蛋白＜110g/L，红细胞＜4.0×10^{12}/L；孕妇血红蛋白＜100g/L。按红细胞形态学分为大细胞性贫血（如巨幼红细胞性贫血）、正常细胞性贫血（如再生障碍性贫血）和小细胞性低色素性贫血（如缺铁性贫血）。其中缺铁性贫血是由体内铁元素缺乏，影响血红蛋白的形成而引起。

缺铁性贫血是世界上最常见的贫血，全世界6亿～7亿人患有缺铁性贫血，在发展中国家发病率较高。

课堂互动

引起缺铁性贫血的原因有哪些?

二、临床特征

缺铁性贫血一般表现为面色苍白、乏力、头晕、头痛、耳鸣、指甲变薄、反甲、皮肤干燥、毛发脱落、舌乳头萎缩等；心血管系统症状有心悸、气短、心脏扩大和缺血性心脏病等；消化系统症状有食欲减退、消化不良、便稀或便秘等；神经系统症状有神经炎、神经痛，病人可发生行为异常，如异食癖等。

辅助检查包括①查血象，呈典型的小细胞低色素贫血（MCV<80fl，MCH<26pg，MCHC<0.32）。网织红细胞计数正常或轻度增加，白细胞计数多在正常范围，血小板计数正常或增加。②查骨髓象，红系造血呈轻或中度活跃，以中晚幼红细胞增生为主。幼红细胞体积小且外形不规则，核染色质致密，胞浆少。骨髓铁染色细胞内外铁均减少，尤以细胞外铁为明显，是诊断缺铁性贫血的可靠指标。③血清铁、血清总铁结合力和血清饱和度，血清铁<8.95μmol/L（500μg/L），总铁结合力>64.44μmol/L（360μg/L），但也可正常，运铁蛋白饱和度<15%。

根据典型病史，应考虑贫血，根据血常规化验结果可作出明确诊断。

三、治疗原则及药物选择

（一）治疗原则

一般治疗原则：查明贫血病因，根据不同病因采用不同手段治疗，如改善饮食，调理月经，抗溃疡等。经有效的病因治疗后，补充铁剂即可纠正贫血。

口服补充铁剂为治疗缺铁性贫血的主要措施，其目的在于恢复血红蛋白和补充储存铁，但贫血病因查明之前不用铁剂或其他补血药物治疗，以免干扰诊断。贫血患者血象恢复正常后，铁剂还需继续服用3~6个月，以补足铁储备量。

（二）药物选择

1. 药物的分类

（1）口服铁剂：口服铁剂有无机铁和有机铁两类。无机铁包括硫酸亚铁等，有机铁包括右旋糖酐铁、葡萄糖酸亚铁、山梨醇铁、富马酸亚铁和琥珀酸亚铁等。口服铁剂可引起胃肠道反应，如恶心、呕吐、腹痛、腹泻等。

（2）注射铁剂：注射铁剂包括右旋糖酐铁及山梨醇铁。仅用于不能口服铁剂的患者，副作用较多且严重。

常用铁制剂见表3-16。

表3-16　各种铁制剂及其用量

药物	含铁量	剂量
硫酸亚铁	20%	预防量一日0.3g；治疗量一次0.3%，儿童一次50~100mg，一日3次
乳酸亚铁	19%	一次10~20ml，一日3次
葡萄糖酸亚铁	12%	成人一次0.4~0.6g，儿童一次0.1g，一日3次
富马酸亚铁	32.9%	成人一次0.2~0.4g，儿童0.05~0.2g，一日3次
右旋糖酐铁	27%~30%	成人一次25mg，一日3次
琥珀酸亚铁	35.5%	预防量一日100mg，妊娠妇女一日200mg，儿童一日30~60mg，治疗量一日0.2~0.4g，儿童一日0.1~0.2g
蛋白琥珀酸亚铁	5%	成人一日10~30ml，儿童1.5ml/kg，分2次餐前服用

案例分析

患者，女，37岁，胃区常隐痛3年，与饮食有关，间有黑便。检查:血红蛋白75g/L，红细胞3.1×10^{12}/L，白细胞5.9×10^{9}/L /L。

分析：请给出最可能的诊断，并为此患者制定相应的药物治疗方案。

2. 药物的选择

（1）首选口服铁剂：口服铁剂安全且疗效可靠，用作首选。每日剂量应含元素铁150~200mg，分2~3次口服。餐后服用可减轻胃肠道反应。饮茶影响铁的吸收，故不宜同服。维生素C促进铁的吸收，可配伍应用。服用铁剂后患者外周血中网织红细胞计数开始上升，7～10d达高峰；血红蛋白多在治疗2周后开始升高，1～2个月恢复正常；在血红蛋白恢复正常后，仍应继续服用铁剂3～6个月，以补充机体铁储备，防止复发。

（2）在下列情况下使用注射铁剂：①不能耐受口服铁剂；②原有消化道疾病，口服铁剂加重病情，如溃疡性结肠炎，胃、十二指肠溃疡等；③消化道吸收障碍，如胃大部分切除术后、慢性腹泻；④需迅速获得疗效者，如晚期妊娠、择期手术；⑤因治疗不能维持平衡，如血液透析。

注射铁剂治疗前应计算总剂量，计算公式为补铁总剂量（mg）=[需要达到的血红蛋白浓度－患者血红蛋白]×患者体重（kg）× 0.33。常用注射铁剂有右旋糖酐铁，首次剂量50mg，以后每日或隔日100mg，直至总剂量。

知识拓展

铁剂与药物、食物的相互作用

抗酸药可使铁剂沉淀，妨碍其吸收；四环素、消胆胺可与铁剂形成络合物，影响其吸收；牛奶、蛋类、钙剂、磷酸盐、草酸盐等可抑制铁剂的吸收；茶和咖啡中的鞣质与铁形成不被吸收的盐，妨碍其吸收；但肉类、果糖、氨基酸、脂肪可促进铁剂的吸收；维生素C可促进铁剂的吸收。

目标检测

一、A型选择题

1. 贫血是循环血液中（　　）
   A. 红细胞数低于正常
   B. 白细胞数低于正常
   C. 红细胞数及血红蛋白量低于正常
   D. 血小板数低于正常
   E. 循环血量较正常者减少
2. 治疗缺铁性贫血的主要目的是（　　）
   A. 血红蛋白恢复正常　　B. 血清铁水平恢复正常
   C. 补足贮存铁　　D. 红细胞数恢复正常
   E. 血清铁和总铁结合力均恢复正常
3. 铁制剂治疗缺铁性贫血，其疗效指标最早出现的是（　　）
   A. 血红蛋白上升　　B. 红细胞数上升
   C. 红细胞体积上升　　D. 红细胞直径增大
   E. 网织红细胞数上升
4. 铁制剂与下列哪种物质同服能促进吸收（　　）

A. 维生素C　　B. 四环素　　C. 浓茶
D. 氢氧化铝凝胶　　E. 牛奶或豆浆

二、X型选择题

1. 下列哪种因素可阻碍铁剂吸收（　　）
A. 浓茶　　B. 稀盐酸　　C. 四环素
D. 维生素C　　E. 碳酸氢钠

2. 铁制剂可用于下列哪些原因引起的贫血（　　）
A. 机体需要量增加（妊娠、儿童生长发育期）
B. 内因子缺乏
C. 慢性失血
D. 由于造血功能减退
E. 萎缩性胃炎

（参考答案：A型选择题1.C　2.C　3.E　4.A
X型选择题1.ACE　2.ACE）

（蒋红艳）

专业技能训练十

缺铁性贫血的用药指导能力提升

一、缺铁性贫血的用药指导要点

1. 常用口服铁剂

硫酸亚铁、乳酸亚铁、富马酸亚铁、葡萄糖酸亚铁

2. 说明用药理由

铁是制造红细胞中血红蛋白的主要原料，故缺铁性贫血补充铁剂是关键。

3. 用法用量指导

详见表3-16。

4. 用药注意

（1）铁剂最好在饭后服用，以减少胃肠道反应。

（2）铁剂不宜与牛奶、钙剂、浓茶同服，因牛奶中的磷、钙剂、茶中的鞣酸均可使铁剂沉淀，影响铁的吸收。

（3）可同服维生素C，促进铁的吸收。

（4）服用铁剂应遵医嘱，不可擅自加大剂量，过量可中毒，出现恶心、呕吐，重者昏迷，胃肠道出血。故糖浆制剂应放在小儿不易拿到的地方。

（5）定期检查血象和血清铁水平；消化性溃疡患者慎用。

二、缺铁性贫血的用药指导实训

【实训目的】

1. 熟悉缺铁性贫血的表现。
2. 学会为典型缺铁性贫血的患者进行用药指导。

【实训条件】

模拟药房。

【实训内容】

说出贫血的标准；指导贫血患者正确服用铁剂；指导患者复查贫血指标。

【实训步骤】

1. 病例：患者女性，42岁，头晕、乏力、面色苍白2年。

以典型小病例为主线，讨论并设计模拟社会药房问病荐药情景。写出书面案例，可在上述病例基础上修改，也可以自已设计典型病例。

2. 两人一对进行问病及用药指导练习：学生分别模拟药学人员和病人，详细

询问病情，给出最可能的诊断、推荐药物；介绍所推荐的药物。并进行合理用药指导。

3. 教师一对一检测：每位学生以教师为模拟病人，进行用药指导介绍，重点是铁剂的应用注意事项。

4. 教师点评。

【实训思考】

铁剂应用的注意事项。

（刘晓颖）

任务十一　泌尿道感染的用药指导

学习目标

了解泌尿道感染的病因及临床特征；熟悉泌尿道感染的治疗原则；掌握泌尿道感染的治疗药物选用；提升对泌尿道感染患者的用药指导能力。

一、概述

泌尿道感染可分为上泌尿道感染（主要是肾盂肾炎）和下尿路感染（主要是膀胱炎）。泌尿道感染是由细菌等微生物引起的泌尿系统急慢性炎症反应，女性居多，其中已婚妇女、孕妇和老年人发病率高。病原体主要是细菌，其他常见的有真菌、衣原体、支原体、病毒以及结核杆菌、滴虫等。本节介绍细菌引起的泌尿道感染。

最常见的致病菌是大肠埃希菌，占70%，其他依次是变形杆菌、克雷伯菌、产气杆菌、沙雷杆菌、产碱杆菌、粪链球菌、铜绿假单胞菌和葡萄球菌。致病菌常为一种，但在某些情况下可见多种细菌混合感染。厌氧菌感染罕见。感染途径通常是由上行感染引起的，占泌尿道感染的95%。尿路有复杂情况而致尿流不畅，是最主要的易感因素，其感染的发生率较正常者高12倍，常见于尿路有器质性梗阻或功能性梗阻、尿路有异物存在，或有肾实质病变等，有这种情况的感染称为复杂性尿路感染。

相关链接

老年人由于自身免疫力下降及内分泌的失调，极易引起下泌尿道感染。老年人患下泌尿道感染有以下几种因素：

1. 细菌侵入

任何细菌侵入尿路都可以引起尿路感染，其中大肠埃希菌是常见的致病菌。

2. 抵抗力下降

老年人自身免疫功能减退，抗病能力下降，容易诱发细菌入侵而发病。

3. 疾病所致

某些老年病如糖尿病、高血压等易诱发下泌尿道感染。

4. 尿道梗阻

泌尿系结石或泌尿生殖系肿瘤易引起尿道梗阻而诱发下泌尿道感染。

5. 其他因素

如尿路器械检查（导尿术等）、性生活过度、男性前列腺炎、女性妇科炎症均是引起尿路感染的常见诱因。

二、临床特征

（1）急性膀胱炎：占泌尿道感染的60%。主要表现为尿频、尿急、尿痛、排尿不畅、下腹不适等，一般无全身感染症状。其致病菌多为大肠埃希菌，约占75%。

（2）急性肾盂肾炎：急性起病，可有或无尿频、尿急、尿痛，常有腰痛和全身感染症状如寒战、发热及血白细胞计数升高等。致病菌多为大肠埃希菌，其他较常见的是变形杆菌、克雷伯菌。

（3）无症状性细菌尿：致病多为大肠埃希菌。

（4）慢性肾盂肾炎：多有急性肾盂肾炎病史及反复发作迁延不愈经过，尿路感染表现不明显，可有乏力、发热等全身表现。反复发作、病情迁延可合并肾小管功能损害，出现夜尿增多，低渗、低比重尿等。

实验室检查：①尿常规检查可见尿沉渣内白细胞数增加，发现白细胞管型见于肾盂肾炎。②尿细菌定量培养，尿含菌量≥10^5/ml。③尿沉渣镜检细菌，平均每个高倍视野≥20个细菌。④亚硝酸盐试验阳性。

三、治疗原则及药物选用

（一）治疗原则

1. 一般治疗原则

（1）多饮水、勤排尿，注意会阴部的清洁卫生。

（2）避免使用尿路器械，尽可能除去结石、梗阻等易感因素。

（3）治疗原发病，提高机体免疫力。

（4）在未使用抗生素之前，先做尿细菌培养及药敏试验。

（5）做好泌尿道感染的定位诊断，治疗方案的选择不同，疗程亦不同。

（6）临床症状的缓解，并不意味着细菌学治愈。

（7）抗菌治疗无效的患者，应进行全面的泌尿系统检查，发现是否有尿路畸形或功能异常，及时处理。

2. 药物治疗原则

（1）根据药敏试验的结果选择敏感的抗生素。

（2）由于引起泌尿道感染的细菌多为革兰阴性杆菌，在未有药敏试验结果之前，应选用革兰阴性杆菌有效的抗生素。

（3）选用肾脏毒性小、尿中浓度高的药物，肾盂肾炎时选用血中和尿中浓度均高的药物。

（4）杀菌药效果好于抑菌药。

（5）急性单纯性下尿路感染初发患者，可口服毒性小、价格低的抗生素，小剂量短疗程用药。

（6）重症肾盂肾炎、慢性肾盂肾炎、复杂性尿路感染、混合感染及出现耐药菌株时，可联合用药，应注射给药，疗程长。

（7）在使用抗生素的过程中应注意调节尿液的酸碱度，以增强药物的疗效。

（二）治疗药物的分类及代表药

常用药物包括：①β－内酰胺类抗生素，为繁殖期杀菌药。②氨基苷类抗生素，为静止期杀菌药。③喹诺酮类，为杀菌药。④磺胺药和甲氧苄啶（TMP），为慢效抑菌药，二者合用时使细菌叶酸代谢受到双重阻断，可使疗效增强数十倍，呈现杀菌作用（表3–17）。

表3–17　治疗泌尿道感染的常用药物分类及代表药

药物分类	常见药物	常规治疗剂量
β－内酰胺类抗生素	哌拉西林	3mg，6小时/次
	氨苄西林	0.5～1g，4次/d
	阿莫西林	0.5g，8小时/次，一日剂量不超过4g，孕妇减半
	头孢拉定	0.25g，4次/d
	头孢曲松	1g，12h/次
氨基糖苷类抗生素	头孢哌酮	2g，8h/次
喹诺酮类抗生素	庆大霉素	1mg/kg，8h/次
	氧氟沙星	0.2g，2次/d
	环丙沙星	0.25g，2次/d

（三）治疗药物的选用

1. 急性膀胱炎的治疗

初诊患者，可用3天疗法，约90%可治愈。给予口服氧氟沙星0.2g，2次/d；或环丙沙星0.25g，2次/d；或复方磺胺甲噁唑1.0g，2次/d。疗程完毕后一周复查尿细菌定量培养。

2. 急性肾盂肾炎的治疗

（1）轻型急性肾盂肾炎：宜口服有效抗生素14d，常用药物同3天疗法用药，首选喹诺酮类。若72h未显效应按药敏更改抗生素。

（2）较严重的急性肾盂肾炎：全身中毒症状较明显者，以静脉输注抗生素。如环丙沙星0.25g，每12h1次；或氧氟沙星0.2g，每12h1次；或庆大霉素1mg/kg，每8h1次；必要时可加用头孢噻肟2g，每8h1次。也可根据药敏试验结果选择敏感抗生素。待退烧72h后，可改为口服，完成2周疗程。

3. 慢性肾盂肾炎的治疗

慢性肾盂肾炎往往有泌尿系统畸形或存在其他诱发因素，故治疗首先是去除诱因、矫正畸形。应根据肾功能调节抗生素剂量，根据药敏结果选择抗生素，但疗程相对较长，一般为2～4周或更长。在治疗结束后的头两个月，每月复查尿常规和尿细菌培养。

系统治疗后仍反复发作者，可采用低剂量（敏感药物治疗剂量的1/3～1/2）抑菌疗法。于每晚睡前服用。并定期行尿培养和药敏试验，防止产生耐药菌。

4. 妊娠期尿路感染的治疗

应选用毒性较小的抗生素，如半合成广谱青霉素类（阿莫西林、氨苄西林）和头孢菌素类。四环素类、氯霉素、喹诺酮类不宜用。复方磺胺甲噁唑、氨基苷类慎用。孕妇急性膀胱炎可用阿莫西林0.25g口服，每8h1次，和头孢拉定0.25g，4次/d。孕妇急性肾盂肾炎可静滴阿莫西林或第三代头孢菌素。

5. 男性泌尿道感染的治疗

男性50岁后，由于前列腺增生，易发生泌尿道感染，可用环丙沙星，疗程14天。50岁以前男性泌尿道感染少见，常伴有慢性细菌性前列腺炎，可用环丙沙星或复方磺胺甲噁唑治疗12～18周。

课堂互动

患女，40岁，因发热、腰疼，尿频、尿急尿痛，尿常规显示蛋白尿+、尿白细胞++，以“肾盂肾炎”给予抗感染治疗6周，病情好转但常复发，后经静脉肾盂造影发现泌尿系结石。

请讨论患者病情好转后为何还常复发?

目标检测

一、A型选择题

1. 泌尿道感染的途径主要是（　　）

A. 血行感染　B. 上行感染　C. 下行感染
D. 淋巴感染　E. 周围组织感染蔓延而来

2. 急性膀胱炎的表现不包括（　　）

A. 尿频、尿急、尿痛　B. 排尿不畅、下腹不适
C. 尿含菌量增高　D. 管型尿、发热、腰痛
E. 以上均不正确

3. 急性膀胱炎最主要的致病菌是（　　）

A. 真菌　B. 葡萄球菌　C. 大肠埃希菌
D. 铜绿假单胞菌　E. 克雷伯菌

二、B型选择题

A. 真菌　B. 葡萄球菌　C. 大肠埃希菌
D. 铜绿假单胞菌　E. 克雷伯菌

1. 上泌尿道和下泌尿道感染共有的主要致病菌是（　　）

A. 尿频、尿急、尿痛　B. 腰疼　C. 乏力

D. 反复发作　　　　　　E. 夜尿增多，低渗、低比重尿

2. 上泌尿道感染的主要症状是（　　）

3. 急性肾盂肾炎的常见症状是（　　）

三、X型选择题（　　）

1. 泌尿道感染的一般治疗原则

A. 多饮水、勤排尿，注意会阴部的清洁卫生

B. 避免使用尿路器械，尽可能除去结石、梗阻等易感因素

C. 在未使用抗生素之前，先做尿细菌培养及药敏试验

D. 做好泌尿道感染的定位诊断，治疗方案的选择不同，疗程亦不同

E. 临床症状的缓解，并不意味着细菌学治愈

2. 治疗泌尿道感染的常用药物有（　　）

A. β-内酰胺类抗生素

B. 氨基苷类抗生素

C. 喹诺酮类

D. 磺胺药和甲氧苄啶（TMP）

E. 四环素和氯霉素

（参考答案：A型选择题1.B　2.D　3.C

B型选择题1.C　2.A　3.B

X型选择题1.ABCDE　2.ABCDE）

（夏瀛）

专业技能训练十一

泌尿道感染的用药指导能力提升

一、用药指导要点

1. 常用代表药物

氧氟沙星、环丙沙星、磺胺甲噁唑、头孢噻肟、阿莫西林、氨苄西林。

2. 主要作用

（1）氧氟沙星和环丙沙星均属喹诺酮类药物，对革兰阴性杆菌所致的泌尿道感染疗效较好。

（2）磺胺甲噁唑又名新诺明，适用于大肠埃希菌等敏感菌引起的泌尿道感染。常用其复方制剂——复方新诺明，抗菌活性强，毒性较小。

3. 用法用量

详见表3–17。

4. 用药注意

（1）环丙沙星能抑制茶碱的代谢，合用可引起茶碱的严重不良反应，对咖啡因也有同样影响。可与食物同服，避免与抗酸药同服。孕妇、哺乳期妇女和未成年者不宜服用。

（2）磺胺甲噁唑易出现结晶尿、血尿，故可与等量的碳酸氢钠同服，减少尿液结晶，嘱患者多饮水，定期检查尿常规。

（3）头孢噻肟：对青霉素过敏禁用，对过敏体质者、肾功能不全者慎用，长期应用可能引起二重感染。注射前应做皮试。嘱患者勿饮酒和含乙醇的饮料。

（4）半合成广谱青霉素类（阿莫西林、氨苄西林）和头孢菌素类，用药前注意询问过敏史。

二、用药指导实训

【实训目的】

1. 熟悉泌尿路感染的主要临床症状。
2. 学会正确推荐和介绍治疗泌尿道的药物，培养用药指导和用药咨询的能力。

【实训条件】

模拟药房、多媒体教室、典型病例。

【实训内容】

1. 病例讨论。

2. 制定药物治疗方案。

3. 列出用药指导要点。

【实训步骤】

1. 教师从网络自主学习平台发布病例（每小组1个）。

（1）患者，女性，45岁，发病时有尿路刺激症状及全身症状。如寒战、发热、腰痛、肾区叩击痛等，尿常规检查：白细胞WBC>10/HP，红细胞RBC或有或无，24h尿蛋白定量<0.2g。细菌学检查：尿培养阳性。

（2）患者，女，56岁。因反复尿频、尿急8年，复发3d去医院就诊。追述病史，患者8年来均无明显诱因出现尿频、尿急、反复发作，有时伴有恶寒、发热、腰痛、尿道灼热感，初发时有明显尿痛，以后发作均无明显尿痛，但每次发作均有肢软乏力、精神不振、纳食欠佳等症，睡眠尚可，大便如常。此次就诊时，查血常规示：WBC 10.2×10^9 /L，N 82%；尿常规示:蛋白（±）WBC（+），RBC 0～2个/HP。尿培养示:大肠埃希菌生长。

（3）患者，女性，55岁，三十多年前出现尿频尿急症状，一直没有重视，期间也断断续续用过不少药。但从没有系统治疗过。两年前尿急症状逐渐加重，有时跑不到厕所就尿到裤子上，曾到医院就诊，具体用药不详，疗效均不理想。一年前尿频尿急尿失禁症状进一步加重，出现一天要小便15～20次。晚上睡觉后尿频尿急尿失禁症状消失。白天经常尿湿裤子，听见水声加重，以至于不敢洗脸做饭。患者精神压力很大，不愿与人交往，有抑郁症迹象。体格检查：尿常规显示轻度尿路感染，腹部B超显示膀胱壁毛糙。其他未见异常。

（4）患者，女性，28岁，排尿时觉得烧灼感，疼痛难忍。随时都有尿意，每次都是刚方便完又觉得憋得慌，可是尿量很少。尿液检查可见较多白细胞。

2. 小组讨论病人可能的诊断，并拟定药物治疗方案。

3. 从拟药房拿出所选药物。

4. 根据所选药物列出用药指导要点（书面）。

5. 递交电子版书面作业。

【实训思考】

患者，女，35岁，已婚。因畏寒，发热伴尿频，尿急，尿痛3d入院。患者三天前突然出现畏寒，发热，头痛，乏力，恶心，呕吐，食欲缺乏，每日排尿十多次，量不多，但排不尽，并伴有腰酸及下腹胀痛。患者平素健康，无特殊病史。查体：体温39℃，心率100次/min，血压110/75mmHg，急性病容，皮肤黏膜无皮疹、瘀点，心肺（–），腹软、肝脾未触及，肋腰点压痛，双肾区叩击痛。实验室检查：RBC 4.5×10^{12}/L,H b120g/L,WBC$^{12}\times10^9$/ L。尿常规：尿略浑浊，白细胞（+++），红细胞（+），白细胞管型少许。临床诊断为急性肾盂肾炎。

处方用药：
氨苄西林2.5（皮试）+ 0.9%氯化钠注射剂100ml　i.v.gtt.　b.i.d.
阿米卡星0.2+5%葡萄糖注射液250ml　i.vgtt.
碳酸氢钠片　1.0　t.i.d.　p.o.
请分析用药是否合理，说明理由。

任务十二　荨麻疹的用药指导

学习目标

掌握荨麻疹的治疗原则、治疗药物选用；熟悉荨麻疹的主要表现；学会为荨麻疹患者进行用药指导。

一、概述

荨麻疹是一种常见的皮肤黏膜过敏性疾病，中医称“瘾疹”，俗称“风疹块”。系多种不同原因所致的一种皮肤黏膜血管反应性疾病。故本病的治疗应积极寻找并避免过敏原，从而减少本病的发生。

相关链接

荨麻疹病因复杂，致敏原广泛。常见病因有：①食物，以鱼、虾、蟹、蛋类最常见。其次某种香料调味品亦可引起。②药物，有许多可引起该病。青霉素、磺胺类、痢特灵、血清疫苗等，常通过免疫机制引发荨麻疹。而阿司匹林、吗啡、阿托品、维生素B_1等药物为组胺释放物，能直接使肥大细胞释放组织胺引发荨麻疹。③感染，包括病毒（如上感病毒、肝炎病毒）、细菌（如金葡萄）、真菌和寄生虫（如蛔虫等）。④动物及植物因素，如昆虫叮咬或吸入花粉、羽毛、皮屑等。⑤物理因素，如冷热、日光、摩擦和压力等都可引起。此外，胃肠疾病，代谢障碍，内分泌障碍和精神因素亦可引起。

二、临床特征

（一）荨麻疹的皮疹特点

皮疹为发作性的皮肤黏膜潮红或风团，风团形状不一、大小不等，颜色苍白或鲜红，时起时消，单个风团常持续不超过24～36h，消退后不留痕迹。自觉瘙痒剧烈，少数伴发热、关节肿痛、头痛、恶心、呕吐、腹痛、腹泻、胸闷、气憋、呼吸困难、心悸等全身症状。

（二）荨麻疹的分型及临床特点

1. 急性荨麻疹

发病急骤，经治疗或脱离诱因多于数日内痊愈。详细询问病史后，多数患者能找到病因，如食物、药物等。病程小于6周。

2. 慢性荨麻疹

病程大于等于6周，风团反复发作。80%～90%以上的病人找不到病因，治疗较困难。

3. 皮肤划痕症

又称人工荨麻疹，往往先有皮肤瘙痒或灼热，搔抓或轻划后局部皮肤出现线状风团，即皮肤划痕征阳性。

4. 寒冷性荨麻疹主要分为两型

①获得性寒冷性荨麻疹，可于任何年龄突然发病。皮肤在暴露于冷风、冷水等后，数分钟内局部出现瘙痒性水肿和风团，可持续30～60min，保暖后缓解。贴冰试验阳性。②遗传性寒冷性荨麻疹，属显性遗传，女性多见。婴儿期发病，持续终生。于受冷后数小时出现泛发性风团，有烧灼感，不痒，可持续48min。同时伴畏寒、发热、头痛、关节痛和白细胞增多等。贴冰试验阴性。

5. 蛋白胨性荨麻疹

多在暴饮暴食（特别是海味、牛羊肉、猪肉），并有饮酒、情绪激动后，皮肤出现潮红、风团，伴头痛、乏力。病程短，仅持续1～2d。

6. 胆碱能性荨麻疹

多青年期发病。在遇热（热饮，热水浴）、情绪激动和运动后出现。皮疹的特点为1～3mm大小的小风团，周围有红晕，多在躯干及四肢近端，伴瘙痒。有些患者伴有消化道炎症，如腹痛、腹泻等。

7. 血管性水肿

也叫巨大荨麻疹，主要分为两型

①获得性血管性水肿，突然发生的大片暂时性水肿，边缘不清，肤色或稍带苍白及淡红色，不痒或轻度烧灼和不适感。数小时或24h消失。好发于皮下组织较疏松的部位，如眼睑、口唇、外生殖器和手足背部。发生在咽喉部者可出现喉头水肿。

②遗传性血管性水肿，常10岁前开始发病，有家族史。突然发生局限性水肿，非凹陷性，不痒，常单发，局限于面部或一个肢体，1～2d消退。有产生喉头水肿导致窒息的危险。化验血清C1酯酶抑制物、C4和C2补体值均减少，在发作时尤显著。

三、治疗原则及药物选用

（一）治疗原则

尽量通过详细询问病史和进行全面系统检查，找出病因并去除（如食物、感染和药物等因素）。避免各种诱发加重因素，对无法避免的致敏原可给予脱敏治疗或预防性服药；根据不同的类型选用不同的治疗方案；慢性患者可使用多联疗法或长期用药逐渐减量，尽量使用最小维持量。

药物治疗原则：①控制或干扰变态反应发生、发展的某个环节，从而减轻生理功能紊乱或组织损伤；②缓解变态反应性疾病的症状，减轻患者痛苦；③非特异性控制抗原抗体反应，尽量减少糖皮质激素、免疫调节药与免疫抑制药等的不良反应；④预防和控制继发感染。

（二）治疗药物的分类及代表药

1. H1受体阻断药

常用H_1受体阻断药作用特点比较见表3-18。

表3-18 常用H_1受体阻断药作用特点比较

常用药物	抗过敏	中枢抑制	防晕呕吐	抗胆碱	剂量（mg/d）
第一代					
苯海拉明	＋＋	＋＋＋	＋＋	＋＋＋	75～150
异丙嗪	＋＋＋	＋＋＋	＋＋	＋＋＋	37.5～75
氯苯那敏	＋＋＋	＋	-	＋＋	12～24
赛庚啶	＋＋＋	＋＋	＋	＋＋	6～12
第二代					
阿司咪唑	＋＋＋	-	-	-	10
西替利嗪	＋＋＋	-	/	/	10
咪唑斯汀	＋＋＋	-	-	-	10
氯雷他定	＋＋＋	-	-	-	10

注：作用强＋＋＋，作用中等＋＋，作用弱＋，无作用-，无资料／。

2. 糖皮质激素

常用药物有氢化可的松、泼尼松龙、地塞米松、倍氯米松等，通过抑制过敏介质释放、解除小动脉痉挛、降低毛细血管通透性、干扰前列腺素和白三烯的生物合成、从多方面干扰免疫反应等方面起到的治疗作用。

（三）治疗药物的选择

组胺是引起Ⅰ型变态反应的主要生物活性介质，因此抗组胺药是此类疾病常用的治疗药物，联合使用其他治疗药物效果更佳，必要时可合用糖皮质激素类药。

1. H_1受体阻断药的选用

第一代H_1受体阻断药的特点是H_1受体阻断作用强，具有良好的止痒效果，同时又有明显的嗜睡、镇静等不良反应，但因其价格便宜、治疗过敏性皮肤病疗效可靠、对人体各系统和器官无明显的不良反应，目前使用仍然十分广泛。第二代H_1受体阻断药的特点是H_1受体阻断作用更强、特异性更高，大多数半衰期延长，作用可维持24h，每天只需口服1次，且药物较难透过血-脑屏障，对中枢神经系统影响较小，不产生或仅有的轻微的嗜睡作用，但价格较贵，有些药物还有特殊的毒副作用，目前在皮肤科临床应用也

课堂互动

患者，男，35岁，长途汽车司机。因局部皮肤出现片状红色突起，瘙痒难忍，诊断为荨麻疹。请同学讨论下可选用哪些药物治疗？其药理基础是什么？如选用H_1受体阻断药进行治疗，应选用哪种？不能选哪种？为什么？

十分广泛，尤其对一些驾驶员、高空作业者等特殊人员及慢性病例较为适用。故目前第二代应用更加广泛。如由感染引起者在选用H_1受体阻断药的同时还要选用适当的抗生素。此外，还可以使用降低血管壁通透性的药物如维生素C、钙剂等，常与H_1受体阻断药同用。

2. 糖皮质激素类药物的选用

此类药物适用于各型变态反应，短期效果显著，但不良反应较多，故虽为Ⅰ型变态反应最有效的治疗药物，一般却只作为次选药，主要用于严重的变态反应，如过敏性休克。在变态反应性疾病治疗方面，糖皮质激素类药有滥用倾向，有的甚至引起严重的用药后并发症，应加注意。

3. 慢性荨麻疹的药物选择

目前，H_1受体阻断药已经研制出了安全、高效的制剂，使慢性荨麻疹的治疗取得了一定的进展，但仍不能从根本上解决复发的问题。针对顽固的慢性荨麻疹患者，尤其对H_1受体阻断药抵抗者，可尝试其他治疗，如短期使用激素、免疫调节药或合用白三烯受体阻断药、抗凝药等辅助治疗，亦可用中西医结合治疗；对伴有自身免疫性疾病或感染者，应同时给予相应的治疗。

目标检测

一、A型选择题

1. 下列哪项是荨麻疹最常见的症状（　　）

A. 关节肿痛　　B. 发热　　C. 腹痛腹泻

D. 呼吸困难　　E. 起红色或白色瘙痒性斑块

2. 荨麻疹通常使用什么药物来治疗（　　）

A. H_1受体阻断药　　B. 糖皮质激素　　C. 免疫抑制

D. 化学治疗　　E. 抗感染

二、X型选择题

1. 荨麻疹的药物治疗原则（　　）

A. 控制或干扰变态反应发生、发展的某个环节，从而减轻生理功能紊乱或组织损伤

B. 缓解变态反应性疾病的症状，减轻患者痛苦

C. 非特异性控制抗原抗体反应，尽量减少糖皮质激素、免疫调节药与免疫抑制药等的不良反应

D. 预防和控制继发感染

E. 尽量避免吃海鲜

2. 下列哪些药物可以用来治疗荨麻疹（　　）

A. 氯雷他定　　B. 氯苯那敏　　C. 氯氮卓

D. 雷尼替丁　　E. 地塞米松

3. 荨麻疹的常见病因有（　　）

A. 食物　　B. 药物　　C. 物理因素

D. 动物　　E. 感染

（选择题参考答案：A型选择题1.E　2.A

X型选择题1.ABCD　2.ABE　3.ABCDE）

（夏瀛）

专业技能训练十二

荨麻疹的用药指导能力提升

一、用药指导要点

1. 常用代表药

异丙嗪（非那根）、氯苯那敏（扑尔敏）、氯雷他定、赛庚啶、盐酸西替利嗪片、地塞米松。

2. 主要作用

异丙嗪片适用于各种过敏性疾病；氯苯那敏对荨麻疹有效；氯雷他定可缓解慢性荨麻疹的症状；赛庚啶有较强的止痒作用；盐酸西替利嗪片是一种高选择性的H_1受体拮抗剂，可抑制变态反应初期组胺传递，降低炎性细胞的游走活性和变态反应后期的递质释放，故对迟发期变态反应亦有效。地塞米松有抗过敏作用，但不首选。

3. 用法用量

详见表3-18。

4. 用药注意

（1）异丙嗪应饭后及睡前服用。可与食物或牛奶同服，以减少对胃的刺激。肝肾功能减退、癫痫、患者慎用。

（2）氯苯那敏：又名扑尔敏，对荨麻疹有效，服药期间不得做驾驶工作、高空作业、机械操作和操作精密仪器、避免饮酒。

（3）氯雷他定：可缓解慢性荨麻疹的症状。空腹口服，高空作业、驾驶人员、参赛前运动员等用药量应严格控制在安全范围内。孕妇慎用。哺乳期妇女服药应停止哺乳。避免与康唑类药、甲硝唑、红霉素等合用。

（4）赛庚啶：有较强的止痒作用。避免饮酒和乙醇饮料；避免高空作业、驾驶；避免长时暴露于阳光和日光下；消化性溃疡禁用。避免与镇静药合用或饮酒。

（5）盐酸西替利嗪片：偶见轻度的困倦、头痛、头晕、口干与胃肠道不适。

（6）糖皮质激素：对于荨麻疹的病人，除非是严重的急性患者，一般情况下不主张使用激素，长期不规则应用激素类药物，不仅可使荨麻疹治疗更为棘手，而且还可引起肥胖、骨质疏松、免疫力降低等严重的副作用。

二、用药指导实训

【实训目的】

1. 熟悉荨麻疹的主要病因及皮疹特点。

2. 能熟练进行荨麻疹的问病荐药及用药指导。

【实训条件】

实训药房、荨麻疹病例、模拟问病荐药情景对话。

【实训内容】

1. 荨麻疹皮疹鉴别。
2. 模拟问病荐药情景对话。
3. 用药指导训练。

【实训步骤】

1. 教师出示病例

患者，男，18岁，全身反复起风团，瘙痒3年，每年冬春发作，遇冷尤甚，得暖后减轻。

2. 问病练习及用药指导练习

（1）向病人详细询问病情：以小组为单位，每2人为一组进行模拟问病练习。重点询问和检查皮疹的特征，寻找诱发因素。

（2）给出最可能的诊断。

（3）选择合适的治疗药物。

（4）介绍治疗方案中的药品并进行用药指导。

3. 教师出示问病荐药情景对话（PPT展示），请一对学生上台按对话模拟问病；情景对话：

药师：您好？我能帮你什么吗？
病人：我身上起了许多疙瘩。
药师：让我看一下，哦，这么多红色风团样皮疹，用手搔过的吧？
病人：嗯，痒得很。
药师：还有什么地方有？
病人：全身都有。
药师：是吃了什么引起的吗？
病人：吃的海鲜。
药师：除了这些疙瘩您还有其他不舒服吗？
病人：没有。
药师：您过去有这种情况吗？
病人：也有过，不过没这么严重；
药师：根据您的起病情况、皮疹特点，考虑为急性荨麻疹。我给你开点药，保证你很快就会好的。

病人：这是什么药？

药师：扑尔敏，抗过敏的。每次吃1片，每天3次。

病人：我有什么需要注意的吗？

药师：没什么，按时吃药就可以了。再见。

4. 学生对上述模拟表演进行点评，教师总结。

【实训思考】

荨麻疹的皮疹特点和常见诱发因素有哪些？

（刘晓颖）

任务十三　甲状腺功能亢进症的用药指导

学习目标

了解甲状腺功能亢进症的含义和临床特征，掌握甲状腺功能亢进症的治疗原则及药物选择，能够对甲状腺功能亢进症病人进行用药知识的指导，提升用药指导能力。

一、概述

由于甲状腺腺体本身功能亢进，甲状腺激素合成和分泌增加或因血浆甲状腺激素（T3、T4）水平增高所致的甲状腺毒症称为甲状腺功能亢进症，以下简称甲亢。甲亢男女均可发病，但以中青年女性最多见，20岁左右居多，男女比例为1∶（4～6）。

甲状腺疾病有一定的遗传倾向，女性、有家族史、受到精神创伤和感染者发病率较高。虽甲亢的诱发原因与自身免疫、遗传因素有关，但确切的发病原因尚未完全清楚，发病与否常常和环境因素有密切相关。包括：①感染如感冒、扁桃体炎、肺炎等；②外伤、创伤等；③精神刺激如精神紧张、忧虑等；④过度疲劳；⑤妊娠早期可能诱发或加重甲亢；⑥碘摄入过多，过多食用海带等海产品或由用药如胺碘酮等所诱发。

二、临床特征

甲亢主要表现为疲乏无力、怕热多汗、皮肤潮湿、食欲亢进、体重减轻、心律失常、易激动、性情急躁、紧张多虑、女性月经失调等，部分患者有甲状腺肿大、突眼、手舌颤抖。少数患者因感染、手术、创伤、精神刺激等而诱发甲状腺危象，出现烦躁、高热、大汗、恶心呕吐、心动过速，严重者可有心力衰竭、休克及昏迷。

辅助检查包括血清总甲状腺素（TT4）测定；血清总三碘甲状腺原氨酸（TT3）测定；血清游离甲状腺素（FT4）、游离三碘甲状腺原氨酸（FT3）测定；促甲状腺激素（TSH）测定等。其他如CT（计算机X线断层摄影）和MRI（磁共振成像技术），甲状腺放射性核素扫描等也可采用。

诊断标准：①高代谢症状和体征；②甲状腺肿大；③血清TT4、FT4增高，TSH减低。具备以上三项诊断即可成立。

三、治疗原则及药物选择

（一）治疗原则

目前尚不能对甲亢进行病因治疗。针对甲亢有三种疗法，即抗甲状腺药物（ATD）、^{131}I和手术治疗。ATD的作用是抑制甲状腺合成甲状腺激素，^{131}I和手术则是通过破坏甲状腺组织、减少甲状腺激素的产生来达到治疗目的。

药物治疗原则：①长期用药，甲亢的药物治疗疗程一般为1~2年，如果维持时间不够容易引起复发。②规则用药，甲亢治疗分为初治期、减量期及维持期，每一期都有明确的进入下一步的指标，不能随意更改药物剂量，否则容易导致病情不稳定。③安全用药，抗甲状腺药物严重的不良反应是骨髓抑制和肝脏损害，用药期间必须定期进行血液白细胞数目及肝功能监测。

（二）药物选择

1. 药物的分类

（1）抗甲状腺药物：ATD治疗是甲亢的基础治疗，但是单纯ATD治疗的治愈率仅有50%左右，复发率高达50%~60%。ATD也用于手术和^{131}I治疗前的准备阶段。常用的ATD分为硫脲类和咪唑类两类，硫脲类包括丙硫氧嘧啶（PTU）和甲硫氧嘧啶（MTU）等；咪唑类包括甲巯咪唑（又名他巴唑，MMI）和卡比马唑（CMZ）等。

（2）β-受体阻断药：常用药物有普萘洛尔、阿替洛尔、美托洛尔等，作为辅助治疗用以控制甲亢和甲状腺危象。

（3）大剂量的碘剂：常用药物有碘化钾、碘化钠、复方碘溶液。

2. 药物的选择

抗甲状腺药物治疗是甲亢的基础治疗，其适应证为：①症状较轻，甲状腺轻、中度肿大的患者；②年龄在20岁以下，妊娠期妇女，年老体弱或兼有心、肝、肾、出血性疾病等不宜手术者；③甲状腺次全切除后复发又不适用放射性碘（^{131}I）治疗的患者；④甲亢手术前准备；⑤放射性^{131}I治疗前后的辅助治疗。

临床最常选用的是PTU和MMI；β-受体阻断药可改善甲亢患者的心律失常、多汗、手震颤等症状，用于不宜用抗甲状腺药、不宜手术及^{131}I治疗的患者，常用普萘洛尔，支气管哮喘患者禁用，可用阿替洛尔或美托洛尔代替；大剂量碘剂使用后甲状腺体积缩小、变硬、血管减少，仅用于甲状腺术前准备和甲状腺危象的治疗。为预防药物性甲减，根据患者的具体情况可在甲亢治疗的减量期加用甲状腺素。

3. 药物治疗分期

治疗分初治期、减量期及维持期。①初治期，MTU或PTU常规剂量为300~450mg/d，重症患者开始服药剂量为400~600mg/d，分2~3次口服，甲状腺危象前期患者初始剂量可达600~750mg/d。初治期治疗至症状缓解或TT3、TT4、FT3、TSH恢复正常或接近正常时即可进入减量期。②减量期，每2~4周减量1次，PTU或MTU每次减50~100mg，MMI或CMZ每次减5~10mg。待症状完全消除、体征明显好转后再逐渐减至最小，若患者病情较稳定，则进入维持期。③维持期，一般用PTU 20~100mg/d或MMI 5~10mg/d，维持治疗为1.5~2年。必要时还可在停药前将维持量减半。

维持治疗为1.5～2年。必要时还可在停药前将维持量减半。

病例分析

患者，女，28岁，2个月前开始出现食欲亢进，但体重下降，并伴有心悸、烦躁易怒。查体：甲状腺无明显肿大，T3、T4升高，TSH降低。诊断为甲状腺功能亢进。请为该患者制定药物治疗方案。

4. 甲状腺危象的药物治疗

甲状腺危象是甲亢最严重的并发症，死亡率高，一旦诊断成立，应立即抢救。首选PTU600mg口服或胃管内注入，以后每日用量400～600mg，待症状控制后减至一般治疗剂量；病情严重者在服用PTU后1～2h加用复方碘溶液，抑制T3、T4的释放，首剂30～60滴口服，以后5～10滴，每6～8h 1次，或碘化钠0.5～1.0g加入5%葡萄糖盐水中静脉滴注12～24h，视病情好转逐渐减量，一般使用3～7d停药；应注意不能单独应用碘剂。为降低周围组织对甲状腺激素的反应性，在无哮喘或心衰的情况下，可大剂量使用普萘洛尔20～30mg，每6～8h口服1次，甲亢危象时还可选用氢化可的松或地塞米松静脉滴注，以纠正危象时可能存在的应激反应。

目标检测

一、A型选择题

1. 对于妊娠女性，可疑甲亢时，下述哪项检查不应该做（　　）
   A. 甲状腺摄^{131}I率测定　B. FT3　C. TRAb
   D. TSH　E. FT4
2. 甲亢治疗方法中，最易引起甲状腺功能减退的是（　　）
   A. 丙基硫氧嘧啶　B. 他巴唑　C. 放射性^{131}I治疗
   D. 手术次全切除甲状腺　E. 复方碘溶液
3. 抗甲亢药物治疗一般疗程是（　　）
   A. 症状缓解即可停药　B. 症状缓解后3个月　C. 症状缓解后半年
   D. 疗程一年　E. 疗程一年半至两年
4. 关于他巴唑治疗甲亢的作用机制，下述哪一点是错误的（　　）
   A. 抑制甲状腺过氧化物酶活性
   B. 抑制碘的活化
   C. 抑制酪氨酸碘化
   D. 抑制碘化酪氨酸的缩合
   E. 抑制甲状腺素的释放
5. 口服药治疗甲亢的适应证是（　　）

A. 病情轻，甲状腺较小者　B. 年龄超过30岁　C. 结节性高功能腺瘤
D. 胸骨后甲状腺肿　E. 中、重度甲亢

6. 抗甲状腺药停药的关键指征是（　　）
A. T3、T4正常　B. T3、T4正常，TRAb明显下降或转阴
C. TSH正常　D. RT3正常　E. 临床甲亢表现消失

7. 女性，41岁，复发性甲亢，甲状腺Ⅱ° 肿大，伴双侧叶结节，经丙基硫氧嘧啶治疗2个月，症状明显减轻，但甲状腺无缩小，心率78次/分，血FT3，FT4正常，应采用下述哪项治疗（　　）
A. 继续原治疗　B. 手术治疗　C. 加用甲状腺素片
D. 加大丙基硫氧嘧啶用量　E. 减少丙基硫氧嘧啶用量

8. 60岁甲亢病人，甲状腺Ⅲ° 肿大，高代谢症状严重，肝、肾功能正常，首选的治疗措施（　　）
A. 立即手术
B. 立即^{131}I治疗
C. 复方碘溶液治疗2周后手术
D. 抗甲状腺药物控制症状后手术
E. 抗甲状腺药物长期治疗

9. 女性，35岁，诊断为甲亢后即行甲状腺次全切手术，术后病人出现高热，心率160次/分，烦躁不安，大汗淋漓，腹泻，应首先考虑的诊断是（　　）
A. 甲亢症状加重　B. 甲亢术后感染　C. 甲亢危象
D. 甲亢危象前期　E. 甲亢术后感染性腹泻

二、X型选择题

1. 治疗甲状腺危象可以选用下列哪些药物（　　）
A. 小剂量碘剂　B. 复方碘溶液　C. 普萘洛尔
D. 大剂量PTU　E. 糖皮质激素

2. 大剂量碘剂可用于（　　）
A. 甲亢手术前准备　B. 甲亢的内科治疗　C. 甲状腺危象
D. 单纯性甲状腺肿　E. 呆小病

（参考答案：A型选择题1.A　2.C　3.E　4.E　5.A　6.B　7.B　8.D　9.C
X型选择题1.BCDE　2.AC）

（张树槐）

专业技能训练十三

甲亢的用药指导能力提升

一、甲亢的用药指导要点

1. 常用代表药物

丙硫氧嘧啶（PTU）、甲巯咪唑（他巴唑，MMI）、卡比马唑（CMZ）、普萘洛尔、阿替洛尔、美托洛尔、碘化钾、碘化钠、复方碘溶液。

2. 主要作用

（1）丙硫氧嘧啶、甲巯咪唑、卡比马唑均属于硫脲类药物，可抑制甲状腺激素的生物合成，但对已合成的甲状腺激素无作用，也可抑制甲状腺球蛋白的生成，对甲亢有病因治疗作用。

（2）普萘洛尔作为甲亢的辅助治疗药，能使去甲肾上腺素释放减少，拮抗儿茶酚胺的作用，控制甲亢心动过速、多汗、手震颤、焦虑等症状。

（3）碘化物可抑制蛋白水解酶，使T3、T4释放减少。缓解甲亢症状。

3. 用法用量

详见“药物治疗分期”。

4. 用药注意

（1）丙硫氧嘧啶应用疗程长，经1～3个月治疗症状好转后可减量维持1～2年。本药可有胃肠道反应，但可自行消失。最严重的不良反应为粒细胞减少。故应定期检查血象。若出现白细胞总数降低或咽痛，应立即停药。还应定期复查T3、T4，以免出现甲状腺功能降低。

（2）普萘洛尔应用期间应注意观察心率变化，不能突然停药。

（3）碘化物的应用应注意急性反应，如发热、皮疹、皮炎，也可引起血管神经性水肿，轻者停药可消失，应增加饮水量促进碘的排泄，不能长期服用，因可诱发甲亢。

二、甲亢的用药分析

患者女性，26岁，因易激动、怕热、心慌1月余就诊。查：脉搏90次/min，甲状腺中度肿大，血中T3、T4增高，确诊为甲亢。给予PTU 100mg，每日3次口服，患者两周来连续加班，工作劳累，未能坚持服药，近一周感冒不愈，出现高热、大汗、心率加快。该患者病情为何加重？初诊时的用药是否合理?

（刘晓颖）

任务十四　糖尿病的用药指导

学习目标

了解糖尿病的分型、临床表现和诊断标准，掌握糖尿病的治疗原则及药物选择，可进行正确的降糖药用药咨询，提升用药指导能力。

一、概述

糖尿病是一组以慢性血葡萄糖（简称血糖）水平增高为特征的代谢性疾病，是由于胰岛素分泌和（或）作用缺陷所引起。长期碳水化合物以及脂肪、蛋白质代谢紊乱可引起多系统损害，导致眼、肾、神经、心脏、血管等组织器官的慢性进行性病变、功能减退及衰竭；病情严重或应激时可发生急性严重代谢紊乱，如糖尿病酮症酸中毒（DKA）、高血糖高渗状态等。本病使患者生活质量降低，寿命缩短，病死率增高，应积极防治。糖尿病是常见病、多发病，其发病率随着人民生活水平的提高、人口老龄化等而迅速增加。根据国际糖尿病联合会（IDF）2011年的最新数据，全世界约有3.66亿人患有糖尿病，预计到2030年将达到4.38亿。据2011年数据统计，目前我国糖尿病的患病人数已经达到了9240万，成为世界上糖尿病患者人数最多的国家，发病率也高达9.7%。

国际上将糖尿病分为四大类型：1型糖尿病（T1DM）、2型糖尿病（T2DM）、其他特殊类型糖尿病、妊娠期糖尿病。

二、临床特征

糖尿病主要临床表现为典型的“三多一少”症状，即多尿、多饮、多食和体重或体力下降。糖尿病久病可导致心脑血管病变、肾衰竭、双目失明、肢端坏疽、神经病变等。病情严重或应激时发生急性代谢紊乱，产生糖尿病酮症酸中毒（DKA）、高渗性昏迷等。

糖尿病的诊断标准为：糖尿病症状加任意时间血浆葡萄糖≥11.1mmol/L（200mg/dl），或空腹血糖（FPG）≥7.0mmol/L（126mg/dl），或餐后2小时血糖（OGTT2h PG）≥11.1mmol/L（200mg/dl）。需重复一次确认，诊断才能成立。

三、治疗原则及药物选择

（一）治疗原则

糖尿病现代治疗的5个要点是：饮食控制、运动疗法、血糖监测、药物治疗和糖尿病教育。糖尿病患者必须通过综合治疗达到控制代谢紊乱，防止发生并发症，减少病痛、致残以及早逝，延长“健康寿命”的目的。糖尿病的治疗目标是使血糖在全部时间内维持在正常范围，并使物质代谢恢复正常。病情得到良好控制的基本标准为空腹和餐后血糖正常或接近正常。

药物治疗原则为：①积极控制血糖是药物治疗的根本，理想的控制目标为空腹血糖4.4～6.1mmol/L；非空腹状态血浆葡萄糖4.4～8mmol/L；糖化血红蛋白HbAlC<6.5%。②纠正脂肪代谢紊乱，严格控制血压（<130/80mmHg）、抗血小板治疗并要求达标：LDL-胆固醇2.5mmol/L（97mg/dl）、HDL-胆固醇1.0mmol/L（39mg/dl）、甘油三酯1.5mmol/L（133mg/dl）。③治疗用药个体化，对糖尿病患者进行药物治疗时应根据患者年龄、性别、体重、血糖水平、并发症、对药物的反应以及患者对治疗的依从性等制定个体化用药方案，以达安全、有效的目的。

表3-19 糖尿病患者血糖测定的主要指标　　单位：mmol/L（mg/dl）

测定指标	理想控制	较好控制	一般控制	未能控制
空腹血糖（FPG）	<6.1（20）	<7.2（130）	<8.3（150）	>8.3
餐后2h血糖	<7.2（130）	<8.3（150）	<10.0（180）	>10.0
糖化血红蛋白（HbAlC）	<6%	6.5%～7.5%	<8%	>10%
血浆胆固醇（CH）	<5.16（200）	<5.93（230）	<6.45（250）	>6.45
血浆三酰甘油（TG）	<1.24（20）	<1.47（130）	<1.70（150）	>1.70
高密度脂蛋白（HDL-Ch）	>1.60（45）	>0.90（25）	<0.90（25）	<1.0

（二）药物选择

1. 药物的分类

（1）口服降血糖药

表3-20 口服降血糖药及其用法用量

分类	药名	用法用量
磺脲类	甲苯磺丁脲（D-860）	餐前口服，每日1～2g，每日2～3次
	格列本脲（优降糖）	餐前口服，每日2.5～20mg，早餐前一次服，或一日2次，早、晚餐前服用
	格列齐特（达美康）	每日80～240mg，一日2次，早、晚餐前服用
	格列吡嗪（美吡哒，优哒灵）	每日2.5～20mg，分2～3次餐前服用
	格列喹酮（糖适平）	每日15～120mg，分1～3次餐前服用
	格列美脲（伊瑞、亚莫利）	每日1～8mg，一次顿服
格列奈类	瑞格列奈	每次0.5～4mg，餐前服用
	那格列奈	每次60～120mg，一日3次，餐前服用

续表

分类	药名	用法用量
双胍类	二甲双胍	每日500～1500mg，分2～3次口服，餐时或餐中服用
	苯乙双胍	每日50～150mg，分2～3次服用，餐前或餐中服用
噻唑烷二酮类	罗格列酮	每日4～8mg，每日1次或分2次口服，空腹或进餐时服用
	吡格列酮	每日15～30mg，每日1次
α-葡萄糖苷酶抑制剂	阿卡波糖	每次50～100mg，每日3次，餐前即刻吞服或与第一口主食一起咀嚼服用
	伏格列波糖	每次0.2mg，每日3次，餐前服用

（2）胰岛素

表3-21 胰岛素制剂及其用法用量

种类	胰岛素制剂	用法用量
超短效胰岛素	门冬胰岛素（诺和锐）	一日3次，餐前15分钟皮下注射
	赖脯胰岛素	一日3次，餐前15分钟皮下注射
短效胰岛素	普通胰岛素	一日3～4次，早、中、晚、夜宵前皮下或肌内注射
中效胰岛素	低精蛋白锌胰岛素	一日1～2次，于早餐或早、晚餐前30～60min皮下注射
长效胰岛素	精蛋白锌胰岛素	一日1～2次，于早餐或早、晚餐前30～60min皮下注射
超长效胰岛素	甘精胰岛素	每日傍晚注射一次
预混胰岛素	双相胰岛素	一日1～2次，于早餐或早、晚餐前30～60min皮下注射

2. 药物的选择

（1）胰岛素：1型糖尿病患者应无条件接受胰岛素注射治疗。2型糖尿病患者有下列情形者也应给予胰岛素治疗：①对口服降糖药有严重不良反应不能坚持用药者；②经饮食、运动及口服降糖药（包括联合用药）治疗血糖仍控制不良者；③有酮症酸中毒、乳酸性酸中毒、高渗性非酮症糖尿病昏迷；④各种应激、手术、妊娠、分娩等；⑤合并有视网膜病变、神经病变、肾病变、下肢坏疽、急性心肌梗死、脑卒中等。

（2）口服降糖药：①磺酰脲类，适用于经饮食控制及体育锻炼2～3个月疗效不满意、胰岛β细胞功能尚存的轻、中度2型糖尿病患者。②双胍类，用于2型糖尿病，尤适用于肥胖和伴高胰岛素血症者。与磺酰脲类合用有协同作用。③α-葡萄糖苷酶抑制药：适用于轻度至中度2型糖尿病，特别是肥胖者或以餐后血糖升高为主的患者。④格列奈类，适应证为胰岛β细胞功能尚存的2型糖尿病者，特别是餐后胰岛素或C肽早相分泌低平、高峰后延、餐后血糖升高明显者及无急性并发症、不合并妊娠、无严重肝肾功能不全者。⑤噻唑烷二酮类，适用于胰岛素抵抗为主、伴有高胰岛素血症的2型糖尿病和糖耐量减低的患者。

课堂互动

病例摘要：男，40岁，因多食、多饮、消瘦2个月就诊。

患者2个月前无明显诱因逐渐食量增加，由原来的每天450g到每天550g，最多达800g，而体重却逐渐下降，2个月内体重减轻了3kg以上，同时出现口渴，喜欢多喝水，尿量增多。实验室检查：尿糖（++），空腹血糖10.78mmol/L。

初步诊断：糖尿病2型。

请为该患者推荐药物，并对患者进行宣教和用药指导。

目标检测

一、A型选择题

1. 糖尿病是一组病因不明的内分泌代谢病，其共同主要标志是（　　）
   A. 多饮、多尿、多食　　B. 乏力　　C. 消瘦
   D. 高血糖　　E. 尿糖阳性
2. 1型糖尿病与2型糖尿病，最主要的区别在于（　　）
   A. 症状轻重不同　　B. 发生酮症酸中毒的倾向不同
   C. 对胰岛素的敏感性不同　　D. 胰岛素的基础水平与释放曲线不同
   E. 血糖稳定性不同
3. 判断糖尿病控制程度较好的指标是（　　）
   A. 空腹血糖　　B. 饭后血糖　　C. 糖化血红蛋白
   D. 空腹血浆胰岛素含量　　E. OGTT
4. 糖尿病饮食治疗下列哪种是正确的（　　）
   A. 病情轻可以不用饮食治疗
   B. 有并发症者不用饮食治疗
   C. 用药治疗时，可不用饮食治疗
   D. 肥胖者宜给高热量饮食治疗
   E. 不论病情轻重都需饮食治疗
5. 双胍类降糖药最常见的副作用为（　　）
   A. 乳酸性酸中毒　　B. 低血糖　　C. 胃肠道反应
   D. 过敏性皮疹　　E. 肝功能异常
6. 磺脲类药物的主要副作用是（　　）
   A. 恶心，呕吐　　B. 低血糖反应　　C. 肝功能损害
   D. 白细胞减少　　E. 皮肤瘙痒
7. 不宜使用胰岛素的病人为（　　）

A. 糖尿病合并肺结核

B. 糖尿病合并心肌梗死

C. 糖尿病患者妊娠或分娩

D. 糖尿病患者过度肥胖

E. 糖尿病患者手术前后

8. 女性，40岁，患糖尿病一年，身高156cm，体重为70kg，无酮症，空腹血糖7. 8 mmol/L，最佳治疗方案是（　　）

A. 卧床休息+饮食治疗

B. 适当运动+饮食治疗

C. 饮食疗法+胰岛素

D. 格列本脲+饮食治疗

E. 甲福明+饮食治疗

9. 胰岛素治疗时，以下控制血糖最理想的治疗方案为（　　）

A. 每日两次注射预混胰岛素

B. 每日三次注射短效胰岛素

C. 每日四次注射短效胰岛素

D. 每日三次餐前注射短效胰岛素+睡前注射中效或长效胰岛素

E. 每日一次注射短效胰岛素

10. 女，28岁，1型糖尿病7年，平时胰岛素治疗，血糖控制满意。现妊娠32周，下列考虑正确的是（　　）

A. 为了避免胎儿低血糖，宜减少胰岛素用量

B. 妊娠中后期，对胰岛素敏感性降低，应适当增加胰岛素用量

C. 可增加运动，胰岛素剂量不变

D. 为了避免胎儿过大，应减少糖类摄取，并减少胰岛素用量

E. 可加用口服降糖药帮助控制血糖

二、X型选择题

1. 下列哪些是糖尿病的并发症（　　）

A. 双目失明　　B. 酮症酸中毒　　C. 感染

D. 血管病变　　E. 高渗性昏迷

2. 治疗糖尿病的药物包括（　　）

A. 硫脲类　　B. 磺酰脲类　　C. 双胍类

D. 胰岛素　　E. α-葡萄糖苷酶抑制药

（参考答案：A型选择题1.D　2D　3C　4.E　5.C　6B　7D　8B　9D　10.B
X型选择题1.ABCDE　2.BCDE）

（张树槐）

综合技能训练一

糖尿病的用药指导能力提升

一、糖尿病的用药指导要点

1. 常用代表药物

胰岛素、格列本脲、格列齐特（达美康）、二甲双胍、阿卡波糖、瑞格列奈（诺和龙）、吡格列酮。

2. 主要作用介绍

（1）胰岛素可促进糖原的合成和贮存，抑制糖原分解和异生，即减少糖的来源，增加糖的去路，从而降低血糖。

（2）格列本脲、格列齐特主要刺激胰岛的B细胞释放胰岛素。用于单用饮食控制效果不好的2型糖尿病。

（3）二甲双胍对正常人血糖无影响，可降低糖尿病患者的血糖。尤其是肥胖的2型糖尿病适用。

（4）阿卡波糖对餐后高血糖作用最明显。对空腹血糖正常，餐后血糖高者适用。

（5）吡格列酮能改善胰岛素抵抗而降血糖的作用，也可改善脂质代谢紊乱。

3. 用法用量

详见表3-20。

4. 用药注意

（1）应用胰岛素期间应注意观察低血糖反应，并随时准备好甜点。一旦发生低血糖应轻者可饮糖水或吃甜食，重症者应立即注射50%的葡萄糖。

（2）磺酰脲类降糖药老人禁用。

（3）应用胰岛素增敏药可有贫血、水肿，活动性肝病患者和心脏病患者禁用。并应及时检测肝功能。

（4）阿卡波糖应与食物同服。主要不良反应有胃肠道反应，个别也可出现低血糖。

（5）二甲双胍胃肠道反应多见于服药初期。

二、糖尿病的社区用药咨询实践

【实训目的】

1. 能参与社区用药咨询服务，指导糖尿病患者合理用药。
2. 了解社区糖尿病人群常用药物。

【实训条件】

社区医院、社区门诊、亲朋中糖尿病患者。

【实训内容】

1. 建立与社区医院（社区门诊）的长期联系，了解社区和亲朋中糖尿病的发病情况。
2. 了解社区（亲朋）糖尿病人的信息。
3. 制订用药咨询方案。

【实训步骤】

1. 学生分小组选择社区或亲朋中糖尿病患者，经病人同意后在教师的带领下上门或电话进行用药咨询服务，了解病人病情、用药情况等信息，并作详细记录。
2. 根据患者具体情况进行合理用药指导，包括药名、主要作用、用法用量、用药注意事项介绍。
3. 也可在临床药师的指导下，参加社区医院或社区门诊用药咨询窗口现场为病人进行咨询服务。
4. 写出调查报告，PPT汇报。
5. 请医院药师点评。

【实训思考】

社区人群糖尿病病人常用药物及不良反应调查，完成调查报告。

（刘晓颖）

综合技能训练二

处方分析训练

【实训目的】

1. 熟悉处方分析的方法。
2. 掌握常见不合理处方的分析与处理。

【实训条件】

多媒体教室、处方10张（包括合理或不合理处方）。

【实训任务】

1. 复习处方书写格式要求。
2. 对处方格式及用药合理性进行分析。

【实训步骤】

1. 处方分析示范（教师讲解）

分析：

（1）感冒多由病毒引起，使用阿莫西林依据不足，不合理。

（2）酚麻美敏片、盐酸伪麻黄碱缓释胶囊，均含伪麻黄碱和扑尔敏，为重复用药。

（3）复方盐酸伪麻黄碱缓释胶囊用法错误，因其为缓释制剂，应1日1～2次。

2. 学生分组进行处方分析

将全班分为8组，教师通过网络给每组发布一张处方，要求学生讨论：处方是否合理？说出理由，并提交电子版作业。

3. 每组推荐1名代表就分析结果发言。

4. 教师点评。

（刘晓颖）

重庆市××医院处方

姓名：张明　性别女　年龄41岁　就诊科室　内科 门诊就诊号11236　处方号254

费用：公费医疗□　医保□　合医□　其他√　　日期2011年4月6日

诊断：感冒

Rx

阿莫西林胶　0.5g×24粒×1盒

　　0.5g　每6小时1粒　口服

酚麻美明片　10片×1盒

　　1片/次　次/日　口服

复方盐酸伪麻黄碱缓释胶囊　10片×1盒 24片×1盒

　　1片/次　3次/日　口服

医师：王明　　调配药师：张一　　审核药师：李明

（刘晓颖）

综合技能训练三

抗生素的合理应用实训

【实训目的】

1. 了解目前国家对抗生素的分级管理制度。
2. 能正确指导患者合理应用抗生素。

【实训条件】

医院药剂科、社会药房、病例、处方。

【实训内容】

1. 调研医院药剂科、社会药房抗生素的应用情况。
2. 查阅网络资料：医院抗生素分级管理制度。
3. 对应用抗生素病例和处方进行合理性分析。

【实训步骤】

1. 调研

教师先联系好社会药房及医院药剂科，带领学生团队进行问卷调查、座谈或举行行业专家专题讲座。内容：抗生素的分级管理制度及实施现状；目前医院常用抗生素、社会药房购药人群常用抗生素。

2. 总结

各团队就调查内容和网络资料做成PPT进行汇报，教师点评。

3. 教师出示抗生素应用病例或处方

病例：男性患者，32岁，因发热、咽部疼痛就诊，血象检查白细胞总数及中性粒细胞升高，医生诊断为“化脓性扁桃体炎”。给予口服头孢他定和罗红霉素治疗，请分析用药是否合理？说明理由。

患者女，7岁，因腹痛腹泻2天就诊，大便检查可见红细胞、脓细胞、吞噬细胞，诊断：急性细胞性痢疾，医生开写下列处方，请分析是否合理？并说明理由。作为药师应该如何处理？

【实训思考】

将抗生素作为感染的常规预防用药，对否？

重庆市××医院处方

姓名：张红　性别女　年龄7岁　就诊科室　内科 门诊就诊号11237　处方号250

费用：公费医疗□　医保□　合医□　其他√　日期2012年5月8日

诊断：急性细胞性疾病

RX

诺氟沙星胶囊　0.5g×24粒×1盒

　　　　　　　0.5g　每6小时1粒　口服

医师：周强　　　　调配药师：张丽　　　　审核药师：王洪

以上病例和处方由学生进行课堂讨论分析，完成电子版作业并通过自主学习网络平台提交。

（刘晓颖）

综合技能训练四

感冒药的社会调查

【实训目的】

1. 了解社会人群对感冒的认识。
2. 了解社会人群感冒后常用药物及购药方式。
3. 加强对感冒人群的用药宣教。

【实训条件】

问卷调查表、感冒宣教资料、电脑、多媒体教室。

【实训内容】

1. 查阅网络资料，设计问卷。
2. 组织社会问卷调查。
3. 分析总结调查数据，集体制作PPT。
4. 课堂汇报，教师点评。

【实训步骤】

1. 全班分成8个小团队，在多媒体教室进行网络资料查询、集体讨论、明确目的，设计感冒用药的问卷调查表、感冒宣教小常识资料。
2. 教师审核宣教资料内容和问卷调查表的合理性。
3. 利用课余时间分别进行人群问卷调查，并发放宣传资料。
4. 团队汇总调查数据，得出结论，制作PPT。
5. 各团队就调查情况以PPT的形式进行汇报。
6. 教师就各队优点及不足进行总结评价。

【实训思考】

请谈谈目前人群对感冒及感冒用药中存在的误区有哪些？

（刘晓颖）

综合技能训练五

模拟社会药房工作

【实训目的】

1. 提升药学专业学生社会药房工作岗位职业能力。
2. 能为患者（顾客）推荐合理的治疗药物，并指导用药。

【实训条件】

社会药房、社会药房工作实况录像。

【实训内容】

1. 通过多媒体播放社会药房工作过程录像片。
2. 进行社会药房完成药品销售实训

【实训步骤】

1. 播放社会药房工作实况录像。

2. 分批进入社会药房，在药房工作人员的安排下，让学生代表充当购药的2型糖尿病人，而另一学生可进入柜台充当工作人员，进行问病，并按医生处方进行药物销售，同时为“病人”作详细的用药指导，尤其是容易引起低血糖的药物。

3. 药房负责人进行点评。

【实训思考】

一药品超市工作人员，不顾购药者经济和病情需要，只推荐价格较贵或提成高的药品，是否合理？你认为该如何处理类似情况。

（刘晓颖）

模块四 常见疾病的自我药疗

任务一 慢性咽炎的用药指导

学习目标

通过对本章的学习，了解慢性咽炎的危害、病因及临床表现，熟悉慢性咽炎的诊断、分型，掌握慢性咽炎的药物治疗，学会指导病人合理应用慢性咽炎药物。

一、概述

咽壁内有丰富的淋巴组织，是保护人体呼吸和消化系统的“卫士”，对阻止细菌、病毒等病原微生物的侵入首当其冲，因此极易引起感染。人体的口腔、咽喉常潜伏着条件致病菌如溶血性链球菌、肺炎双球菌等，当体内环境改变时，如感冒、失眠、疲乏或抵抗力降低时，菌群间失去平衡，潜伏的条件致病菌大量繁殖，以致咽喉受到感染，出现红肿、充血、发干和疼痛等症状，称之为咽炎。常分为急、慢性咽炎两种。

急性咽炎指咽黏膜、黏膜下组织和淋巴组织的急性炎症，致病菌以溶血性链球菌为主，肺炎双球菌、金黄色葡萄球菌、流感病毒及其他病毒皆可致病。喉内干痒有灼热感，或有轻度喉痛，迅速出现声音粗糙或嘶哑，并常伴有发热、干咳、或咳出少量黏液，且有吸气困难，尤以夜间明显，如张开口腔检查可见咽部红肿充血，颈部淋巴结肿大。

慢性咽炎是指咽部黏膜、黏膜下层及淋巴组织的慢性炎症，常伴有其他上呼吸道疾病，多见于成年人，好发于秋冬季干燥寒冷的季节，它也是一种受生活习惯影响很大的疾病。其主要病因有屡发急性咽炎、长期粉尘或有害气体刺激、烟酒过度或其他不良生活习惯、鼻窦炎分泌物刺激、过敏体质或身体抵抗力降低等。慢性咽炎也可以是某些全身性疾病的局部表现，如贫血、糖尿病、肝硬化及慢性肾炎等。该病发病人群城市高于农村，有职业倾向如教师、歌手、记者为好发群体。

二、临床特征

慢性咽炎可有咽喉部不适、干燥、发痒、疼痛或有异物感，总想不断地清理嗓子；有时清晨起 床后常会吐出微量的稀痰，伴有声音嘶哑，往往说一会儿便稍加清晰，可有刺激性咳嗽、声音嘶哑，多在疲劳和使用声带后加重，但不发热。慢性咽炎的病程长，症状常反复，不易治愈。临床上分为5种类型：

1. 慢性单纯性咽炎

此种类型较常见，表现为咽部黏膜慢性充血。病变主要集中在咽部黏膜层，其血管周围有较多淋巴组织浸润，也可见白细胞及浆细胞浸润。黏膜及黏膜下结缔组织增生，可伴有黏液腺肥大，腺体分泌功能亢进，黏液分泌增多且较黏稠。

2. 慢性肥厚性咽炎

咽部黏膜层充血增厚，黏膜及黏膜下有广泛的结缔组织及淋巴组织增生，在黏液腺周围的淋巴组织增生突起，表现咽后壁多个颗粒状淋巴滤泡，可呈慢性充血状，亦可多个淋巴滤泡融合为一体。黏液腺内的炎性渗出物可被封闭其中，在淋巴颗粒隆起的顶部形成囊状白点，破溃时可见黄白色渗出物。此型慢性咽炎常累及咽侧索淋巴组织，使其增生肥厚，呈条索状。

3. 萎缩性及干燥性咽炎

临床中较少见。发病初期黏液腺分泌减少，分泌物稠厚而干燥。继因黏膜下层慢性炎症，逐渐发生机化及收缩，致使黏膜及黏膜下层逐渐萎缩变薄。咽后壁上可有干痂或脓痂附着，通常伴有臭味。

4. 慢性过敏性咽炎

为发生于咽部黏膜的由 IgE 介导的 I 型变态反应。慢性过敏性咽炎多伴发于全身变应性疾病或变应性鼻炎，亦可单独发病。季节性慢性过敏性咽炎，其症状可有季节性变化。如对食物过敏，可在进食致敏性食物后出现慢性咽炎的相关症状。

5. 慢性反流性咽炎

与胃食管反流相关。胃液由于胃食管反流直接损伤咽部黏膜或通过神经反射引起咽部黏膜及黏膜下的慢性炎症。

临床上根据患者病史如常有急性咽炎反复发作史，或因鼻病长期张口呼吸及烟酒过度、环境空气干燥、粉尘和刺激性气体污染等；伴有的症状如咽部不适，或疼，或痒，或干燥感、灼热感、烟熏感、异物感等；刺激性咳嗽，晨起用力咳出分泌物，甚或作呕，病程2个月以上，常因受凉、感冒、疲劳、多言等原因致症状加重；同时检查发现咽部慢性充血，加重，呈暗红色，或树枝状充血，咽后壁淋巴滤泡增生，或咽侧索肿大；咽黏膜增生肥厚，或干燥、萎缩、变薄，有分泌物附着。具有上述症状及1项或1项以上检查所见，即可诊断。

三、治疗原则及药物选择

（一）治疗原则

目前治疗慢性咽炎的方法很多，最常见的是西医局部用药和中医中药调理，此外也可采用激光、微波、冷冻等方法。最重要的是找出致病原因，针对病因治疗，根据病情给予全身或局部用药。此外，加强锻炼，增强体质，高机体抵抗力甚为重要。由于咽喉部位几无覆盖和纤毛，易于暴露，便于直接用药，因而给药的方法可采用涂擦、喷雾、含服或含漱。

（二）药物选择

1. 药物分类

治疗慢性咽炎的药物主要有处方药、非处方药及中药，其中非处方药临床上更为常用。常用的《国家非处方药目录》收载的治疗咽炎药活性成分或制剂有溶菌酶、度米芬、地喹氯铵、复方地喹氯铵、西地碘、复方草珊瑚含片、碘甘油、甲硝唑含漱剂、氯己定含漱剂等。常用药物及其用法用量见表4–1。

表4–1　治疗慢性咽炎的常用药物及其用法用量

药　名	用法用量
溶菌酶	口含，1片/次，4～6次/d
度米芬	口含，1～2片/次，每2～3h 1次
地喹氯铵	口含，1～2片/次，每2～3h 1次
西地碘	口含，1片/次，3～5片/d
甲硝唑含漱剂	含漱，10～20ml/次，先含30s再漱口，3～4次/d
氯己定含漱剂	饭后含漱　成人20ml/次　儿童10ml/次
慢严舒柠清喉利咽颗粒	一次1袋，一日2～3次
复方青果冲剂	开水冲服，1袋（10g）/次，2～3次/d
清咽丸	口服或含化。大蜜丸1丸/次，2～3次/d
双黄连口服液	10ml（1支）/次，3次/d。小儿酌减或遵医嘱
金莲花片	3～4片/次，3次/日

2. 药物的选择

（1）处方药：对急性炎症者为预防咽喉肿胀或喉头水肿而致的呼吸困难，可采用抗生素和肾上腺糖皮质激素的溶液，气雾吸入或喷布，一日1～2次。严重感染者可建议服用抗生素，一般使用青霉素类、大环内酯类，以及磺胺类药物。

（2）非处方药：咽炎的治疗首要是抗炎，全身可服用对咽部有消炎功能的中成药，如慢严舒柠清喉利咽颗粒、复方青果冲剂、清咽丸、双黄连口服液、穿心莲片或金莲花片。联合服用维生素A、维生素B_2、维生素C、维生素E等。

选择中药治疗咽喉炎时，要采用中医辨证施治的原则，辨明是肺阴虚还是肾阴虚，分别选用。养阴清肺膏、玄参甘桔冲剂、铁笛丸等，可以养阴清肺利咽，适用于肺阴虚者，主要有咽部不适、微痛、干痒、咳嗽、有黏痰附着、难咳出等表现；六味地黄丸、知柏地黄丸、百合固金丸等，可以滋阴降火、清利咽喉，适用于肾阴虚者，其往往表现咽部灼热疼痛、喉底有颗粒呈暗红色、或见喉底干燥，合并潮热盗汗、五心烦热等。此外，也可用金银花、麦冬、菊花、胖大海、甘草等中药泡水，代茶饮用，再酌情加一些蜂蜜，效果更佳。大量饮茶，可发汗透表，加快毒素排泄，对于经常用嗓的职业尤为实用。

局部可应用口含片，如溶菌酶、西地碘片、度米芬含片、地喹氯铵含片或复方地喹氯铵含片等，因具有抗感染、清咽利嗓、消毒防腐的功效，且作用直接，见效快，使用方便，临床较为常用。对口腔内可能含有潜伏的条件致病菌，可含漱0.2%～0.5%

甲硝唑含漱剂或0.1%氯己定含漱剂予以清除。度米芬、氯己定含漱剂等药物切勿与阴离子表面活性剂同时使用。

对发热较重者可口服解热镇痛药，如对乙酰氨基酚、布洛芬、阿司匹林等。对伴有感冒症状者可选用桑菊感冒片、板蓝根冲剂、双黄连口服液或双花口服液等。

知识链接

坏习惯让你患上咽炎

一些不良的生活习惯是导致慢性咽炎的主要帮凶，首当其冲的就是吸烟。被动吸烟和主动吸烟咽喉部受到的刺激几乎是一样的，所以，在吸烟的环境里，大家都在承担着患病的风险。慢性咽炎的第二大帮凶是不良饮食习惯。有些人吃饭不能保证时间和质量，或者长时间饥饿，或者暴饮暴食，还有些人喜欢吃过热、过冷，或辛辣刺激食物，或嗜饮烈酒、浓茶，使咽部黏膜经常处于充血状态，加重咽部不适症状。

3. 注意事项

应用口含片含服时宜把药片置于舌根部，尽量贴近咽喉。目前治疗慢性咽炎的含片种类较多，使用也比较广泛。这些含片基本都有消炎、收敛、润咽和溶解分泌物的作用，对咽炎有一定的缓解和治疗效果。使用含片时需注意如下几点：①含服的时间越长，局部药物浓度保持的时间就越长，疗效越好；②含服时不宜咀嚼或吞咽药物，保持安静；含后30分钟内不宜进食或饮水；③含片的抗菌消炎作用非常有限，若伴有发热等全身症状，光用含片是不够的，仅作为辅助用药；④含片对某些人可能引起过敏反应，尤其是碘制剂类，含用时若发生咽部肿痛、面部肿胀、气急、皮肤发痒等，应立即停用并请医生处理；⑤儿童不宜使用含片，尤其是5岁以下小儿，以免呛入气管。

咽炎易复发，因此要重视预防，生活中应注意：增强体质，预防上呼吸道疾病；注意好口腔卫生，坚持早晚及饭后刷牙，还需纠正张口呼吸的不良习惯；避免过度疲劳，定时入睡；积极治疗感冒，咽喉、鼻、口腔的炎症；避免过多地讲话，多饮水或饮料；忌烟酒，保持清淡饮食、忌辛辣、油腻、过甜及过咸的食品，少吃瓜子、花生等炒货；保持周围空气湿润、清洁，注意在寒冷或风沙的天气出门时戴好口罩，防止冷空气对咽部的刺激，避免空气中的粉尘对口腔污染。

目标检测

一、A型选择题

1. 下列哪个不是慢性咽炎的临床表现有（　　）

A. 咽喉部不适、干燥、发痒、疼痛或有异物感

B. 清晨起床后常会吐出微量的稀痰，伴有声音嘶哑

C. 常伴有发热

D. 有刺激性咳嗽

E. 病程长，症状常反复

2. 下列关于咽炎的药物治疗叙述错误的是（　　）

A. 含服口含片时，宜把药片置于舌根部

B. 含服的时间越长，疗效越好

C. 西地碘有轻度刺激感，对碘过敏者禁用

D. 含药后30min内不宜进食或饮水

E. 度米芬、氯己定含漱剂可与阴离子表面活性剂同时使用

二、B型选择题

关于咽炎的药物治疗

A. 解热镇痛药

B. 甲硝唑

C. 口含片（溶菌酶、西地碘片）

D. 抗生素和肾上腺糖皮质激素

E. 抗炎药（如复方青果冲剂、清咽丸、双黄连口服液）

1. 咽炎的治疗首要是用（　　）
2. 局部可应用（　　）
3. 为清除口腔内的条件致病菌可含漱（　　）
4. 对急性炎症，为预防咽喉肿胀或喉头水肿而致的呼吸困难，可采用（　　）

三、X型选择题

1. 慢性咽炎者需应用口含片，使用时注意（　　）

A. 应把药片置于舌根部，并尽量贴近咽部

B. 为避免过敏反应发生，含后应及时漱口

C. 含服后30 分钟内不宜进食或饮水

D. 含服时不宜咀嚼或吞咽

E. 发生过敏、皮疹、瘙痒等反应，及时停药

2. 慢性肥厚性咽炎的表现（　　）

A. 咽黏膜充血、色暗红　　B. 咽后壁有淋巴滤泡增生

C. 扁桃体充血、肿大　　D. 咽部有异物感、痒感、痰多

E. 进食困难

3. 慢性咽炎的类型有（　　）

A. 慢性过敏性咽炎　　B. 慢性单纯性咽炎　　C. 慢性肥厚性咽炎

D. 萎缩性及干燥性咽炎　　E. 慢性反流性咽炎

（参考答案：A型选择题1.C　2.E

B型选择题1.E　2.C　3.B　4.D

X型选择题1.ACDE　2.ABCD　3.ABCDE）

（胡清伟）

任务二　复发性口腔溃疡用药指导

学习目标

通过对本章的学习，了解口腔溃疡的危害、病因及临床表现，熟悉口腔溃疡的诊断、分型，掌握口腔溃疡的药物治疗，学会指导病人合理应用治疗口腔溃疡的药物。

一、概述

复发性口腔溃疡，临床又称“复发性阿弗他溃疡”、“复发性阿弗他口炎”或“复发性口疮”，是一种具有疼痛性、复发性、自限性等特征的口腔黏膜溃疡性损害，患病率高达20%左右，居口腔黏膜病之首。目前病因及致病机制仍不明，存在明显的个体差异。有人提出复发性口腔溃疡发病的遗传、环境和免疫“三联因素论”，即遗传背景加上适当的环境因素（包括精神神经体质、心理行为状态、生活工作和社会环境等）引发异常的免疫反应而出现复发性口腔溃疡特征性病损。也有人提出“二联因素论”，即外源性感染因素（病毒和细菌）和内源性诱导因素（激素的变化、精神心理因素、营养缺乏、系统性疾病及免疫功能紊乱）相互作用而致病。总之，复发性口腔溃疡的发生是多种因素综合作用的结果。

二、复发性口腔溃疡的临床特征

目前临床大多根据口腔溃疡大小、深浅及数目不同分为轻型、重型和疱疹样溃疡三种。

复发性口腔溃疡的分型，多采用Lehner（1968年）分型方法，即将RAU分为以下三型：

1. 轻型阿弗他溃疡（MiRAU）

为临床最常见，占整个复发性口腔溃疡的80%。多数患者初发病时均为此型。好发于唇、舌、颊等角化程度较差的部位。RAU初起为局灶性黏膜充血水肿，呈粟粒状红点，灼痛明显，继而形成浅表溃疡，圆形或椭圆形，表面覆以黄白色假膜，中央凹陷，基底不硬，直径2～4mm。溃疡周界清楚，散在分布，数目一般为3～5个。约5d左右溃疡开始愈合，此时溃疡面有肉芽组织形成、创面缩小、红肿消退、疼痛减轻。约7～10d溃疡愈合，不留瘢痕。

溃疡复发的间隙期从半月至数月不等，有的患者会出现此起彼伏、迁延不愈的情况。有些患者有较规则的发病周期如月经前后，或常在劳累之后发病。一般无明显全身症状与体征。

2. 重型阿弗他溃疡（MaRAU）

亦称复发性坏死性黏膜腺周炎或腺周口疮。溃疡大而深，似“弹坑”状，可深达黏膜下层腺体及腺周组织，直径1～3cm，愈合后可形成瘢痕或组织缺损，故也称复发性瘢痕性口疮。该型约占8%左右。好发于青春期。

溃疡周围组织红肿微隆起，基底微硬，表面有灰黄色假膜或灰白色坏死组织。溃疡持续时间较长，可达1～2个月或更长。通常是1～2个溃疡，但在愈合过程中又可出现1个或数个小溃疡，疼痛剧烈，愈后有疤痕。初始好发于口角，其后有向口腔后部移行趋势。发生于口腔后部如舌腭弓、软硬腭交界处时可造成组织缺损，影响言语及吞咽。可伴全身不适、局部淋巴结肿痛。溃疡可在先前愈合处再次复发。

3. 疱疹样溃疡（HU）

亦称口炎型口疮，约占RAU患者的10%左右。好发于成年女性，好发部位及病程与轻型相似，但溃疡直径较小，约2mm，溃疡数目多，可达十几个或几十个，散在分布，似“满天星”。邻近溃疡可融合成片，黏膜充血发红，疼痛明显，唾液分泌增多。可伴有头痛、低热及全身不适、局部淋巴结肿痛等症状。愈后不留疤痕。

课堂互动

某患者，女，26岁。口内溃疡剧痛2天就诊。

检查：下唇及舌前部可见小米粒大小的浅表溃疡十余个，溃疡中心微凹，周围红晕，散在分布。双侧颌下淋巴结肿痛。问诊得知，患者以往类似发作每年均有多次，但溃疡数目较本次少，且不治自愈。据此，请你：①作出诊断。②拟订治疗计划。

（提示：诊断疱疹样阿弗他溃疡。诊断依据：溃疡浅表，具有典型的“红、黄、凹、痛、小”阿弗他溃疡临床特征；数目多达十余个，呈散在分布；具有复发性和自限性等。）

三、治疗原则及药物选择

（一）治疗原则

1. 局部治疗

以消炎、止痛、促进溃疡愈合为主要原则。

（1）消炎类药物　药膜、软膏、含漱液、含片、散剂、超声雾化剂等。

（2）止痛类药物　0.5%盐酸达克罗宁液、1%普鲁卡因、2%利多卡因等。

（3）腐蚀性药物　10%硝酸银、50%三氯醋酸、95%酒精、8%氯化锌等。

（4）局部封闭　适于经久不愈或疼痛明显的溃疡。溃疡下局部浸润，每周1～2次

（5）理疗　有减少渗出促进愈合的作用。

2. 全身治疗

目的是对因治疗，减少复发、争取缓解，延长间歇期，缩短溃疡期使病程得到缓解。常用药物和方法有：

（1）糖皮质激素及其他免疫抑制剂：对重型或发作频繁复发性口腔溃疡的患者可联合应用，应用视病情而定。

（2）免疫增强剂：应用视病情而定。

（3）其他辅助治疗药物：补充维生素类和微量元素等。

3. 中医药治疗

中医药治疗可分为局部治疗和全身治疗。

局部治疗：可使用养阴生肌散，西瓜霜，冰硼散等。

全身治疗：以辨证论治为治则，将复发性口腔溃疡大致分为实火型和虚火型。实火型口疮可选用清胃散、导赤散等，虚火性口疮宜用六味地黄丸、杞菊地黄丸等治疗。中药成药可选择清热解毒胶囊、口炎清冲剂等。

（二）药物选择

口腔溃疡的治疗以外用药为主，《国家非处方药目录》收载的治疗口腔溃疡药物活性成分和制剂有甲硝唑、氯己定含漱剂、西地碘含片、甲硝唑口腔粘贴片、地塞米松粘贴片、甲硝唑含漱剂、碘甘油等。

1. 非处方药

口服维生素B_2和维生素C，局部涂敷口腔溃疡膏，一日2～3次；或地塞米松甘油糊剂敷于患处。同时应用0.5%甲硝唑含漱剂或复方甲硝唑含漱剂含漱，于早、晚刷牙后含漱，一次15～20ml，一日2～3次，连续5～10d为1个疗程；另甲硝唑口颊片可夹于牙龈与龈颊沟间含服，于三餐后含服，临睡前加含1片，连续4～12d。

西地碘含片，可直接卤化细菌的体蛋白，杀菌力强，对细菌繁殖体、芽孢和真菌也有较强的杀菌 作用。用于口腔溃疡，白色念珠菌感染性口炎、糜烂型扁平苔癣等。含服，一次1.5～3mg，一日3～5次。

地塞米松粘贴片，具有很强的抗炎作用，降低毛细血管的通透性，减少炎症的渗出，贴片用量较 小而作用直接、持久，可促进溃疡愈合。外用贴敷于溃疡处，每处1片，一日总量不得超过3片，连 续使用不得过1周。

冰硼散：取适量冰硼散敷于口腔溃疡处，每日2～3次。

用消毒棉签蘸4万单位庆大霉素注射液轻涂口腔溃疡面，三餐后、睡觉前各涂1次，共4次，一般2～3日痊愈。

用消毒棉签蘸云南白药粉末敷患处，一般用药3天后可愈合。

将维生素C研成粉末状，若系小溃疡，仅需取少许敷于患处即可；若溃疡面较大，则应先轻轻刮除溃疡面渗出物，然后再敷药粉。每日用药2～3次，溃疡小者用药1～2次即愈，溃疡大者用药2～3次，疼痛可显著减轻，2～3天溃疡面即可痊愈。

用针刺破维生素E胶丸，将药液挤出涂于口腔溃疡处，保留1分钟，每日用药4次，于饭后及睡觉前用，一般3天可愈。

将维生素B_2研为细粉状，用适量香油调匀，做成稀糊状，涂于溃疡表面，每日4～6次。具有不苦，不涩，味香，无刺激性，止痛等良好功效。一般连用2～3天，口腔溃疡可获愈。

2. 处方药

溃疡面积较大时可用10%硝酸银液烧灼溃疡面。并选用0.1%氯己定、1%聚维酮碘、0,1%依沙吖啶、复方硼砂含漱溶液漱口。

对反复发作的口腔溃疡推荐口服泼尼松，一次10mg，一日3次；或左旋咪唑一次50mg，一日3 次，每周服用2次。中成药可外敷冰硼咽喉散、冰硼散等，养阴生肉膜、爽口托疮膜有清湿泻毒，收敛生肌的作用，用时取药膜贴于疮面，一日2~3次。

镇痛可选复方甘菊利多卡因凝胶于溃疡局部涂布。深大的重型复发性口腔溃疡，可用曲安奈德 混悬液或醋酸泼尼松龙混悬液0.5~1ml，加入2%普鲁卡因0.3~0.5ml在溃疡基底部注射，每周 1次。

知识链接

如何鉴别良性溃疡和恶性溃疡

人的一生中，发生口腔溃疡的概率几乎为100%。口腔溃疡又确确实实有癌变的可能。因此，鉴别溃疡的良、恶性实在是人人关心的问题。就是否会恶变而言，良性口腔溃疡是指不会变癌的口腔溃疡，恶性口腔溃疡则相反。那么如何来区分良性口腔溃疡和恶性口腔溃疡呢？

1. 根据溃疡愈合的时间进行判断

良性口腔溃疡一般仅需数天至数周就可以愈合。恶性口腔溃疡则呈进行性发展，数月甚至一年多都不愈合。

2. 根据溃疡面的形态进行判断

良性口腔溃疡一般形态比较规则，呈圆形、椭圆形或线条形，边缘整齐，与周围组织分界清楚，溃疡面的基底部较平滑，触之柔软，疼痛明显。恶性口腔溃疡形态多不规则，其边缘隆起呈凹凸不平状，与周围组织分界不清，溃疡面的基底部不平整，呈颗粒状，触之硬韧，和正常黏膜有明显的区别，疼痛不明显。

3. 根据病程规律进行判断

良性口腔溃疡经常反复发生。恶性口腔溃疡常不会复发，而一旦发病就迟迟不愈合。根据患者对药物的敏感程度进行判断：良性口腔溃疡患者一般在应用消炎防腐类药物进行治疗后效果明显，愈合较快。恶性口腔溃疡患者若应用此类药物进行治疗，疗效常不明显。

4. 根据患者的全身情况进行判断

良性口腔溃疡患者较少出现全身症状，颈部淋巴结不肿大，或虽肿大但不硬、不粘连。恶性口腔溃疡患者则相反，可出现发热、颈部淋巴结肿大、食欲不振、消瘦、贫血、乏力等表现。

目标检测

一、A型选择题

1. 最常见的复发性口腔溃疡是哪种类型（　　）

A. 疱疹型　　B. 重症型　　C. 轻型

D. 恶变性溃疡　　E. 以上都不对

2. 复发性口腔溃疡的治疗原则是（　　）

A. 局部治疗以消炎、止痛、促进溃疡愈合为主

B. 是对因治疗，减少复发、争取缓解，延长间歇期，缩短溃疡期使病程得到缓解。

C. 全身和局部相结合

D. 中医和西医相结合

E. 以上都对

3. 治疗口腔溃疡的非处方药不包括（　　）

A. 口服维生素B_2和维生素C

B. 地塞米松甘油糊剂、粘贴片

C. 甲硝唑含漱剂、口颊片

D. 西地碘含片

E. 口服泼尼松或左旋咪唑

（参考答案A型选择题1.C　2.E　3.E）

（凌广略）

任务三　便秘的用药指导

学习目标

通过本章的学习，了解便秘的表现、常见类型等；掌握便秘的治疗原则及药物选择；能根据病人的特点进行用药指导。

一、概述

便秘是临床常见的复杂症状，而不是一种独立的疾病。主要是指排便次数减少、粪便量减少、粪便过于干燥、排便费力等。通常以排便频率减少为主，一般每2～3天或更长时间排便一次（或每周<3次）即为便秘。慢性便秘病程至少6个月。

便秘和肛门直肠病（如痔、肛裂等）关系密切。慢性便秘在大肠癌、肝性脑病、乳腺疾病、阿尔茨海默病等的发生中可能起重要作用。在急性心肌梗死、脑血管意外等疾病中排便用力甚至可导致死亡。严重慢性便秘可引起粪性结肠穿孔，该并发症的死亡率高。便秘的危害不可小视。

发生便秘常见原因有：①不良的饮食习惯，由于进食量不足或食物过于精细，没有足够的食物纤维以致食物残渣太少；②饮水不足及肠蠕动过缓，导致从粪便中持续再吸收水分和电解质，大便干结；③缺少运动；④结肠低张力、肠运行不正常；⑤药物引起的，如铁剂、阿片类药、抗抑郁药、抗酸药、铋剂、抗帕金森病药等，或长期滥用泻药；⑥生活不规律和不规则的排便习惯。

二、临床特征

便秘只是一种症状，不一定是疾病，主要表现为大便干结，并感到排便费力、排便困难和排不干净。部分患者可出现下腹部膨胀感、腹痛、恶心、食欲减退、口苦、全身乏力、头晕等感觉。便秘按发病机制主要分为以下几类：①肠易激惹综合征（IBS），是一种胃肠功能紊乱的慢性疾病，患者常有腹痛、腹泻，有时便秘和腹泻交替出现。其中便秘型肠易激综合征（IBS-C）也可有便秘表现。②慢传输型便秘（STC），是由于肠道收缩运动减弱，使粪便从盲肠到直肠的移动减慢，或由于左半结肠的不协调运动而引起。③出口梗阻型便秘（OOC）,是由于腹部、肛门直肠及骨盆底部的肌肉不协调导致粪便排出障碍。在老年患者中尤其常见。很多OOC患者也合并存在慢传输型便秘。④混合型，即上述STC+OOC的混合。

辅助检查：如实验室检查、影像学检查、内镜检查和肠道动力及肛门直肠功能检查等。

诊断：便秘的诊断可借鉴罗马III标准：①排便费力，想排而排不出大便，干球状便或硬便，排便不尽感；②排便次数< 3次/周，排便量<35 g/d或25%以上时间有排便费力；③全胃肠道或结肠传输时间延长。详细询问病史和进行体格检查可为慢性便秘的进一步诊断提供重要的信息。

三、治疗原则及药物选择

（一）治疗原则

选用泻药时应考虑药效、安全性、药物依赖性以及价效比。避免长期使用刺激性泻剂。

治疗目的是缓解症状，恢复正常肠动力和排便生理功能。因此，总的原则是个体化的综合治疗，包括调整患者的精神心理状态，推荐合理的膳食结构。建立正确的排便习惯；对有明确病因者进行病因治疗；需长期用通便药维持治疗者，应避免滥用泻剂；外科手术应严格掌握适应证。

1. 一般处理

帮助患者充分认识导致便秘的因素。解除患者对排便过度紧张的心理负担。建议增加饮水量和体力活动量，指导患者养成良好的排便习惯。

2. 膳食纤维和膳食纤维制剂

便秘者需要更多的纤维素维持大便的体积和肠道传输功能。增加膳食中的纤维素，可提高粪便的含水量、促进肠内有益细菌的增殖，增加粪便的体积。加快肠道传输，使排便次数增加。必要时可通过膳食纤维制剂补充膳食纤维。包括麦麸、甲基纤维素等。应注意大剂量膳食纤维制剂可导致腹胀，可疑肠梗阻者禁用。

3. 泻药（通便药）

泻药是一类能增加肠内水分，促进肠蠕动，软化粪便或润滑肠道促进排便的药物。

（二）药物选择

1. 药物的分类

按作用机制可分为渗透性（容积性）、接触性和润滑性泻药等几类，主要用于功能性便秘，治疗便秘的药物及其用法用量见表4-2。

表4-2 常用治疗便秘的药物及其用法用量

分类	药物	用法用量
容积性泻药	硫酸镁	口服，每次5～20g，清晨空腹服用，同时饮100～400ml水，也可用水溶解后服用
	硫酸钠	散剂：每次5～20g，溶于250ml水，清晨空腹服用；肠溶胶囊：每次5g，一日1～3次
	乳果糖	口服，成人一次10ml，一日3次
	聚乙二醇	口服，每日1～2袋，将药物溶解在一杯水中服用
	欧车前亲水胶	将本品倒入杯中，加入200ml 凉水或温水，搅拌均匀后服用。成人用量为一次1包，一天1～3次

续表

分类	药物	用法用量
接触性泻药	酚酞	睡前口服0.05～0.2g
	导肠粒	口服，晚饭后或早餐前服用。一般剂量为1～2茶匙，不应嚼碎，用温水送服。病情好转后可减至1/2～1茶匙，每日1～2次
	比沙可啶	整片吞服，每次5～10mg，每日1次
	蓖麻油	口服，一次10～20ml
	液体石蜡	睡前口服15～30ml
滑润性泻药	甘油	栓剂：每次1粒塞入肛门
	开塞露	将容器顶端刺破或剪开涂以油脂少许缓慢插入肛门然后将药液挤入直肠内成人一次1支儿童一次0.5支

2. 药物的选择

容积性泻药如硫酸镁和硫酸钠导泻作用剧烈，故临床主要用于急性便秘。泻下作用较剧，可引起反射性盆腔充血和失水。月经期、妊娠妇女及老人慎用。乳果糖、欧车前亲水胶可用于功能性便秘。

接触性泻药酚酞口服后在肠道内与碱性肠液相遇形成可溶性钠盐，能促进结肠蠕动。服药后6～8小时排出软便，作用温和， 适用于慢性便秘。导肠粒能增加结肠推进性蠕动，常用于急、慢性便秘。

滑润性泻药甘油以50%浓度的液体注入肛门，由于高渗压刺激肠壁引起排便反应，并有局部润滑作用，数分钟内引起排便。适用于儿童及老人。开塞露几分钟内即可引起排便，适用于偶发的急性便秘、轻度便秘、老年及儿童便秘。

课堂互动

患者，女 37岁。经常性便秘，常数天一次，呈硬块状且非常困难，常服用泻药以缓解症状。最早的时候服用果导片可缓解，后效果越来越差。之后改用番泻叶，最初效果还行，之后效果不明显。

请为此患者进行用药和健康教育方面的指导和建议。

目标检测

一、A型选择题

1. 便秘是指7天内排便次数少于（　　）

A. 1～2次　　B. 2～3次　　C. 3～4次

D. 4～5次　　E. 6次

2. 便秘与腹泻交替最常见于（　　）

A. 肠结核　B. 血吸虫病　C. 慢性细菌性痢疾
D. 溃疡性结肠炎　E. 肠易激综合征

3. 下列哪项是功能性便秘的原因（　　）

A. 肠黏连　B. Crohn病　C. 肠易激综合征
D. 肠梗阻　E. 铅中毒

4. 下列哪项是器质性便秘的原因（　　）

A. 进食少量和食物缺乏纤维素　B. 肠易激综合征　C. 结肠冗长
D. 先天性巨结肠　E. 应用吗啡治肠肌松弛引起便秘

二、X型选择题

1. 下列有关便秘的叙述中哪些是正确的：（　　）

A. 排便频率减少　B. 排便困难，粪便干结
C. 习惯性便秘，多发生于中、老年人　D. 正常人排便的标准是1次/d
E. 便秘伴呕吐、肠绞痛提示肠梗阻

2. 下列药物中，经常服用可引起便秘的有（　　）

A. 吗啡　B. 酚酞　C. 阿托品　D. 硫糖铝　E. 安定

3. 便秘的发生机制包块下列哪几项（　　）

A. 肠道内肌肉张力减低和蠕动减弱　B. 排便过程的神经活动障碍
C. 摄入食物过少或纤维素及水分不足　D. 肠蠕动受阻碍
E. 排便的相关肌肉活动障碍

4. 下列属于功能性便秘的原因有（　　）

A. 食物中缺乏纤维素　B. 老年人腹肌及盆肌张力不足
C. 结肠冗长　D. 甲状腺功能低下　E. 经常应用吗啡止痛

5. 泻药主要用于（　　）

A. 急、慢性便秘　B. 排除肠内有害物质　C. 服中药后
D. 痔疮患者　E. 急腹症患者

6. 泻药分类为（　　）

A. 急性泻药　B. 渗透性泻药　C. 按触性泻药
D. 润滑性泻药　E. 慢性泻药

三、简答题

1. 便秘的发生机制中，常见的因素有哪些？

（参考答案A型选择题1.B　2.A　3.C　4.D

X型选择题1.ABCE　2.ACDE　3.ABCDE　4.ABCE　5.ABD　6.BCD）

（张树槐）

任务四　痔疮的用药指导

学习目标

通过对本章的学习，了解痔疮临床表现，熟悉痔疮的诊断，掌握痔疮药物治疗原则，学会指导病人合理应用痔疮治疗药物。

一、概述

痔是最常见的肛肠疾病，由直肠下端黏膜下层和肛管皮下的曲张静脉形成的团块以及由此产生的出血、脱垂，栓塞等临床疾病。任何年龄均可发病，且随年龄的增长发病率逐渐增加，据报道50岁以上痔疮患者约占50%，且男性发病率明显高于女性，民间有“十男九痔”的说法，是成年男性中的常见疾病。

痔疮的发病原因尚未完全明确，可能与多种因素有关，目前主要有“肛垫下移学说”和“静脉曲张学说”解释痔疮的形成。另外，长期饮酒和进食大量刺激性食物可使局部充血；肛周感染可引起静脉周围炎，使静脉失去弹性而扩张；营养不良可使局部组织萎缩无力，以上因素均可诱发痔疮的发生。

二、临床特征

（一）痔疮的分类

临床上根据痔疮所在部位不同分为三类，以齿状线为界，痔疮分为内痔，外痔和混合痔。

1. 内痔

内痔发生在齿状线以上，肛垫的支持结构、静脉丛及动静脉吻合支发生病理性改变或移位称为内痔，表面有黏膜覆盖。

内痔的主要临床表现是出血和脱出，未发生血栓、嵌顿、感染时单纯性内痔无疼痛感，无痛性间歇性便后鲜血是内痔的常见症状，部分病人可伴有排便困难。内痔病人根据出血和脱出程度不同分为4度。

表4-3　内痔的分度及临床表现

分期	临床表现
Ⅰ度	一般无症状，偶尔排便后有出血，从滴血至喷血不等，便后出血可自行停止，无痔核脱垂
Ⅱ度	可表现为间歇性便血，排便时内痔可脱出，排便后能自行还纳
Ⅲ度	偶有便血，咳嗽、劳累、负重用力时或久坐久立时，排便时，内痔均可脱至肛门外，不能自行还纳，须用手推回
Ⅳ度	偶有便血，痔脱出后不能还纳或还纳后又脱出

2. 外痔

直肠下静脉丛的病理性扩张或血栓形成称为外痔，位于齿状线下，表面覆盖肛管皮肤，由于位置低，常易发生血栓性静脉炎引起外痔栓塞。主要临床表现是肛门不适，潮湿不洁，有时有瘙痒，如有血栓形成或皮下血肿则有剧痛。

课堂互动

病例1. 患者，男，43岁，自述2日前因大便干结，排便努力后突然出现肛门部剧烈疼痛，行走不便，触之肛门左右两侧各有一樱桃大小肿物，压痛明显。咳嗽，行走，坐位时疼痛加剧。专科检查发现截石位3、9点肛门缘各有一青紫色圆形肿物，直径约1cm，质稍硬，触痛明显。请给出最有可能的诊断并给出相应处理意见。

病例2. 患者，刘某，女性，27岁，怀孕期间出现肛门内肿块脱出，并伴有大便时出血，未及时来医院诊治，病情不断加重。肿块由一个发展到多个，半个月来每次大便均出现喷血症状，出现头晕，乏力等症状。请根据上述症状给出相应诊断和治疗意见。

（提示：病例1. 诊断为血栓性外痔（双侧），因大便干结，在排便时用力过猛，致使痔外静脉破裂，血块凝结而形成血栓。病例2.该女性患者为II度内痔，痔核脱出伴随出血。）

3. 混合痔

内痔通过丰富的静脉丛吻合支和相应部位的外痔相互融合形成混合痔，位于齿状线上，由于直肠上下静脉丛再次相互吻合，因此痔的表面上段有黏膜覆盖，下段有皮肤覆盖。混合痔时可同时表现为内痔和外痔的症状。

（二）痔疮的诊断

痔疮主要靠肛门直肠检查。首先做肛门视诊，内痔除Ⅰ度外，其他3度均可在肛门视诊下见到。直肠指检虽对痔的诊断意义不大，但可了解直肠内的其他病变，如直肠癌，直肠息肉，直肠脱垂等。最后做肛门镜检，不仅可以看到痔块情况，也可看到直肠黏膜有无充血、水肿、溃疡、肿块等。

知识链接

痔疮与其他疾病的鉴别诊断

1. 直肠癌

临床上常将直肠癌误诊为痔疮从而延误治疗，主要原因是诊断时仅凭症状及大便化验，未进行肛门指检和直肠镜检查。直肠癌在直肠指检时可扪及高低不平的硬块，痔为暗红色圆形柔软的血管团。

2. 直肠息肉

直肠息肉为圆形，有蒂，可活动的实质性团块，多见于儿童。

3. 直肠脱垂

易误诊为环状痔，直肠脱垂黏膜呈环形，表面光滑，括约肌松弛；环状痔黏膜呈梅花瓣状，括约肌不松弛。

三、治疗原则及药物选择

（一）治疗原则

对无症状的早期痔疮无需治疗；有症状的痔疮重在减轻或消除症状，常以中成药保守治疗为主；对出血性非常严重的痔疮，需进行手术治疗，手术后为防止继发感染应口服石蜡油并应用抗菌药。非手术疗法对大部分痔疮的治疗效果良好，手术疗法仅限于保守治疗失败或不宜保守治疗的病人。痔疮药物治疗原则是：①个体化用药原则，根据不同患者生理、病理、临床表现和药物作用特点、药物不良反应等，选用合适药物；②全程、规律用药原则，治疗痔疮需要长期坚持用药，否则可能导致反复发作，进行性加重；③对症治疗，单一药物或合并用药原则，痔疮的治疗无特效药物，根据患者临床表现不同分别选用抗菌药、止血药、止痛药或联合使用。

（二）治疗药物的分类及代表药

痔疮的保守治疗有口服药和外用药两种。口服药多为中成药，具有清热解毒、凉血止痛的功效。外用药主要有栓剂、膏剂等，也多为中成药制剂，应根据痔疮患者的病情和症状来选药。痔疮治疗的常用药物见表4–4。

表4–4　常用痔疮治疗药物及用法用量

药物分类	常用药	常规用法用量
口服药	化痔丸	一次1丸，一日3次
	痔康片	一次3片，一日2次，7天为1疗程。部分病人服用此药后有轻度腹泻，减少服药量即可减轻，孕妇禁用
	脏连丸	一次1丸，一日2次，忌食辛辣燥热之物
	痔疮内消丸	一次15～20粒，一日2次，忌食辛辣燥热之物，孕妇禁用
	地榆槐角丸	一次1丸，一日2次，忌食辛辣燥热之物，孕妇禁用
外用药	荣昌肛泰栓	直肠给药。一次1粒，一日1～2次，早、晚或便后使用。使用时先将配备的指套戴在食指上，撕开栓剂包装，取出栓剂，轻轻塞入肛门内约2厘米处，孕妇禁用，忌口服
	肛泰贴膏	洗净脐部周围皮肤，擦干，然后将无纺胶布与PVC片分离，将药片对准脐部，黏贴牢固；一次1片，一日1次，切忌口服。过敏性体质者慎用；孕妇请在医生指导下使用
	马应龙麝香痔疮膏	每日早晚及大便后用温水洗净患处，若是内痔者，可先挤出少许药膏润滑胶木射管，然后插入肛门，挤出药膏，直射患处;若是外痔者，可将此药膏直接涂敷患处
	化痔栓	大便后或每晚睡前用温水洗净肛门，塞入1粒，重症者可早晚各塞1粒

（三）治疗药物选择

在痔疮初期或无症状静止期的痔疮，只需增加纤维性食物，促进胃肠蠕动，改变不良的饮食和大便习惯，保持大便通畅，防止便秘和腹泻。热水坐浴可改善局部血液循环。对患者自我感觉影响生活的痔疮，要根据患者的实际症状进行选药。如大便干燥、出血患者，可选地榆槐角丸，有润肠通便、活血止血的作用；如出血现象严重者，可配合止血药物，如三七粉，云南白药等；对内痔和混合痔多选用栓剂保证局部药物浓度，注意使用栓剂时要确保其位置适当，一般塞入肛门内2～3cm为佳，位置过下可能使栓剂脱落失去疗效，位置过上可能使病变部位达不到需要的浓度并可能产生全身吸收副作用。治疗痔疮的栓剂通常每天使用1～2次即可，疼痛和出血症状严重时，可以在排便后使用1次，一般情况下，在睡觉前使用就可以了。肛管内注入油剂或栓剂，有润滑和收敛作用，可减轻局部瘙痒不适症状。血栓性外痔可局部热敷，外敷抗菌止痛药减轻症状。

对于Ⅰ、Ⅱ度出血性内痔还可局部注射硬化剂，注射硬化剂的作用是使痔块和痔块周围产生无菌性炎症反应，黏膜下组织纤维化，促使痔块萎缩。用于注射的硬化剂常用的有5%石炭酸植物油、5%鱼肝油酸钠、5%盐酸奎宁尿素水溶液、4%明矾水溶液等。如果一次注射效果不理想，可间隔1个月后重复一次。如果痔块较多，也可分2～3次注射。对于Ⅰ、Ⅱ度内痔也可采用红外线局部照射，使痔块发生纤维增生、硬化、萎缩，与注射硬化剂效果相似，但复发率高，临床应用不多。

目标检测

一、A型选择题

1. 大便时有肿物脱出，首先考虑（　　）

A. 脱肛　B. Ⅱ期内痔　C. 肛乳头肥大　D. 直肠息肉　E. Ⅰ期内痔

2. 下列哪项不属于痔的分类（　　）

A. 内痔　B. 外痔　C. 混合痔　D. 直肠息肉　E. 脱肛

3. 2期内痔与3期内痔的最主要区别是（　　）

A. 出血的多少　B. 痔核的大小　C. 痔核是否脱出

D. 痔核可自行回纳　E. 痔核脱出充血水肿

4. 混合痔是指（　　）

A. 痔与瘘同时存在

B. 内置多发，布遍一周

C. 两个以上的内痔

D. 内痔通过丰富的静脉丛吻合支和相应部位的外痔相互融合

E. 内痔与外痔分别在不同的位置存在

5. 内痔常伴有的症状，下列那一项是错误的（　　）

A.排便时疼痛　B. 间歇性出血　C.痔核脱出

D. 肛门坠胀感　E. 肛门分泌物

6. 混合痔手术的一般治疗方法是（　　）

A.切除术　B. 结扎术　C. 注射术

D. 枯痔法　E.外痔剥离内痔结扎术

二、简答题

1. 简述痔疮的治疗药物选择。

（参考答案：A型选择题：1.B　2.D　3.D　4.D　5.E　6.E）

（郑小红）

任务五　急性扁桃体炎的用药指导

学习目标

通过对本章的学习，了解急性扁桃体炎的病因、临床表现、并发症，熟悉急性扁桃体炎的诊断，掌握急性扁桃体炎的药物治疗，学会指导病人合理用药。

一、概述

急性扁桃体炎系由各种病因引起的扁桃体炎症，属于急性上呼吸道感染，是呼吸道最常见的一种疾病。各种病毒和细菌均可引起，但90%以上为病毒，主要有鼻病毒、呼吸道合胞病毒、流感病毒、副流感病毒、腺病毒。细菌感染可直接或继病毒感染之后发生，最常见致病菌为溶血性链球菌，其次为肺炎链球菌、流感嗜血杆菌和葡萄球菌等，偶见革兰阴性杆菌。患者不分年龄、性别、职业和地区，但尤以儿童发病多见。

二、临床特征

局部症状有明显咽痛，或伴有干咳、流涕、喷嚏等。全身症状有畏寒、发热（体温可达39℃以上）、头痛、全身不适、乏力等，儿童患病者，还常伴有食欲下降、呕吐、腹泻、腹痛等消化道症状。腹痛多为脐周阵发性疼痛，可能为肠痉挛所致；如腹痛持续存在，多为并发急性肠系膜淋巴结炎。

婴幼儿患病者起病急，全身症状重，局部症状轻，多有发热，体温可高达39～40℃，热程2～3d至1周左右，起病1～2d可因高热引起惊厥。可并发急性中耳炎、鼻窦炎、扁桃体周围脓肿、颈淋巴结炎、气管–支气管炎、肺炎等，若感染A组溶血性链球菌者可继发急性肾小球肾炎和风湿病。

检查可见咽部明显充血，扁桃体肿大、充血，表面有黄色点状渗出物或黄白色脓性分泌物，颌下、颈部淋巴结肿大、压痛，肺部听诊无异常。

病毒感染者白细胞计数常正常或偏低，淋巴细胞比例升高；细菌感染者白细胞和中性粒细胞增高，有核左移现象。病毒分离和血清学检查可明确病毒感染病原，近年来采用免疫荧光、免疫酶及分子生物学技术可做出早期诊断；细菌感染者可在使用抗生素前行咽拭子培养判断细菌类型及作药物敏感试验。

根据病史、临床症状及咽部体征，结合周围血象，必要时作胸部X线检查可做出诊断。通过进行细菌培养和病毒分离及其他病原学检查手段，可确定病因诊断。

三、治疗原则及药物选择

（一）治疗原则

急性扁桃体炎在进行药物治疗的同时，应注意休息、多饮水、室内保持空气流通等。

（二）药物选择

1. 抗感染治疗

（1）抗病毒治疗：呼吸道病毒感染目前尚无特效的抗病毒药物，可选择试用以下药物：

①金刚烷胺、金刚乙胺：对亚洲A型流感病毒有抑制活性，抑制病毒核酸脱壳，影响细胞核溶酶体膜，干扰病毒的早期复制，使病毒增殖受到抑制。成人一次100mg，2次/d，连续3～5d；儿童每天3mg/kg或5mg/kg，分2次服用。

②三氮唑核苷（病毒唑，virazole）：系广谱抗病毒药，可能机制是药物进入被病毒感染的细胞后迅速磷酸化，其磷酸化产物作为病毒合成酶的竞争性抑制药，抑制肌苷单磷酸脱氢酶、流感病毒RNA多聚酶和mRNA鸟苷转移酶，从而减少细胞内三磷酸鸟苷，损害病毒RNA和蛋白合成，使病毒的复制和传播受抑制。成人口服0.1～0.2g/次，3次/日；肌注或静脉点滴 每天10～15mg/kg；或2mg含服，每2d一次，每日6次，3～5d为一疗程。

③聚肌胞（Poly I：C）：为高效内源性干扰素诱导剂，能在体内诱生干扰素而起到抑制病毒繁殖的作用。肌内注射，1~2mg/次，隔日1次。

④潘生丁（Dipyridamole）：有广谱抗病毒作用，对小RNA病毒、正黏液病毒和某些DNA病毒有抑制作用。其作用机制是抑制二氧嘧啶核苷、腺苷及脱氧胞嘧啶核苷等进入细胞内，从而选择性抑制病毒RNA合成。剂量为5mg/（kg·d），分2～3次口服，3d为一疗程。

（2）抗细菌治疗：常选用青霉素类、第一代、二代头孢类及大环内酯类抗生素。咽拭子培养阳性结果有助于指导抗菌治疗，如明确有革兰阴性杆菌感染，可选用三代头孢类抗生素。若证实为链球菌感染，或既往有风湿热、肾炎病史者，青霉素疗程应在10～14d。

①青霉素类：是一类重要的β－内酰胺类抗生素，能与细菌细胞膜上的青霉素结合蛋白结合而妨碍细菌细胞壁黏肽的合成，使之不能交联而造成细胞壁的缺损，致使细菌菌体破裂而死亡。这一过程发生在细菌细胞的繁殖期。青霉素对革兰阳性球菌（链球菌、肺炎球菌、敏感的葡萄球菌）及革兰阴性球菌（脑膜炎双球菌、淋球菌）的抗菌效果较强。

②第一代、二代头孢类：属于β－内酰胺类抗生素，抗菌机制同青霉素类，本类药物抗菌谱广，对肺炎链球菌、溶血性链球菌等具有良好的抗菌活性，但对金黄色葡萄球菌的抗菌作用较差。主要药物有头孢拉定、头孢氨苄、头孢羟氨苄、头孢克洛、头孢呋辛酯等。

③大环内酯类：大环内酯类能不可逆的结合到细菌核糖体50S亚基上，通过阻断转

肽作用及mRNA位移，选择性抑制蛋白质合成。主要药物有红霉素、琥乙红霉素、罗红霉素、阿奇霉素等。

2. 对症治疗

（1）发热：经冷敷、温湿敷或酒精浴降温仍高热者，可口服解热药。

①对乙酰氨基酚：对中枢神经系统前列腺素合成的抑制作用比对外周前列腺素合成的抑制作用强，解热作用强，镇痛作用较强，缓和而持久，对胃肠道刺激小，正常剂量下较为安全，大剂量对肝脏有损害，为退热药的首选，尤其适宜老年人和儿童服用。成人一次0.3～0.6g，每隔4h1次，或一日4次，一日量不宜超过2g；儿童按体重一次10～15mg/kg，或按体表面积一日1.5g/m^2，分4～6次服用。

②阿司匹林：口服后吸收迅速而完全，解热镇痛作用较强，作用于下丘脑体温调节中枢引起外周血管扩张、皮肤血流增加、出汗，使散热增加而起到解热作用。能降低发热者的体温，对正常体温几乎无影响。成人一次0.3～0.6g，一日3次；儿童按体重30～60mg/（kg·d），分4～6次服用，或5～10mg/kg·次；婴幼儿发热可选用阿苯片（每片含阿司匹林100mg，苯巴比妥10mg），3岁以下婴幼儿一次1～2片，3岁以上酌增剂量。

③布洛芬：具有解热镇痛消炎作用，其镇痛作用较强，比阿司匹林强16～32倍；抗炎作用较弱，退热作用与阿司匹林相似但较持久。对胃肠道的不良反应较轻，易于耐受，为此类药物中对胃肠刺激最低的。成人及12岁以上儿童，一次0.2～0.4g，一日3～4次；1～12岁，20mg/（kg·d），分3次服用。

④贝诺酯：为对乙酰氨基酚与阿司匹林的酯化物，通过抑制前列腺素的合成而产生镇痛、抗炎、解热作用。对胃肠道的刺激性小于阿司匹林，疗效与阿司匹林相似，作用时间较阿司匹林及对乙酰氨基酚长。口服，一次0.5～1g，一日3次，老年人用药一日不超过2.5g。

因5岁以下儿童高热时有发生高热惊厥的危险，故在高热时应紧急退热，可应用20%安乃近溶液滴鼻，婴儿每侧鼻孔1～2滴，2岁以上儿童每侧鼻孔2～3滴。如有高热惊厥发生，应在处理原发病基础上，予镇静、止惊处理，可选用水合氯醛灌肠，每次1.0～1.2ml/kg；如仍不能止惊者，可予地西泮（又名安定）静脉注射，大多1～2分钟内止惊，每次剂量0.3～0.5mg/kg，一次总量不超过10mg，静推速度不超过1～2mg/min，如静脉推注过快可导致呼吸抑制，静脉注射困难时同样剂量经直肠注入比肌注见效快。如既往有高热惊厥病史者，可于发热病开始即使用安定口服防止惊厥发生，剂量为1mg/（kg·d），分3次口服，连服2～3天，或直到本次疾病体温恢复正常为止。

（2）咽痛：可应用口含片，如溶菌酶20mg/次，每隔1～2h1次；西地碘片1.5～3mg/次，3～5次/d，度米芬含片0.5～1mg/次，滴丸0.5mg/次，3～4次/d；地喹氯铵含片或复方地喹氯铵含片0.25mg/次，每隔2～3h1次。此外，还可采用抗生素和肾上腺皮质激素的溶液雾化吸入或喷雾剂喷雾局部治疗。

3. 中成药治疗

如咽扁颗粒、清咽丸、银黄含片、穿心莲片、双黄连口服液等。

常用治疗药物及其剂量见表4–5。

表4-5　常用治疗药物及其剂量

药物分类	常见药物	常规治疗剂量
抗病毒药物	金刚烷胺、金刚乙胺 三氮唑核苷（病毒唑） 聚肌胞	成人一次100mg，2次/d；儿童3mg/（kg·d）或5mg/（kg·d），分2次服用，连续3~5d 成人口服0.1~0.2g/次，3次/d；或2mg含服，每2h一次，每日6次，3~5d为一疗程 肌内注射，1~2mg/次，隔日1次
抗病毒药物	潘生丁 青霉素V钾片 头孢克洛 头孢拉定 头孢氨苄 头孢羟氨苄（欧意） 红霉素 头孢克洛分散片 头孢呋辛酯片（西力欣） 琥乙红霉素（利君沙） 罗红霉素 阿奇霉素	5mg/（kg·d），分2~3次口服，3d为一疗程 40万~80万单位/次，3~4次/d 0.25g~0.5g/次，2~3次/d 1~2g/d，分3~4次 0.25g~0.5g/次，3~4次/d 0.25g~0.5g/次，3~4次/d 0.25g~0.5g/次，4次/d 口服，成人0.25g/次，一日3次，严重感染患者剂量可加倍，但一日总剂量不超过1g；小儿按体重一日20~40mg/kg，分3次服用，严重感染患者剂量可加倍，但一日总剂量不超过1g 口服，成人 一般250mg/次，0.5g/d，儿童通常给药剂量为每日2次，每次125mg或每日2次，每次10mg/kg体重，每日量大剂量为250mg 0.25g~0.5g/次，3~4次/d 150mg/次，2次/d 疗程3天：0.5g/d，1次/d；疗程5天：首日0.5g，第2、3、4、5日0.25g
解热镇痛药	对乙酰氨基酚（泰诺林） 阿司匹林 布洛芬（芬必得、美林） 贝诺酯	成人一次0.3~0.6g，每隔4小时1次，或一日4次，一日量不宜超过2g；儿童按体重一次10~15mg/kg，分4~6次服用 成人一次0.3~0.6g，一日3次；儿童按体重30~60mg/（kg·d），分4~6次服用，或5~10mg/（kg·次）
缓解咽痛药物	溶菌酶 西地碘片（华素片） 度米芬含片 地喹氯铵含片、复方地喹氯铵含片（泰乐奇含片）	成人及12岁以上儿童，一次0.2~0.4g，一日3~4次；1~12岁，20mg/（kg·d），分3次服用 一次0.5~1g，一日3次，老年人用药一日不超过2.5g 20mg/次，每隔1~2h 1次 1.5~3mg/次，3~5次/h 0.5~1mg/次，滴丸0.5mg/次，3~4次/h 0.25mg/次，每隔2~3h 1次

目标检测

一、A型选择题

1. 急性扁桃体炎最常见的细菌感染的病原体是（　　）

A. 溶血性链球菌　　B. 肺炎链球菌　　C. 流感嗜血杆菌
D. 葡萄球菌　　E. 革兰阴性杆菌

2. 下列哪个药是急性扁桃体炎退热的首选（　　）

A. 对乙酰氨基酚（扑热息痛）　B. 阿司匹林　　C. 安乃近
D. 布洛芬　　E. 贝诺酯

3. 为对乙酰氨基酚与阿司匹林的酯化物，通过抑制前列腺素的合成而产生镇痛、抗炎、解热作用的是（　　）

A. 布洛芬　　B. 贝诺酯　　C. 对乙酰氨基酚
D. 阿司匹林　　E. 阿苯片

二、B型选择题

[1～4]

A. 为高效内源性干扰素诱导剂（　　）
B. 有广谱抗病毒作用，对小RNA病毒、正黏液病毒和某些DNA病毒有抑制作用
C. 对亚洲A型流感病毒有抑制活性
D. 可能机制是药物进入被病毒感染的细胞后迅速磷酸化，其磷酸化产物作为病毒合成酶的竞争性抑制药
E. 神经氨酸酶抑制剂

1. 金刚烷胺
2. 潘生丁
3. 聚肌胞
4. 病毒唑

[5～6]

关于急性扁桃体炎的药物治疗

A. 金刚烷胺或金刚乙胺
B. 青霉素类或一代头孢类或大环内酯类抗生素
C. 喹诺酮类抗生素
D. 阿司匹林
E. 布洛芬

5. 抗病毒治疗可选用
6. 抗细菌治疗可选用

三、X型选择题

1. 急性扁桃体炎病毒感染的病原体包括（　　）

A. 鼻病毒　　B. 腺病毒　　C. 呼吸道合胞病毒
D. 副流感病毒　　E. 流感病毒

2. 下列哪些是急性扁桃体炎的临床表现（　　）

A. 发病急骤，局部症状以明显咽痛为主要表现
B. 可有畏寒、发热、头痛、全身不适、乏力等全身症状
C. 儿童患者常伴有食欲下降、呕吐、腹泻、腹痛等消化道症状

D. 可并发急性肠系膜淋巴结炎

E. 细菌感染者白细胞和中性粒细胞增高，有核左移现象

（参考答案：A型选择题1.A 2.A 3.B

B型选择题1.C 2.B 3.A 4.D 5.A 6.B

X型选择题1.ABCDE 2.ABCDE）

（王春玲）

任务六　急性结膜炎及沙眼的用药指导

学习目标

通过对本章的学习，了解急性结膜炎及沙眼的危害、病因及临床表现；熟悉急性结膜炎及沙眼的诊断、分型；掌握急性结膜炎及沙眼的药物治疗；学会指导病人合理应用治疗急性结膜炎及沙眼的药物。

第一节　急性结膜炎

一、概述

结膜炎是眼科常见疾病，俗称“红眼病”。结膜是由眼睑缘间部末端开始覆盖于眼睑后和眼球前的一层半透明黏膜组织，富含神经和血管，结构上分为球结膜、睑结膜和穹窿结膜三部分。结膜大部分暴露在外界环境中，与多种多样的微生物以及外界环境相接触，但眼表的特异性和非特异性防护机制使其具有一定的预防感染和使感染局限的能力，不过当眼睛的特异性防御能力减弱或外界致病因素增加时，结膜易受外界环境刺激或微生物感染引起结膜炎症的发生。结膜炎典型的发病特征是结膜血管扩张、渗出及细胞浸润，统称为结膜炎。

结膜炎为结膜病变最常见的疾病，结膜炎最常见致病微生物主要是细菌，如肺炎球菌、流感嗜血杆菌、金黄色葡萄球菌、脑膜炎双球菌、奈瑟菌等；也可以是病毒或衣原体，偶尔可见真菌、立克次体和寄生虫感染。除此以外某些物理性刺激（如风沙、烟尘、紫外线等）和化学性刺激（如药品、酸碱、有毒气体等）也可引起结膜炎，还有少部分结膜炎是由免疫性疾病（过敏）、全身性疾病（如肺结核、梅毒、甲状腺病）或结膜邻近组织炎症蔓延引起。一般而言，病程少于3周者称急性结膜炎，病程超过3周者称慢性结膜炎。急性结膜炎易在春、夏和（或）秋季流行，传染性较强，它的传播途径主要是通过接触传染。往往通过接触病人眼分泌物或与患者握手或用脏手揉眼睛等被传染。急性结膜炎预后较好，炎症几天内即可消退，视力一般不受影响，但偶尔可累及角膜导致视力下降。

二、临床特征

（一）急性结膜炎的分类

在临床上，急性结膜炎通常根据其致病微生物不同分为细菌性结膜炎和病毒性结膜炎。

1. 细菌性结膜炎

以结膜充血明显，并伴有脓性分泌物为特征，同时有异物感，烧灼刺痛，轻度畏光等症状，分泌物可带血色，睑结膜上可见灰白色假膜，此膜能用棉签擦掉，但易再生。最常见的致病菌为金黄色葡萄球菌和表皮葡萄球菌，其他常见的致病菌有肺炎双球菌、流行性嗜血杆菌和莫拉杆菌等。细菌性结膜炎具有自限性，一般10～14天可自行痊愈，用药后1～3天可恢复，视力不受影响，但有部分患者可并发角膜炎，导致视力下降。

2. 病毒性结膜炎

以结膜充血水肿、有出血点，并伴有水样或黏性分泌物为特征，同时伴有流泪、异物感。角膜可因细小白点浑浊而影响视力，同时可有眼球疼痛表现。轻度的病毒性结膜炎有自限性，严重者可发生全身症状，如发热、头痛，淋巴结肿大等。

3. 其他类型结膜炎

衣原体性结膜炎，真菌性结膜炎，过敏性结膜炎等。

（二）急性结膜炎诊断

临床上可根据急性结膜炎的基本症状和体征作出诊断，但要确诊还需依靠病原学检查，细胞学检查以及免疫学和血清学检查等实验室检查。

三、治疗原则及药物选择

（一）药物治疗原则

1. 眼部冲洗

当患眼分泌物较多时，可用生理盐水、1∶10 000高锰酸钾溶液或3%硼酸水冲洗结膜囊。惧光者可佩戴有色太阳镜，减少光线的刺激，但不要包封患眼。

2. 早期治疗原则

对于初次治疗的急性期患者，在没有条件进行病原学分析的情况下，应尽早根据患者症状及临床经验选用多种药物联合进行治疗，防止感染进一步扩大。对经验治疗效果不佳者，应进行分泌物涂片、结膜刮片检查及培养等手段，病原体明确后进行药敏试验，根据药敏试验结果及时调整用药。

3. 局部用药原则

由于结膜具有特殊的生理屏障（血–眼屏障），在治疗时以局部给药为主，白天可按时点滴眼药水，睡前可用眼药膏涂眼，以保持较长药效。对同时伴有其他全身症状患者应同时口服或注射抗生素进行治疗。

4. 全程、规律治疗原则

按疗程持续规律用药，避免产生耐药性，尤其是使用抗菌药患者。

5. 防止传染原则

由于急性结膜炎具有较强的传染性，在治疗上应首先做好消毒隔离工作，特别是患者洗脸用具应该分开并注意消毒，将擦洗患眼的纱布和棉球烧毁，切断传播途径。

知识链接

滴眼液使用小常识

1．滴眼之前，若眼内分泌物过多，宜先用无刺激性的生理盐水洗净分泌物，再滴入或涂敷药物，否则会影响疗效。

2. 使用滴眼液时，首先清洁双手，头部后仰，眼睛向上看，并用一只手将下眼睑拉成一钩袋状，用另一只手指轻轻按压眼内眦，以防止药液分流而降低眼内局部药物浓度，同时可防止药液经鼻泪管流入口腔引起不适，滴眼后，轻轻闭眼1～2分钟，同时用手指轻轻压住鼻梁，最后用消毒棉签拭去溢出眼外的液体。

3. 同时使用两种滴眼液，宜间隔10分钟以上。

4. 滴眼液开启后不宜使用过久，如药液出现浑浊或变色时，切勿再用。

5. 白天宜使用滴眼液滴眼，睡前宜使用眼膏涂敷，以便药物附着于眼壁而维持较长时间，以保持夜间药物浓度。

（二）药物的分类及代表药物

1. 抗菌药物 常用结膜炎治疗药物见表4-6。

表4-6 结膜炎治疗药物分类、代表药物及用法用量

	药物分类	代表药物	用法用量
抗菌药物	大环内酯类	红霉素	常用其0.5%滴眼液，涂于眼睑内或滴眼，1～2滴/次，3～4次/d。
		阿奇霉素	每次1滴，一日2次，用药2d；随后一日1滴，用药5d，1个疗程9滴
	氨基糖苷类	新霉素	滴眼，一次 2～3滴，一日 4～8 次
		庆大霉素	滴眼，将本品滴入眼睑内，一次1～2滴，一日3～5次
		妥布霉素	滴于眼睑内。轻、中度感染：一次1～2滴，每4h1次；重度感染：一次2滴，每小时1次
	氟喹诺酮类	左氧氟沙星	滴于眼睑内，一次1滴，一日3次，或遵医嘱
		洛美沙星	滴于眼睑内，每日3～4次，每次1～2滴，或遵医嘱
		环丙沙星	滴于眼睑内，一次1～2滴，一日3～6次，疗程为6～14d
	氯霉素类	氯霉素	外用滴眼，滴于眼睑内，一次1～2滴，一日3～5次
	其他	四环素	涂于眼睑内，一日1～2次外用
		磺胺醋酰钠	滴眼，一次1～2滴，一日3～5次
抗病毒类药物	抗病毒药	碘苷	滴于结膜囊内，每1～2h1次，每次1～2滴
		阿昔洛韦	滴入眼睑内，每2h一次
		利巴韦林	滴入眼睑内，一次1～2滴，每1h1次，好转后每2h1次
		酞丁安	外用，滴眼前先振摇药瓶，使药液混匀后滴入眼内，一次1～2滴，一日3～4次

续表

药物分类		代表药物	用法用量
其他类	糖皮质激素	可的松	用前摇匀，滴眼，，一次1～2滴，一日3～4次
		氢化可的松	用前摇匀，滴眼，一日3～4次
		地塞米松	用前摇匀，滴眼，一日3～4次
	抗结核药	利福平	使用前，请将滴丸放入缓冲液中，振摇，使完全溶解，一次1～2滴，一日4～6次
	抗过敏药	氯苯那敏	滴眼，一次1～2滴，一日4～6次
		色甘酸钠	滴眼，一次1～2滴，一日4次，重症可适当增加到一日6次。预防在好发季节提前2～3周使用

2. 抗病毒药物

常用抗病药物有：①阿昔洛韦，又称无环鸟苷，属于人工合成核苷类抗DNA病毒药物，可选择性抑制DNA多聚酶，阻止DNA合成，抗病毒谱相对较窄，对单纯疱疹病毒作用最强；②碘苷，又称疱疹净，它通过抑制DNA复制而抑制DNA病毒生长，对RNA病毒无效；③环胞苷，为阿糖胞苷的衍生物，在体内代谢转变为阿糖胞苷发挥其作用，主要作用于细胞周期S期，为细胞周期特异性药物。

3. 其他类药物

糖皮质激素，抗过敏药，抗真菌药氟康唑、咪康唑、两性霉素B等。

（三）治疗药物选择

1. 细菌性结膜炎治疗药物选择

对革兰阳性细菌所致感染者，可局部使用红霉素眼膏，滴眼液可选用0.25%~0.5%氯霉素、0.1%利福平、10%磺胺醋酰钠等。对革兰阴性细菌所致感染者，可选用氨基糖苷类或喹诺酮类药物，如0.4%庆大霉素、0.3%环丙沙星、0.3%氧氟沙星滴眼液或眼膏。对伴有咽炎或急性化脓性中耳炎的患者及有流感嗜血杆菌感染的儿童，应同时口服抗生素。

2. 病毒性结膜炎治疗药物选择

常用抗病毒药物阿昔洛韦、环胞苷滴眼液滴眼，4~8次/d，同时可冷敷减轻炎症症状，每日数次，持续1~2周。对痒感严重者，可用血管收缩剂。如出现膜（假膜）或上皮下浸润影响视力时，可用激素滴眼，如0.125%地塞米松或泼尼松龙滴眼液，4次/日，激素持续治疗约1周症状减轻后逐渐减量。

3. 其他结膜炎治疗药物选择

衣原体性结膜炎可选用0.1%利福平，0.5%氯霉素，10%~20%磺胺醋酰钠滴眼液以及四环素或红霉素眼膏，连续使用3个月，对急性和重症感染需加用口服抗菌药。真菌性结膜炎常用氟康唑局部或全身用药；过敏性结膜炎早期宜选色甘酸钠滴眼剂和眼膏控制症状，如经治疗症状无缓解时可用醋酸可的松、醋酸氢化可的松等糖皮质激素滴眼液，不仅可抑制炎症过程的早期表现，还能降低毛细管壁通透性，减少炎症渗出，滴眼液，1~2滴/次，3~4次/d，眼膏每晚睡前涂敷于眼睑内，连续应用不得超过2周。

课堂互动

病例1. 女，28岁，双眼痛痒，异物感3天，眼泪较多。发病前一天有游泳史。检查双眼视力正常，眼睑红肿，双眼睑结膜充血，体温38.2度，可探及颌下淋巴结，余无异常发现。请问该病人最可能的诊断依据是什么，你认为该如何治疗。

病例2. 新生儿，男性，出生两天后，患婴双眼出现眼红，畏光，流泪，病初大量浆液性分泌物，几天后转为大量脓性分泌物。检查：双眼睑高度水肿，睑结膜面有假膜形成，结膜充血水肿，结膜囊大量脓液不断流出，角膜透明。该患婴最可能诊断是什么，请给出你的治疗方案。

（提示：根据病人的体征，病例1.可诊断为病毒性结膜炎，病例2.诊断为细菌性结膜炎）

第二节　沙眼

一、概述

沙眼是由A、B、C或Ba抗原型沙眼衣原体感染所致的一种慢性传染性结膜炎。患者通常睑结膜充血，发红，粗糙不平，如果用眼科裂隙灯显微镜检查会看到粗糙不平的表面上布满细小的颗粒，形如沙子，沙眼因此而得名。沙眼发病原因与个人卫生习惯和环境卫生条件密切相关，因此沙眼在发展中国家，如在亚非贫穷偏僻的地区、中东、中国、拉丁美洲和澳洲的一些地区仍有很高的发病率。致病菌可以通过接触感染者的手或衣物传播，也可以通过接触过患者眼或鼻腔分泌物的苍蝇传播。正是因为沙眼可以通过密切的接触传播，所以它倾向于群体发病，常易感染整个社区的儿童，是一种社会性传染性疾病。

沙眼常反复感染，病程迁延几年甚至十几年之久。在沙眼衣原体感染早期，患者自我感觉不明显或患者仅感觉有轻微发痒、异物感及少量分泌物。沙眼衣原体长期反复感染可能使角膜受累或有其他并发症时，则出现畏光、流泪、疼痛等刺激症状，而且还会使角膜长出新生血管（角膜血管翳）而变得浑浊，甚至造成失明，是致盲的主要疾病之一。世界卫生组织（WHO）估计全球大约有8400万人感染沙眼，有800万人因为沙眼而致视觉损害，约590万人因此失明或者有严重的视力下降，由此造成的损失估计每年达29亿美元。

二、临床特征

1. 沙眼的症状

在急性期症状包括眼睛发痒、畏光、流泪，异物感，较多黏液和黏液脓液分泌物，眼球疼痛，眼睑红肿。

2. 沙眼的体征

沙眼的体征表现为：①结膜充血、肥厚、正常透明性消失；②乳头肥大，结膜面粗糙；③滤泡增殖，上下穹窿部结膜布满滤泡；④角膜血管翳：即在角膜上缘出现新生血管向角膜内伸入，由上向下发展如垂帘状，严重时可侵犯全角膜，形成弥漫性角膜上皮炎；⑤瘢痕形成：随着炎症吸收，结缔组织增生，睑结膜则完全被瘢痕所代替。⑥耳前淋巴结肿大。

3. 沙眼的诊断

根据世界卫生组织（WHO）的要求，诊断沙眼时至少符合下述标准中的两条：①上睑结膜5个以上滤泡；②典型的睑结膜瘢痕；③角膜缘滤泡或Herbert小凹；④广泛的角膜血管翳。

4. 沙眼的评级

根据1987年WHO介绍的一种新的简单方法来评价沙眼的严重程度，评价标准如下表4-7。

表4-7 沙眼的分级

分级	体征	分期及治疗
滤泡性沙眼（TF）	上睑结膜5个以上滤泡	活动期（需要治疗）
炎症性沙眼（TI）	弥漫性浸润，乳头增生，血管模糊区>50%	活动期（需要治疗）
沙眼性疤痕（TS）	典型的睑结膜瘢痕	患过沙眼的依据
沙眼性倒睫（TT）	倒睫或睑内翻	有潜在的致盲危险需行眼睑矫正手术
角膜浑浊（CO）	角膜浑浊	终末期

5. 沙眼常见的并发症

①睑内翻及倒睫；②沙眼性角膜溃疡；③上睑下垂；④沙眼性眼干燥症；⑤泪道阻塞及慢性泪囊炎。

三、治疗原则及药物选择

（一）药物治疗原则

沙眼是一类特殊感染的结膜炎，又因其致盲性，需要积极进行全身和眼部局部药物治疗以减少沙眼并发症的发生。临床以局部治疗为主，如白天局部使用0.1%利福平滴眼剂、0.2%酞丁安滴眼剂或0.5%新霉素滴眼剂等滴眼，夜间使用红霉素类、四环素类眼膏，无论哪种药物都要最少使用15天以上。对于流行地区应采取群体治疗和家庭治疗，即对活动性沙眼的患者群体或个体（家庭）局部抗生素治疗。对于局部治疗无效或病情严重的患者应用全身抗生素治疗，一般疗程为3～4周。

知识链接

SAFE战略

针对沙眼的临床特征，WHO提出了有效的控制沙眼的4个要素即SAFE战略。SAFE战略是一种崭新的方法，它以社区为基础，通过控制感染和治疗损害来有计划的对抗沙眼，从而加强沙眼流行区的防治工作，同时探寻造成该疾病流行的医疗薄弱环节、行为习惯和生活环境等影响因素。SAFE由4个英文字头组成，包括：S（Surgery），即手术矫正沙眼性倒睫，及时预防失明；A即抗生素治疗活动性沙眼感染人群；F即面部清洗和清洁眼部；E即环境的改善，通过改进水的供应、卫生和居住环境（包括垃圾的处理、消灭苍蝇、睡眠区的分隔与通风），以预防沙眼。这是控制沙眼中需长期进行的最艰巨的工作。

（二）药物的分类及代表药物

1. 化学合成滴眼液及眼膏

（1）磺胺醋酰钠：为一种结构上类似对氨基苯甲酸（PABA）的物质，能竞争性抑制二氢叶酸合成酶，阻止细菌叶酸合成而起到杀菌作用。常用浓度为10%～30%溶液，1～2滴/次，3～4次/d。磺胺类药物毒性较大，滴眼时可通过鼻泪管吸收进入循环系统，剂量过大可引起恶心、呕吐及肾损伤，过量时应口服碱性药如碳酸氢钠，加速药物排泄，偶见患者过敏，对磺胺过敏者禁用，过敏体质者慎用。

（2）复方磺胺甲噁唑：为甲氧苄啶（TMP）与磺胺甲噁唑（SMZ）的复方制剂，又称“复方新诺明”。SMZ作用于二氢叶酸合成酶，TMP作用于二氢叶酸还原酶，两药协同作用阻断叶酸合成，抗菌药效增强，1～2滴/次，4～6次/d。

（3）硫酸锌：在低浓度时有收敛作用，其锌离子有沉淀蛋白作用，可与眼球表面、坏死组织及分泌物中的蛋白质形成蛋白膜保护层，并能防止细胞液外渗，高浓度时则有杀菌作用，有利于创面及溃疡的愈合。常用0.25%硫酸锌滴眼液，1～2滴/次，3次/d。

（4）氯霉素：能与细菌核糖体结合，通过干扰细菌蛋白质合成而抑制细菌生长，对革兰阴性细菌作用较强。可选用其润舒滴眼液（氯霉素和玻璃酸钠的混合溶液），滴眼后能形成一层网状透气膜，既不影响氧代谢，又能缓慢释放药物，增加药物作用时间及疗效，滴于眼睑内，一次1～2滴，一日3～5次。

（5）红霉素：能抑制细菌蛋白合成，为快速抑菌药，对革兰阳性细菌有较强的抗菌活性，对革兰阴性细菌、支原体、沙眼衣原体及军团菌亦有较强抗菌作用。常用其0.5%滴眼液，1～2滴/次，3～4次/d；0.5%眼膏，每晚睡前1次，涂敷于眼睑内。

（6）金霉素：能抑制细菌蛋白质合成，对多数革兰阳性或阴性细菌有很强的抗菌作用。常用0.5%眼膏，2～4h/次，涂敷于眼睑内。

（7）酞丁安：对沙眼衣原体有强大的抑制作用，在沙眼包涵体尚未形成时能阻止沙眼衣原体的繁殖，尤其对轻度沙眼疗效好。常用0.1%混悬剂滴眼，1～2滴/次，2～4次/d；0.1%眼膏，3～4次/d，涂敷于眼睑内，连续一个月为1个疗程。对轻度沙眼治愈率为94%，中度沙眼为66%，重度沙眼为9.5%。

（8）利福平：利福平对许多革兰阳性和阴性细菌，对沙眼衣原体和某些病毒均有较强的抑制作用。该类药物对沙眼衣原体高度敏感，是所有抗沙眼药物中作用最强者。

2. 中成药

我国传统医学将迎风流泪等沙眼症状分为肝肾亏损性、气血两亏型和风邪外袭型。肝肾亏损型表现为流泪清稀，视力模糊，伴有头痛、耳鸣或腰部酸懒不适；气血两亏型常见眼泪流出，长时间视物伴有面色不佳、容易忘事、疲乏无力；风邪外袭型表现为两眼干涩不适，有风时眼泪增多，伴有头痛。不同类型治疗药物也有所不同，对肝肾亏损型可选用明目地黄丸、杞菊花地黄丸等口服，1丸/次，2次/d，外用可涂敷拨云眼膏、风火眼膏、马应龙八宝眼膏等；气血两亏型可口服十全大补丸和人参养荣丸，1丸/次，2次/d；风邪外袭型可口服明目上清片，4片/次，2次/d。

表4–8　沙眼治疗药物分类、代表药物及用法用量

	代表药物	用法用量
化学合成药物	磺胺醋酰钠	10%～30%溶液，1～2滴/次，3～4次/d
	复方磺胺甲噁唑钠	1～2滴/次，4～6次/d
	硫酸锌	0.25%硫酸锌滴眼液，1～2滴/次，3次/d
	氯霉素	外用滴眼，滴于眼睑内，一次1～2滴，一日3～5次
	红霉素	常用其0.5%滴眼液，1～2滴/次，3～4次/d； 0.5%眼膏，每晚睡前1次，涂敷于眼睑内
	酞丁安	常用0.1%混悬剂滴眼，1～2滴/次，2～4次/天； 0.1%眼膏，3～4次/天，涂敷于眼睑内，连续一个月为1个疗程
	利福平	0.1%利福平滴眼液，每1～2h滴眼1次
中成药	明目地黄丸	口服，1丸/次，2次/d
	杞菊花地黄丸	口服，1丸/次，2次/d
	十全大补丸	口服，1丸/次，2次/d
	人参养荣丸	口服，1丸/次，2次/d
	明目上清片	口服，4片/次，2次/d
	拨云眼膏	外用，点入眼睑内，或涂于患处，一日2～3次
	风火眼膏	外用，用点眼棒蘸凉开水后点入眼角内，闭目，使药布于全眼，点后避风，一日3次
	马应龙八宝眼膏	外用，取适量用蒸馏水溶解后，点入眼睑内，一日2～4次

（三）治疗药物选择

对轻度沙眼可选用滴眼剂或眼膏，如10%～30%磺胺醋酰钠、0.25%硫酸锌、0.25%氯霉素、0.1%利福平滴眼液，每1～2h滴眼1次；睡前再结膜囊内涂敷红霉素、金霉素眼膏。

酞丁安对沙眼衣原体有强大抑制作用，尤其对轻度沙眼疗效最好，治愈率达94%以上，常以其0.1%溶液滴眼，1～2滴/次，2~3次/d，连续使用一个月；或者0.1%肽丁安眼膏涂敷于结膜囊内，3次/d。对病情较重或治疗较晚的结膜肥厚显著的沙眼患者，以蘸有2%硝酸银或硫酸铜棉棒擦洗睑结膜和穹窿结膜，擦洗后以生理盐水冲洗，1次/d。对乳头较多的沙眼，可用海螵蛸摩擦法；对滤泡较多的沙眼，可做滤泡刮出术；少数倒睫患者可去医院行电解术；对有角膜血管翳的重症沙眼，除局部应用滴眼剂治疗外，还可口服抗生素。

目标检测

一、A型选择题

1. 结膜炎最明显的体征（　　）

A. 结膜充 血　　B. 结膜水肿　　C. 结膜脓性分泌物

D. 滤泡形成　　E. 结膜面粗糙

2. 沙眼是由于结膜感染了（　　）

A. 细菌　　B. 病毒　　C. 真菌

D. 沙眼衣原体　　E. 沙眼支原体

3. 沙眼的主要治疗方法（　　）

A. 局部滴眼药水　　B. 口服药物　　C. 手术治疗

D. 烧灼治疗　　E. 以上均可

4. 急性结膜炎处理下列哪项错误（　　）

A. 热敷，包盖　　B. 滴抗生素眼药水　　C. 涂眼膏

D. 冲洗　　E. 口服抗菌药

5. 急性病毒性结膜炎的治疗药物下列哪项不可选用（　　）

A. 0.5%阿昔洛韦滴眼液

B. 1%更昔洛韦眼膏

C. 0.1%利福平

D. 0.125%地塞米松

E. 1.0%酞丁胺滴眼液

6. 终末期沙眼的体征是（　　）

A. 弥漫性浸润，乳头增生，血管模糊区>50%

B. 倒睫

C. 角膜浑浊

D. 典型的睑结膜瘢痕

E. 睑内翻

7. 患者，男性，9岁，双眼异物感伴随刺痛流泪10天，检查：双眼结膜充血，角膜透明，睑结膜上可见灰白色假膜，该病最有可能诊断是（　　）

A. 沙眼　　B. 急性卡他性结膜炎　　C. 急性细菌性结膜炎

D. 急性病毒性结膜炎　　E. 慢性病毒性结膜炎

二、X型选择题

1. 下列可用于治疗沙眼的非处方药有（　　）
   A. 磺胺醋酰钠滴眼液　B. 硫酸锌滴眼液　C. 酞丁安滴眼液
   D. 红霉素眼膏　E. 庆大霉素滴眼液
2. 下列可用于治疗急性结膜炎的非处方药有（　　）
   A. 磺胺醋酰钠滴眼液　B. 硫酸锌滴眼液　C. 酞丁胺滴眼液
   D. 红霉素眼膏　E. 庆大霉素滴眼液

三、简答题

1. 简述急性结膜炎的用药原则
2. 简述沙眼的药物治疗原则

（参考答案：A型选择题：1.A　2.D　3.A　4.A　5.C　6.C　7.C
X型选择题：1.ABCD　2.ACDE）

（郑小红）

模块五 特殊人群的用药指导

任务一 小儿用药指导

学习目标

熟悉儿童不同发育阶段的用药特点，掌握儿童用药的注意事项，学会指导病人合理用药。

药物是治疗疾病的一个重要手段，而药物的过敏反应、副作用和毒性作用常对机体产生不良影响。生长发育中的小儿因器官功能发育尚不够成熟健全，对药物的毒副作用较成年人更为敏感。小儿疾病多变，选择药物须慎重、确切，更要求剂量恰当，因此必须充分了解小儿药物治疗的特点，掌握药物性能、作用机制、毒副作用、适应证和禁忌证，以及精确的剂量计算和适当的用药方法。

一、儿童不同发育阶段的用药特点

儿童处于生理和代谢过程迅速变化的阶段，对药物具有特殊的反应。儿童发育可分为新生儿期、婴幼儿期和儿童期 3 个阶段，出生后28天内为新生儿期；出生后 1 个月～ 3 岁为婴幼儿期； 3 ～12岁为儿童期。小儿在不用生长发育阶段存在不同的用药特点。

（一）新生儿期用药特点

新生儿的组织器官及生理功能尚未发育成熟，体内酶系统亦不十分健全，对于药物的吸收、分布、代谢、排泄等体内过程，不同于其他年龄组儿童，更不同于成人。为了使新生儿安全有效地用药，必须熟悉新生儿药动学的特点。

1. 药物的吸收

（1）局部用药：新生儿体表面积相对较成人大，皮肤角化层薄，局部用药透皮吸收快而多。尤其在皮肤黏膜有破损时，局部用药过多可致中毒。可引起中毒的药物有硼酸、水杨酸、萘甲唑啉，故要防止透皮吸收中毒。

（2）口服：用药方面新生儿胃黏膜尚未发育完全，胃酸分泌少，使不耐酸的口服青霉素吸收较完全。胃排空的时间较长，磺胺等主要在胃内吸收的药物吸收较完全。

（3）注射：皮下或肌内注射可因周围血循环不足而影响吸收分布，一般新生儿不采用。静脉给药吸收最快，药效也可靠，但必须考虑到液体容量、药物制剂和静脉输注液体的理化性质以及输注的速度。大多数静脉用药可由护士给药；但戊巴比妥钠、地西泮等作用剧烈的药物在使用时有引起急性中毒的可能，应由医师配合。另外，普萘洛尔、维拉帕米等少数药物较一般药物更易引起危险，故给药更应慎重。

2. 药物的分布

新生儿总体液量占体重的80%（成人为60%），较成人高，因此水溶液药物在细胞外液稀释后浓度降低，排出也较慢。早产儿的卡那霉素分布容积较成熟儿小，因此血药峰浓度较成熟儿高，易造成卡那霉素中毒，对听神经和肾功能造成影响。

影响药物分布的最重要因素是血浆蛋白与药物结合的程度。新生儿的血浆蛋白浓度较低，加之新生儿的白蛋白为胎儿白蛋白，与药物的结合力低，药物游离型比重大，浓度高，易发生药物中毒。如新生儿使用苯巴比妥容易中毒，是由于婴幼儿血浆蛋白结合药物能力差，游离的苯巴比妥血药浓度过高所致。

某些药物如磺胺药、吲哚美辛、苯妥英钠、水杨酸盐、维生素K、安钠咖、毛花苷丙等可与血浆胆红素竞争血浆蛋白，使血中游离胆红素增加。新生儿血-脑屏障尚未形成完全，胆红素易进入脑细胞内，导致核黄疸，甚至引起死亡。

新生儿的组织中脂肪含量低，脂溶性药物不易与之充分结合，使血中游离药物浓度高，容易发生中毒。

3. 药物的代谢

新生儿的酶系统尚不成熟和完备，某些药物代谢酶分泌量少且活性不足，诸如水解作用、氧化作用和还原作用等生化反应能力弱，药物代谢缓慢，血浆半衰期延长。如新生儿应用氯霉素后，由于缺乏葡萄糖醛酸转移酶，不能与葡萄糖醛酸结合成无活性的代谢物，导致血浆中游离的氯霉素增多，使新生儿皮肤呈灰色，引起灰婴综合征；新生霉素也有抑制葡萄糖醛酸转移酶的作用而引起高胆红素血症；磺胺药、硝基呋喃类药也可使葡萄糖醛酸转移酶缺乏的新生儿出现溶血，所以新生儿用药时要考虑到肝药酶的成熟情况。如新生儿黄疸不退，说明其肝药酶尚未发挥充分的解毒作用，应及时给予肝药酶诱导剂（如苯巴比妥）产生酶促作用，使胆红素排出，黄疸消退。

4. 药物的排泄

新生儿肾脏有效循环血量及肾小球滤过率较成人低30%～40%，对青霉素的廓清率仅及2岁儿童的17%。很多药物因新生儿的肾小球滤过能力低而影响排泄，致使血浆药物浓度高，半衰期也延长，此种情况在早产儿更显著，甚至可随日龄而改变。所以，一般新生儿用药量宜少，用药间隔时间应适当延长。新生儿肾功能的成熟过程需要8～12个月才能达到成人水平。

（二）婴幼儿期的用药特点

婴幼儿期的药物代谢比新生儿期显著成熟，但从其解剖生理特点来看，发育依然尚未完全，用药仍需予以注意。

（1）口服给药时以糖浆剂为宜：口服混悬剂在使用前应充分摇匀；维生素AD滴剂绝不能给熟睡、哭吵的婴儿喂服，以免引起油脂吸入性肺炎。

（2）注射给药：由于婴儿吞咽能力差，且大多数不肯配合家长喂药，在必要时或对垂危病儿可采用注射方法，但肌内注射可因局部血液循环不足而影响药物吸收，故常用静注和静滴。

（3）婴幼儿期神经系统发育未成熟，患病后常有烦躁不安、高热、惊厥，可适当加用镇静剂。对镇静剂的用量，年龄愈小，耐受力愈大，剂量可相对偏大。但是，婴幼儿使用吗啡、哌替啶等麻醉药品易引起呼吸抑制，不宜应用。氨茶碱有兴奋神经系统的作用，使用时也应谨慎。

（三）儿童期的用药特点

（1）儿童正处在生长发育阶段，新陈代谢旺盛，对一般药物的排泄比较快。

（2）注意预防水、电解质平衡紊乱。儿童对水及电解质的代谢功能还较差，如长期或大量应用酸碱类药物，更易引起平衡失调，应用利尿剂后也出现低钠、低钾现象，故应间歇给药，且剂量不宜过大。

（3）糖皮质激素类药应慎用。一般情况下尽量避免使用肾上腺皮质激素，如可的松、泼尼松等；雄激素的长期应用使骨骺闭合过早，影响生长发育。

（4）骨和牙齿发育易受药物影响。四环素可引起牙釉质发育不良和牙齿着色变黄，妊娠、哺乳期妇女及8岁以下儿童禁用四环素类抗生素。动物试验证实氟喹诺酮类药可影响幼年动物软骨发育，导致承重关节损伤，因此应避免用于18岁以下的儿童。

二、儿童用药注意事项

药师应了解小儿不同发育时期的解剖生理特点、药物的特殊反应，严格掌握用药指征，坚持合理用药，才能取得良好疗效。

（1）严格掌握剂量，注意间隔时间　由于小儿的年龄、体重逐年增加，体质强弱各不同，用药的适宜剂量也有较大的差异。近年来肥胖儿童比例增高，根据血药浓度测定发现，传统的按体重计算剂量的方法，往往血药浓度过高，因此必须严格掌握用药剂量。同时，还要注意延长间隔时间，切不可给药次数过多、过频。在疗效不好或怀疑过量时，应通过测定血药浓度来调整给药剂量和间隔时间。

（2）根据小儿特点，选好给药途径　一般来说，能吃奶或耐受经鼻饲给药的婴幼儿，经胃肠给药较安全，应尽量采用口服给药。新生儿皮下注射容量很小，药物可损害周围组织且吸收不良，故不适用于新生儿。早产儿皮肤很薄，多次肌内注射可发生神经损伤，最好不用。较大的婴幼儿，循环较好，可用肌内注射。婴幼儿静脉给药，一定要按规定速度滴注，切不可过快过急，要防止药物渗出引起组织坏死。要注意不断变换注射部位，防止反复应用同一血管引起血栓静脉炎。另外，婴幼儿皮肤角化层薄，药物很易透皮吸收，甚至中毒。切不可涂敷过多过厚，用药时间不宜过长。

三、药物的选择

选择药物的主要依据是小儿年龄、病种和病情，同时要考虑小儿对药物的特殊反应和药物的远期影响。

1. 抗生素

小儿容易患感染性疾病，故常用抗生素等抗感染药物。药师既要掌握抗生素的药理作用和用药指征，更要重视其毒副作用。对个体而言，除抗生素本身的毒副作用以外，过量使用抗生素还容易引起肠道菌群失衡，使体内微生态紊乱，引起真菌或耐药菌感染；对群体和社会来讲，广泛、长时间地滥用广谱抗生素，容易产生微生物对药物的耐受性、进而对人们的健康产生极为有害的影响。临床应用某些抗生素时必须注意其毒副作用，如肾毒性、对造血功能的抑制作用等。

2. 肾上腺皮质激素

短疗程用于过敏性疾病、重症感染性疾病等；长疗程则用于治疗肾病综合征、血液病、自身免疫性疾病等。哮喘、某些皮肤病则提倡局部用药。在使用中必须重视其副作用：①短期大量使用可掩盖病情，故诊断未明确时一般不用；②较长期使用可抑制骨骼生长，影响水、盐、蛋白质、脂肪代谢，引起血压增高和库欣综合征；③长期使用除以上副作用以外，尚可导致肾上腺皮质萎缩；降低免疫力使病灶扩散；④水痘患儿禁用激素，以防加重病情。

3. 退热药

一般使用对乙酰氨基酚和布洛芬，剂量不宜过大，可反复使用。

4. 镇静止惊药

在患儿高热、烦躁不安、剧咳不止等情况下可考虑给予镇静药。发生惊厥时可用苯巴比妥、水合氯醛、地西泮等镇静止惊药。婴儿不宜使用阿司匹林，以免发生Reye综合征。

5. 镇咳止喘药

婴幼儿一般不用镇咳药，多用祛痰药口服或雾化吸入，使分泌物稀释、易于咳出。哮喘病儿提倡局部吸入β_2受体激动剂类药物，必要时也可用茶碱类，但新生儿、小婴儿慎用。

6. 止泻药　对腹泻患儿不主张用止泻药，除用口服补液疗法防治脱水和电解质紊乱外，可适当使用保护肠黏膜的药物，或辅以含双歧杆菌或乳酸杆菌的制剂以调节肠道微生态环境。小儿便秘一般不用泻药，多采用调整饮食和松软大便的通便法。

四、药物剂量计算

儿童用药剂量较成人更须准确，可按以下方法计算：

1. 按体重计算

是最常用、最基本的计算方法，可算出每日或每次需用量：每日（次）剂量=病儿体重（kg）×每日（次）每千克体重所需药量。须连续应用数日的药，如抗生素、维生素等，都按每日剂量计算，再分2～3次服用；临时对症用药如退热、催眠药等，常按每次剂量计算。病儿体重应以实际测得值为准。年长儿按体重计算如已超过成人量则以成人量为上限。

2. 按体表面积计算

此法较按年龄、体重计算更为准确，因其与基础代谢、肾小球滤过率等生理活动的关系更为密切。小儿体表面积计算公式为：＜30kg小儿的体表面积（m^2）=体重（kg）×0.035+0.1；＞30kg小儿体表面积（m^2）=（体重kg–30）×0.02+1.05.

3. 按年龄计算

剂量幅度大、不需十分精确的药物，如营养类药物等可按年龄计算，比较简单易行。

4. 从成人剂量折算

小儿剂量=成人剂量×小儿体重（kg）/50，此法仅用于未提供小儿剂量的药物，所得的剂量一般都偏小，故不常用。

采用上述任何方法计算的剂量，还必须与病儿具体情况相结合，才能得出比较确切的药物用量，如：新生儿或小婴儿肾功能较差，一般药物剂量宜偏小；但对新生儿耐受较强的药物如苯巴比妥，则可适当增大用量；重症患儿用药剂量宜比轻症患儿大；须通过血-脑屏障发挥作用的药物，如治疗化脓性脑膜炎的磺胺类药或青霉素类药物剂量也应相应增大。用药目的不同，剂量也不同，如阿托品用于抢救中毒性休克时的剂量要比常规剂量大几倍到几十倍。

目标检测

一、A型选择题

1. 易与新生儿血浆蛋白结合的药物有（　　）

A. 地高辛　　B. 磺胺　　C. 苯巴比妥

D. 苯妥英钠　　E. 氨苄青霉素

2. 新生儿肾功能成熟过程一般需要多长时间才能达到成人水平（　　）

A. 3～4个月　　B. 5～8个月　　C. 8～12个月

D. 12～18个月　　E. 18～24个月

3. 下列关于小儿用药的叙述哪项是错误的（　　）

A. 绝不能给睡熟、哭吵或挣扎的婴儿喂药，以免引起吸入性肺炎

B. 婴儿常用静脉注射或静脉点滴的方法给药

C. 不可将肠溶片或控释片压碎给药

D. 儿童正处于生长发育阶段，新陈代谢旺盛，因此可长期大量使用酸碱类药物

E. 雄激素的长期应用常使骨骼闭合过早，影响生长和发育

4. 关于儿童使用抗生素下列哪项叙述是正确的（　　）

A. 儿童可安全使用四环素

B. 儿童感冒可普遍使用抗生素

C. 因庆大霉素无需做皮试、方便，故儿童感染性疾病可首选

D. 大部分儿童感染性腹泻使用抗生素既不能缩短病程也不能减轻症状

E. 喹诺酮类抗生素应作为婴幼儿的主导抗生素

5. 新生儿禁用的药物不包括下列哪种药物（　　）

A. 对乙酰氨基酚　　B. 苯海拉明　　C. 去甲万古霉素

D. 吗啡　　E. 苯巴比妥

二、B型选择题

[1～2]

A. 核黄疸　B. 灰婴综合征　C. 新生儿溶血
D. 高胆红素血症　E. 耳、肾毒性

1. 新生儿应用氯霉素可引起（　）
2. 新生儿应用卡那霉素可引起（　）

[3 ~ 6]

A. 四环素类药　B. 地西泮　C. 吗啡
D. 对乙酰氨基酚　E. 吲哚美辛

3. 新生儿禁用（　）
4. 1岁以下幼儿禁用（　）
5. 8岁以下儿童禁用（　）
6. 14岁下儿童禁用（　）

三、X型选择题

1. 关于小儿发育阶段下列说法正确的是（　）
   A. 小儿发育可分为新生儿期、婴幼儿期、儿童期和少年期
   B. 新生儿期为出生后28天内
   C. 婴幼儿期为出生后1个月 ~ 3岁
   D. 儿童期为3 ~ 12岁
   E. 少年期为12 ~ 16岁
2. 可促进新生儿黄疸或核黄疸发生的药物有（　）
   A. 安钠咖　B. 磺胺　C. 维生素K_1
   D. 青霉素　E. 地西泮
3. 小儿用药应注意（　）
   A. 绝不滥用，尤其注意不能滥用抗生素、维生素、解热镇痛药及丙种球蛋白
   B. 严格掌握剂量，注意用药间隔，必要时监测血药浓度
   C. 选择适当的给药途径，为了防止婴幼儿哭闹，静脉滴注要快
   D. 对能吃奶的孩子尽量采用口服给药
   E. 较大的婴幼儿，循环较好，可用肌内注射
4. 下列哪几种药小儿的用量可相对偏大（　）
   A. 苯巴比妥　B. 安钠咖　C. 氨茶碱
   D. 巴比妥　E. 吗啡

四、简答题

1. 如何计算儿童用药剂量？

（参考答案：A型选择题1.B　2.C　3.D　4.D　5.E
B型选择题1.B　2.E　3.D　4.C　5.A　6.E
X型选择题1.BCD　2.ABC　3.ABDE　4.AD）

（王春玲）

任务二　老年人用药指导

学习目标

熟悉特殊人群的药动学、药效学特点，掌握特殊人群的用药基本原则及慎用的药物，学会制定和评价特殊人群的药物治疗方案。

特殊人群是指妊娠和哺乳期妇女、新生儿、婴幼儿、儿童及老年人。特殊人群的生理、生化功能与一般人群相比存在着明显差异，这些差异影响着特殊人群的药动学和药效学。高度重视特殊人群的特点，做到有针对性地合理用药，对保护特殊人群的健康尤为重要。

随着老年社会的发展和医学的进步，人类寿命正在延长，人口老龄化日益明显。由于老年人在生理、心理等到方面均处于衰退状态，许多老年人同时患有多种疾病，通常为慢性病，需长期治疗，因此用药种类较多，药物因素引起的药源性损害也明显增加。临床研究表明，药物不良反应发生率随年龄增长而增加，主要原因是：①老年人基础疾病较多，用药品种较多，而且用药时间较长，容易出现药物相互作用和药物蓄积；②老年人的药动学特性发生改变，药物的生物转化减慢，血药浓度通常保持在较高水平，不良反应可能增加；③随年龄增加，体内稳态机制变差，药物效应相应增强；④老年人各系统，尤其是中枢神经系统对多种药物的敏感性增高；⑤人体的免疫机制随年龄增加而发生改变，可能出现变态反应。

了解老年人各系统、器官和组织的生理、生化功能和病理、生理学所发生的特征性改变以及老年人药动学和药效学的改变特点，对于正确使用药物，减少或避免药物不良反应以及药源性疾病尤为重要。

一、老年人生理变化

1. 机体成分的某些变化

（1）老年人局部循环差及肌肉萎缩、血流减少，使肌内、皮下注射的药物吸收速率下降。

（2）总体液和细胞外液与体重比例减小，体内脂肪比例增加，使脂溶性药物如地西泮等更易分布到脂肪组织中，使其分布容积增大，亲水性药物如对乙酰氨基酚等分布容积减小，血药浓度增加。

（3）血浆蛋白结合率降低，蛋白含量降低使蛋白结合率高的药物如普萘洛尔等药物血中游离型药物浓度增高。

2. 心血管系统功能改变

老年人心血管系统功能减退，压力感受器的反射调节功能降低，心脏和自主神经系统反应障碍，利尿药、硝酸酯类抗高血压药等在正常血药浓度即可引起直立性低血压。老年人心脏对儿茶酚胺的最大反应性降低，对β受体阻滞药作用增强。另外老年人凝血能力减弱，对洋地黄类强心苷十分敏感。

3. 中枢神经系统功能减退

老年人脑血流量少，酶活性减弱或靶组织中受体数目和结合力改变，神经递质代谢和功能变化，均可影响药效，如氯丙嗪、巴比妥类和地西泮易引起老年人精神错乱和共济失调等不良反应，因此老年人应用中枢抑制药时应减量。

4. 肝脏的变化

肝血流量，每年递减0.3%~1.5%，60岁的老年人约减少40%~50%，肝脏变小，对药物的代谢功能下降。老年人一般多数有高脂血症，动脉硬化的促进因子，促使肝脏脂肪沉积，损伤肝脏功能。

5. 肾脏的变化

用对氨基马尿酸测定肾血流量，在40岁以后，呈直线下降，90岁老年人约为20岁青年人的二分之一；肾有效血流量大约每年减少1%；肾小球管分泌功能随年龄增加而下降，特别是50岁以后下降较快，80岁仅达50%左右。

6. 胃肠道的变化

老年人胃肠活动减弱，主要表现在：①胃酸分泌减少，对弱酸性药物的吸收可能减少，对弱碱性药物则可能吸收增多；②消化道黏膜吸收面积减少，肠内液体量也相应减少，不易溶解的药物吸收减慢；③肠、肝血流量减少使地高辛等某些药物的吸收明显减少。

二、老年人药动学特点

1. 吸收

老年人胃肠道肌肉纤维萎缩，张力降低，胃排空延缓，胃酸分泌减少，胃液pH升高，一些酸性药物解离部分增多，吸收减少，胃排空时间延迟，小肠黏膜表面积减少，心排血量降低和胃肠动脉硬化而致胃肠道血流减少，有效吸收面积减少。胃肠功能的变化对被动扩散方式吸收的药物几乎没有影响，如阿司匹林、对乙酰氨基酚、复方磺胺甲基异噁唑等。但对于按主动转运方式吸收的药物，如维生素B_1、维生素B_6、维生素B_{12}、维生素C、铁剂、钙剂等需要载体参与吸收的药物则吸收减少，营养素的吸收也减少。

2. 分布

人的有效组织体积随年龄增长而减少，脂肪与体重的比例逐渐增大。老年人细胞内液减少，功能减退，脂肪组织增加，而总体液及非脂肪组织减少，使药物分布容积减少。加上心肌收缩无力，心血管灌注量减少，故影响药物的分布。血浆蛋白含量减低，直接影响药物与蛋白的结合，使游离药物浓度增加，作用增强。如华法林的蛋白结合率高，因老年人血浆蛋白降低，使血中具有活性的游离药物比结合型药物多，常规用量就有造成出血的危险。

3. 代谢

肝脏是药物代谢和解毒的主要场所，老年人由于肝脏重量的减少，肝细胞和肝血流量下降，酶的合成减少，活性降低，药物代谢减慢，半衰期明显延长，代谢能力明显降低，容易受药物损害。老年人肝药酶合成减少，酶的活性降低，药物转化速度减慢，半衰期延长，如利多卡因、苯巴比妥、咖啡因、普萘洛尔、哌唑嗪、氯丙嗪、哌替啶、阿司匹林等。肝细胞合成白蛋白的能力降低，血浆白蛋白与药物结合能力也降低，游离型药物浓度增高，药物效应增强。如普萘洛尔造成的肝性脑病，就是因为血液中游离普萘洛尔增多，造成心输出量减少，供应脑组织的血流量减少，引起大脑供血不足出现头晕、昏迷等症状。

4. 排泄

肾脏是药物排泄的主要器官，由于肾脏血管硬化，血流减少，老年人肾脏功能仅为年轻人的一半，而且老年人的某些慢性疾病也可减少肾脏的灌注，这些因素均可影响到药物排泄，使药物在体内蓄积，容易产生不良反应或中毒。肾小球随年龄增长而逐渐纤维化，当老年人使用经肾排泄的常规治疗药物时，容易出现蓄积中毒，特别是使用地高辛、氨基糖苷类抗生素、苯巴比妥、四环素类、头孢菌素类、磺胺类、普萘洛尔、锂盐等药物时，应慎重。

三、老年人的药效学特点

1. 对中枢神经系统药物的敏感性增高

老年人大脑重量减轻、脑血流量减少、高级神经功能亦衰退。因此，对中枢神经系统药物特别敏感，包括镇静催眠药、抗精神病药、抗抑郁药、镇痛药等，特别是在老年人缺氧、发热时更为明显。在地西泮血药浓度相似的情况下，老年人易出现精神运动障碍的不良反应，而年轻人则没有。所以老年人出现精神紊乱首先要排除中枢神经系统药物所致。

2. 对抗凝血药的敏感性增高

老年人对肝素和口服抗凝血药非常敏感，一般治疗剂量即可引起持久的血凝障碍，并有自发性内出血的危险。例如70岁以上患者使用华法林的剂量为40～60岁患者的30%，相似血药浓度的华法林，老年人的维生素K依赖性凝血因子合成抑制作用更强。对抗凝血药敏感性增高的原因可能是：①肝脏合成凝血因子的能力下降；②饮食中维生素K含量不足或维生素K的胃肠道吸收障碍引起维生素K相对缺乏；③血管的病理改变，包括血管壁变性，弹性纤维减少，血管弹性减少而使止血反应发生障碍。

3. 对利尿药、抗高血压药的敏感性增高

老年人心血管系统与维持水电解质平衡的内环境的稳定功能减弱，一方面使各种利尿药与抗高血压药的药理作用增强，另一方面使许多药物包括吩噻嗪类、β-受体阻断剂、血管扩张药、左旋多巴、三环类抗抑郁药、苯二氮䓬类与利尿药可引起直立性低血压，其发生率与严重程度均较青壮年为高。

4. 对β受体激动剂与阻断剂的敏感性降低

老年人心脏肾上腺素β-受体敏感性降低，对β-受体激动剂与阻断剂的反应均减弱。

四、老年用药的基本原则

1. 优先治疗原则

老年人由于生理衰老、病理变化，常患有多种慢性疾病，且病情往往复杂多变，用药时应当明确治疗目标，权衡利弊，抓住主要矛盾，避免用药不当导致病情恶化或产生严重不良反应。

2. 用药简单原则

老年人用药应少而精，一般合用药物控制在 3～4 种以内，减少合并使用类型、作用、不良反应相似的药物，适合使用长效制剂以减少用药次数，同时应从近期和远期疗效结合上综合考虑选药。

3. 用药个体化原则

一般老年患者的初始剂量应由从小剂量开始，逐渐达到个体的最适量，通常为成人剂量的 1/2或3/4，有条件的，可开展血药浓度监测，以合理地调整剂量。对于需长期服用药物的老年人来说，应定期监测肝、肾功能及电解质、酸碱平衡状态。注意药物相互作用。

4. 注意饮食调节原则

老年人大多是负氮平衡代谢，加之由于疾病，往往有消瘦、贫血、低蛋白血症等，影响药物的治疗，应重视食物营养成分的选择和搭配，从而更好发挥药物的疗效。如高脂血症患者，通过调整饮食结构、改善生活方式，可取到良好效果；老年性糖尿病患者应控制饮食以保证降血糖药物的疗效。

五、老年人慎用的药物

（一）神经系统药

1. 抗胆碱药

除一般不良反应外，可引起老年人神志障碍，同时使用两种以上抗胆碱药可能会增加不良反应。

2. 非甾体抗炎药

对于老年患者更易引起胃肠道和肾脏并发症，血容量减少的患者可出现肾功能衰竭，与利尿药或抗高血压药合用时可减弱疗效，与 ACEI合用时易出现高血钾，与抗凝药合用极易引起出血。

3. 吗啡

老年人易产生吗啡蓄积作用，可使用口服速释吗啡制剂，首次剂量要小，以后逐渐增加，治疗癌症转移患者疼痛可以加大剂量，并辅以其他的镇痛药，当达到最佳剂量时可以改用缓释吗啡制剂，每日分两次服用，使用中出现便秘者应适当服用泻药。

4. 镇静催眠药

老年人感觉较为迟钝，反应性降低，应用此类药更易发生不良反应，地西泮在老年人体内的半衰期延长，应延长给药的间隔时间，同时老年人对 地西泮的中枢抑制作用更敏感，应用时需谨慎，巴比妥类药物中枢抑制作用时间延长，不宜常规应用。

5. 抗精神失常药

老年人常用的此类药物有吩噻嗪类、丁酰苯类、苯甲酰胺类抗精神病药及三环类抗抑郁药，应用时应合理调整剂量，并积极防止不良反应的发生。

（二）心血管系统用药

1. 地高辛

是治疗充血性心力衰竭的常用药物，由于老年人肾功能减退，应减小其维持剂量，一般给予成人剂量的1/2或1/4，同时监测血药浓度，避免发生中毒。

2. 中枢性降压药

易产生直立性低血压甚至晕厥，应慎用，避免同时服用可能引起直立性低血压的其他药物，在开始长期治疗前应测量卧位和立位血压，并有规律地复查。

3. 口服抗凝血药

开始使用抗凝血药时剂量要小，各药物间的相互作用使老年人出血的危险性增大，用药期间注意监测是否有出血倾向。

（三）影响内分泌及代谢药

1. 放射性碘

放射性碘治疗甲状腺功能亢进疗效确切，但有可能加重老年人甲亢症状的危险，放射治疗后用抗甲状腺药能迅速降低甲状腺功能，能减轻甲亢的多种并发症。

2. 胰岛素、口服降血糖药

胰岛素、口服降血糖药是治疗2型糖尿病的重要药物，应从小剂量开始，逐渐递增，防止产生低血糖反应。

（四）抗生素类

由于老年人组织器官呈生理性退行性变，免疫功能也见减退，一旦感染，在应用抗生素时需注意以下事项。

（1）老年人肾功能呈生理性减退，按一般常用量接受主要经肾排出的抗生素时，由于药物自肾排出减少，导致在体内积蓄，血药浓度增高，容易有药物不良反应的发生。因此老年患者，尤其是高龄患者接受主要自肾排出的抗生素时，应按轻度肾功能减退情况减量给药可用正常治疗量的2/3至1/2。

（2）老年患者宜选用毒性低并具杀菌作用的抗生素，青霉素类、头孢菌素类等β-内酰胺类为常用药物，毒性大的氨基糖苷类、万古霉素、去甲万古霉素等药物应尽可能避免应用，有明确应用指征时在严密观察下慎用，同时应进行血药浓度监测，并据此调整剂量，使给药方案个体化，以达到用药安全有效的目的。

（五）其他药物

1. 氨茶碱

氨茶碱松弛支气管平滑肌，用于治疗慢性支气管炎和心源性哮喘，主要在肝脏代谢，老年人由于肝药酶活性下降，易出现中毒反应，应用时应从小剂量试用，并仔细询问氨茶碱的用药史，发现有胃部不适或兴奋失眠时，可用复方氢氧化铝片、地西泮等药物来缓解或停药。

2. β-受体阻断药滴眼剂

用于眼内压长期缓慢升高的老年患者，窦性心动过缓、房室传导阻滞、慢性呼吸衰竭的患者应慎用；正在使用钙通道阻滞药（特别是维拉帕米）强心苷、β-受体阻断药或抗心律失常药（如胺碘酮、丙吡胺、奎尼丁）的患者不宜使用 β-受体阻断药滴眼剂。

3. 利尿药

利尿药可能的不良反应有水钠代谢紊乱和急性肾功能不全，老年患者同时使用非甾体抗炎药和 ACEI 有引起少尿性急性肾功能不全的危险，在治疗前、治疗过程中要经常测量体重、血糖、肌酐和血电解质浓度，并及时调整剂量或暂时停止治疗。

六、老年病人用药注意事项

老年人医源性疾病的最常见原因是不适当用药。老年人药品不良反应发生率高，其根源也是不适当用药或错误用药。因此，老年人用药应从以下几方面加以注意。

1. 不用或少用药物

老年人除急症或器质性病变外，一般应尽量少用药物。老年人的用药原则是：应用最少药物和最低有效量来治疗。一般合用的药物控制在3～4种，因为作用类型相同或副作用相似的药物合用在老年人常更易产生不良反应。例如抗抑郁药、抗精神病药、抗胆碱药、抗组胺药均有抗胆碱作用，他们的作用可相加而产生不良反应，出现口干、视物模糊、便秘、尿潴留和各种神经精神症状。

2. 合理选择药物

根据老年人的生理特点，合理选择下列药物：

（1）抗生素：由于致病微生物不受人体衰老的影响，因此抗生素的剂量一般不必调整，但需注意老年人生理特点，其体内水分少，肾功能差，容易在与青年人的相同剂量下造成高血药浓度与毒性反应。对肾与中枢神经系统有毒性的抗生素，如链霉素、庆大霉素，应尽量不用，此类药更不可联合应用。

（2）肾上腺糖皮质激素：老年人常有关节痛，如类风湿性关节炎、肌纤维炎，因而服可的松类药，而老年人常患有骨质疏松，再用此类激素，可引起骨折和股骨头坏死，尤其是股骨颈骨折，故应尽量不用，更不能长期大剂量治疗，如必须应用，须补充钙剂及维生素D。

（3）非甾体抗炎药：吲哚美辛、保泰松、安乃近等，容易损害肾脏；而出汗过多又易造成老年人虚脱。

（4）利尿药：利尿药虽可以降压，但不可利尿过猛，否则会引起有效循环血量不足和电解质紊乱。噻嗪类利尿剂不宜用于糖尿病和痛风患者。老年人在降压过程中容易发生直立性低血压，应注意观察血压变化，不能降得太低或过快。最好不用利血平，因其能加重老年人的抑郁症状。

3. 选择适当的剂量

用药个体化是当今药物治疗的重要原则，对老年人尤其如此。一般来说，老年人初始用药应从小剂量开始，逐渐增加到最合适的剂量，每次增加剂量前至少要间隔3个血浆半衰期。假如用到成年人剂量时仍无疗效，则应该对老年人进行治疗浓度监测，以分析疗效不佳的原因，根据不同情况调整给药次数、给药方式或换用其他药物。这样的剂量原则，对主要由原型经肾排泄的药物、安全性差的药物以及多种药物同时合用更为重要。另外，老年人药物清除率下降，为了避免药物在体内蓄积中毒，在临床上可以：①减少每次给药剂量；②延长每次给药间隔时间；③二者都改变。

4. 药物治疗要适度

老年人高血压大多有动脉粥样硬化的因素，使血压降至135/85mmHg左右即可，如更低会影响脑血管及冠状动脉的灌注，甚至诱发缺血性脑卒中。室性早搏如控制到完全消失，势必要用大剂量抗心律失常药，这类药都有较大的副作用。能控制到偶发室性早搏2～3次/min，则适可而止。患急性疾病的老年人，病情好转后应及时停药，不要长期用药。例如两年没有癫痫发作的患者仍在服用抗癫痫药就无必要。如需长期用药时，应定期检查用药情况是否与病情需要相符，同时定期检查肝、肾功能，以便及时减量或停药。例如，心肌梗死后合并暂时性心衰以及有窦性心律的代偿性心衰患者长期服用地高辛、高血压患者长期服用抗高血压药或利尿药。

5. 注意药物对老年人其他疾病的影响

老年人常患有多种慢性病，例如同时患有青光眼、男性前列腺增生、中枢神经系统疾病，而在老年人中枢神经系统疾病的药物治疗中，有不少药物具有抗胆碱作用，如不加注意，可引起尿潴留和青光眼恶化。

6. 提高老年人用药依从性

老年人依从性差有许多原因，如缺乏护理人员与亲友的监督；患者行动不方便；有时老年人打不开包装容器；老年人理解、记忆力差，视力不佳，听力减退；药物标记不清晰；更重要的原因是患者同时应用多种药物，特别是外形相似的药物，常常造成服错药。临床研究发现依从性差与年龄无关，而与用药品种多少密切相关，即用药品种越多，依从性越差。依从性差导致药物的疗效明显降低，可使病情加重与恶化，需要更大剂量或更强的治疗药物，从而出现严重毒性。提高老年患者的依从性，有以下方面值得注意：①老年患者的治疗方案应尽可能简化，便于患者领会接受；并要耐心向患者解释清楚，必要时写出简单明了的说明。②药物制剂以糖浆剂或溶液剂较好。因为片剂或胶囊剂有时难以吞咽。③药物的名称与用法应写清楚，难记的名称可用形象化的颜色、编号或名称来代表。④药瓶要便于打开使用，剩余的药品要妥善保管，过期的药品不可使用。⑤家属、亲友、邻居应对患老年性痴呆、抑郁症或独居的老年患者用药进行督查。

目标检测

一、A型选择题

1. 下列哪项是老年患者宜选用的抗生素类型（　　）

A. 头孢菌素类　　B. 氨基糖苷类　　C. 磺胺类

D. 万古霉素类　　　　E. 大环内酯类

2. 下列提高老年患者用药依从性措施中错误的是（　　）

A. 治疗方案应尽量简化并详细给患者介绍

B. 尽量选择服用方便的药物剂型，如片剂

C. 药物名称及用法用量要交代清楚

D. 家属，医护人员要注意对老年患者进行用药督查

E. 老年人应用地西泮因半衰期延长，应延长给药间隔时间

二、病例分析

1. 患者，男，70 岁，诊断为原发性高血压合并肺部感染，既往肾功能较差，BUN 7.14 ~10.71 mmol/L，青霉素加庆大霉素肌注。2天后，肾功能衰竭，BUN升至28.56 ~ 35.70 mmol/L，5 天后尿闭，7 天后死亡，尸检发现多灶性肾近曲小管坏死。请分析出现这种现象的原因。

2. 患者，男，85岁，诊断：左侧骨转子间骨折（行左侧股骨骨折切开复位内固定术后），每天给予甘露醇250g利尿脱水治疗，且连用3天。患者病情出现急剧变化：血K^+：5.74mmol/L↑；BUN:19mmol/L↑；Cr:422μmol/L↑；无尿、双下肢凹陷性水肿……。急性肾功能衰竭！病情危重，需行血液净化等治疗（血液透析）。请分析次病例中该患者用药是否合理并说明造成患者急性肾功能衰竭的理由。

（参考答案：A型选择题1.A　2.B）

（黄永平）

任务三　妊娠期和哺乳期妇女用药指导

学习目标

熟悉妊娠期和哺乳期不同发育阶段的用药特点，掌握用药的注意事项，学会指导病人合理用药。

孕妇用药直接关系到下一代的身心健康。在胎儿发育过程的不同阶段，其器官功能尚不完善，如用药不当，就会产生不良影响。1957年妊早期妇女服用沙立度胺（反应停）后发生近万例海豹畸胎，引起世界范围对药物致畸作用的重视。因此，为防止诱发畸胎，妊娠初始3个月妇女应尽量避免服用药物，尤其是已确定或怀疑有致畸作用的药物。如必须用药，应在医师和药师的指导下，选用一些无致畸作用的药物。对致畸性尚未充分了解的新药，一般避免使用。此外，许多药物能从母亲的乳汁中排泄，间接影响婴儿的生长发育，也有可能引起中毒，所以哺乳期妇女用药应考虑药物对乳儿的影响。

一、妊娠期妇女用药

（一）药物对孕妇的影响

妊娠期妇女用药有时可对孕妇本身产生不良影响。妊娠早期是胚胎器官和脏器的分化期，易受药物的影响引起胎儿畸形。如雌激素、孕激素等常可致胎儿性发育异常，甲氨蝶呤可致颅骨和面部畸形、腭裂等。妊娠后期应用依托红霉素引起阻塞性黄疸并发症的可能性增加，可逆的肝毒性反应的发生率可达10%～15%。妊娠晚期服用阿司匹林可引起过期妊娠、产程延长和产后出血。过量服用含咖啡因的饮料，可使孕妇不安、心跳加快、失眠，甚至厌食。此外，妇女在妊娠期对泻药、利尿药和刺激性较强的药物比较敏感，可能引起早产或流产，应注意。

（二）妊娠期药动学特点

妊娠期由于母体生理变化以及激素的影响，药物在孕妇体内的吸收、分布、消除过程，均与非妊娠时有很大不同。

1. 药物的吸收

妊娠期间，胃酸分泌减少，使弱酸性药物吸收减少，弱碱性药物吸收增多；肠蠕动减弱，使口服药物的吸收延缓，达峰时间延长，药峰浓度降低；妊娠妇女由于肺潮气量和每分钟通气量明显增加，使吸入性药物吸收增加；早孕反应如呕吐可致药物吸收减少。

2. 药物的分布

妊娠期间血浆容积、脂肪、体液含量均有不同程度的增加，药物的分布容积增大，药物被稀释，血药浓度低于非妊娠期。因妊娠期血浆容积增大，血浆蛋白的浓度相对较低，药物与蛋白结合减少，游离型药物增多，药效增强，进入胎盘的药物和不良反应增多。

3. 药物的消除

妊娠期间，孕激素浓度增高可增强肝药酶活性，提高肝对某些药物的代谢能力；妊娠期心排血量增加，肾血流量及肾小球滤过率均增加，肾排泄药物或其代谢产物加快，使某些药物血药浓度降低。妊娠高血压时，孕妇肾功能受影响，药物可因排泄减少而在体内蓄积。妊娠晚期仰卧位时肾血流量减少，可使肾排泄药物速度减慢。

（三）药物对妊娠的危险性分级

国际上一般采用美国FDA颁布的药物对妊娠的危险性等级分级的标准。分级标准如下。

A级：在有对照组的研究中，在妊娠3个月的妇女未见到对胎儿危害的迹象（并且也没有对其后6个月的危害性的证据），可能对胎儿的影响甚微。

B级：在动物繁殖性研究中（并未进行孕妇的对照研究），未见到对胎儿的影响。在动物繁殖性研究中表现有副作用，这些副作用并未在妊娠3个月的妇女得到证实（也没有对其后6个月的危害性的证据）。

C级：在动物的研究证明它有对胎儿的副作用（致畸或杀死胚胎），但并未在对照组的妇女进行研究，或没有在妇女和动物并行地进行研究。本类药物只有在权衡了对孕妇的好处大于对胎儿的危害之后，方可应用。

D级：有对胎儿的危害性的明确证据，尽管有危害性，但孕妇用药后有绝对的好处（例如孕妇受到死亡的威胁或患有严重的疾病，因此需用此类药物，如应用其他药物虽然安全但无效）。

X级：对动物或人的研究表明它可使胎儿异常。或根据经验认为在人、或在人及在动物，是有危害性的。孕妇应用这类药物显然是无益的。本类药物禁用于妊娠或将妊娠的患者。

还有些药物尚未证明其级别，制药企业在说明书有标明级别，则以“M”标记，如C_M。有些药物在不同的孕期应用，选择不同的剂量及用药时间等，对胎儿的危害不同，在级别后加“/”，并注明危险级别。如吗啡在孕期属B类，但足月时、长期用或大量用药则为D类，则标为“B/D”

妊娠期用药的危险等级具体如下：

1. 抗组胺药	氟尿嘧啶（D）	硝普钠（C）	己烯雌酚（X_M）
氯苯那敏（B）	马法兰（D_M）	拉贝洛尔（C_M）	结合雌激素（X_M）
苯海拉明（C）	甲氨蝶呤（D）	硝苯地平（C_M）	炔雌醇（X]
异丙嗪（C）	长春新碱（D）	利血平（D）	炔诺酮（X_M）
2. 抗感染药	4. 作用于中枢神经系统药物	卡托普利（D_M）	甲炔诺酮（X_M）
（1）抗疟药	（1）中枢兴奋药	依那普利（DM）。	米非司酮（X）

续表

氯喹（C）	咖啡因（B）	（3）升压药	达那唑（X）
（2）抗滴虫药	（2）解热镇痛药	多巴胺（C）	氢甲睾素（X）
甲硝唑（B）	阿司匹林（C/D）	肾上腺素（C）	（3）降糖药
（3）抗生素	对乙酰氨基酚（B）	异丙肾上腺素（C）	胰岛素（B）
青霉素类（B）	（3）抗炎镇痛药	去甲肾上腺素（D）	格列本脲（B/DM）
头孢菌素类（B）	吲哚美辛（B/D）	间羟胺（D）	氯磺丙脲（D）
红霉素（B）	布洛芬（B/D）	（4）周围血管扩张药	甲苯磺丁脲（D/C）
克林霉素（B）	吡罗昔康（B/D）	烟酸（A/C）	（4）甲状腺激素及抗甲状腺药
多黏菌素B（B）	（4）镇痛药	酚妥拉明（C）	甲状腺片（A〉
林可霉素（B）	可待因（C/D）	硝酸甘油（C_M）	左甲状腺素（A_M）
环丙沙星（C_M）	吗啡（B/D）	6.利尿药	促甲状腺激素（C_M）
阿米卡星（（C）	纳洛酮（C）	甘露醇（C）	丙硫氧嘧啶（D）
庆大霉素（C）	阿片（B/D）	呋塞米（C_M）	甲巯咪唑（D）
卡那霉素（D）	哌替啶（B/D）	氢氯噻嗪（D）	碘化钠（X）
链霉素（D）	芬太尼（B/D）	氨苯蝶啶（D）	10.宫缩抑制药
四环素（D）	（5）镇静与催眠药	依他尼酸（D）	硫酸镁（B）
土霉素（D）	苯巴比妥（D）	7. 作用于呼吸系统药物	吲哚美辛（B/D）
（4）其他抗菌药	水合氯醛（C）	特布他林（B）	硝苯地平（C）
复方磺胺甲噁唑（B/C〉	异戊巴比妥（D/B）	氯化铵（B）	11. 电解质类
甲氧苄啶（C）	地西泮（D）	氨茶碱（C）	氯化钾（A）
呋喃妥因（B）	（6）抗精神病药	茶碱（C）	葡萄糖酸钾（A）
呋喃唑酮（C）	氯丙嗪（C）	麻黄碱（C）	12. 维生素类
（5）抗结核病药	奋乃静（C）	沙丁胺醇（C_M）	骨化二醇（A/C）
乙胺丁醇（B）	氟哌啶醇（C）	8. 作用于消化系统药物	维生素（A/D）
异烟肼（C）	碳酸锂（D）	西咪替丁（B_M）	叶酸（A/C）
利福平（C）	（7）抗抑郁药	奥美拉唑（C_M））	维生素B_6（A/C）
对氨基水杨酸钠（C）	氯西汀（B）	米索前列醇（X_M）	维生素B_2（A/C）
（6）抗真菌药	多塞平（C）	溴丙胺太林（C_M）	维生素B_1（A/C）
克霉唑（B）	氯米帕明（D）	复方樟脑酊（B/D）	维生素B_{12}（A/C）
制霉菌素（B）	（8）抗癫痫药	甲氧氯普胺（B_M）	维生素C（A/C）
咪康唑（C_M）	氯硝西泮（C）	颠茄（C）	维生素E（A/C）
氟康唑（C_M）	卡马西平（C_M）	酮酞（C）	维生素D（A/D）

续表

（7）抗病毒药	扑米酮（D）	甘油（C）	维生素A（A/X）
阿昔洛韦（C_M）	（9）自主神经系统药	液状石蜡（C）	维生素K_1（C）
金刚烷胺（C_M）	新斯的明（C_M）	碱式碳酸铋（C）	维生素K_3（C_M/X）。
阿糖腺苷（C_M）	阿托品（C）	9.激素类与作用于内分泌系统药物	13. 耳鼻喉科用药
利巴韦林（X_M）	东莨菪碱（C）	（1）肾上腺糖皮质激素	碘甘油（X_M）
3. 抗肿瘤药	5. 作用于循环系统药物	氢化可的松（B）	14. 眼科用药
博来霉素（D）	（1）强心苷	泼尼松（B）	毒扁豆碱（C）
环磷酰胺（D）	毛花苷丙（C）	泼尼松龙（B）	毛果芸香碱（C）
顺铂（D）	去乙酰毛花苷（C）	倍他米松（C）	后马托品（C）
阿糖胞苷（D）	洋地黄毒苷（C_M）	地塞米松（C）	倍他洛尔（C_M）
放线菌素D（C_M）	地高辛（C_M）	可的松（D）	15. 其他药物
噻替哌（D）	（2）抗高血压药	（2）性激素	壬苯醇醚（C）
柔红霉素（D_M）	甲基多巴（C）	甲羟孕酮（D）	
多柔比星（D）	肼屈嗪（C_M）	雌二醇（X）	

（四）不同孕期用药特点

1. 细胞增殖早期

为受精后至18天左右，此阶段胚胎的所有细胞尚未进行分化，细胞的功能活力也相等，对药物无选择性中毒的表现，致畸作用无特异性地影响所有细胞，其结果为胚胎死亡、受精卵流产或仍能存活而发育成正常个体，因此在受精后半个月以内，几乎见不到药物的致畸作用。

器官发生期为药物致畸的敏感期，此期为受精后3周至3个月（高敏感期为妊娠21～35d，胎儿心脏、神经系统、呼吸系统、四肢、性腺及外阴相继发育。此期如胚胎接触毒物，最易发生先天性畸形。药物对胎儿的致畸作用可表现为形态，也可表现为功能。在敏感期药物的致畸作用与器官形成的顺序也有关系，妊娠3～5周，中枢神经系统、心脏、肠、骨骼及肌肉等均处于分化期，致畸药物在此期间可影响上述器官或系统；在妊娠34～39d期间，可致无肢胎儿；在43～47d可致胎儿拇指发育不全及肛门直肠狭窄。

2. 胎儿形成期

此期指妊娠3个月至足月，为胎儿发育的最后阶段，器官形成过程已大体完成，除中枢神经系统或生殖系统可因有害药物致畸外，其他器官一般不致畸，但根据致畸因素的作用强度及持续时间也可影响胎儿的生理功能和发育成长。

（五）药物对胚胎及胎儿的不良影响

1. 畸形

妊娠早期（即妊娠初始3个月）是胚胎器官和脏器的分化时期，最易受外来药物的影响引起胎儿畸形。沙利度胺（反应停）可引起胎儿肢体、耳、内脏畸形；雌激素、孕激素和雄激素常引起胎儿性发育异常；叶酸拮抗剂如甲氨蝶呤，可致颅骨和面部畸形、腭裂等；烷化剂如氮芥类药物引起泌尿生殖系统异常，指趾畸形；其他如抗癫痫药（苯妥英钠、三甲双酮等）、抗凝血药（华法林）等均能引起畸形。

2. 神经中枢抑制和神经系统损害

胚胎期已经出现胚胎的中枢神经活动，妊娠期妇女服用镇静、安定、麻醉、止痛、抗组胺药或其他抑制中枢神经的制剂，可抑制胎儿神经的活动，并改变脑的发育。产程中给孕妇麻醉剂（如麻醉乙醚）、镇痛药（如吗啡、哌替啶）、镇静药（如地西泮），可引起胎儿神经中枢抑制及神经系统损害，娩出的新生儿呈现不吃、不哭、体温低、呼吸抑制或循环衰竭等。

3. 溶血

临产期使用某些药物如抗疟药、磺胺药、硝基呋喃类、解热镇痛药如氨基比林、大剂量脂溶性维生素K等，对红细胞缺乏葡萄糖-6-磷酸脱氢酶者可引起溶血。妊娠后期孕妇使用抗凝药华法林、大剂量苯巴比妥或长期服用阿司匹林治疗，可导致胎儿严重出血，甚至死胎。

4. 其他不良影响

氨基糖苷类抗生素可致胎儿永久性耳聋及肾脏损害；妊娠5个月后用四环素可使婴儿牙齿黄染，牙釉质发育不全，骨生长障碍；噻嗪类利尿药可引起死胎，胎儿电解质紊乱，血小板减少症；氯喹引起视神经损害、智力障碍和惊厥；长期应用氯丙嗪可致婴儿视网膜病变；抗甲状腺药如丙硫氧嘧啶、甲巯咪唑、碘剂可影响胎儿甲状腺功能，导致死胎、先天性甲状腺功能低下或胎儿甲状腺肿大，甚至压迫呼吸道引起窒息；孕妇摄入过量维生素D导致新生儿血钙过高、智力障碍，肾或肺小动脉狭窄及高血压；妊娠期缺乏维生素A引起新生儿白内障；分娩前应用氯霉素可引起新生儿循环障碍和灰婴综合征。

近几年对胎儿体格发育的测定有很大进展，因而有可能观察到药物对胎儿生长发育的影响。现认为普萘洛尔、泼尼松及中枢神经抑制药均可影响胎儿发育，并要特别重视妊娠后半期对胎儿发育的危害性。

（六）妊娠期妇女用药注意事项

1. 了解不同药物在妊娠期对胎儿的影响，安全选药

应尽量选用对孕妇及胎儿安全的药物。在妊娠期用药过程中要注意用药时间宜短不宜长，剂量宜小不宜大。有条件的单位应注意测定孕妇血药浓度，以便及时调节剂量，这样既可使靶器官获得有效的药物浓度，又可保证胎儿体内的浓度不致太高。凡属于临床验证的新药，以及疗效不确定的药物都不要用于孕妇。表5-1根据《中华人民共和国药典临床用药须知》年版）汇总而成。

表5-1　妊娠期妇女禁用的药物

类　别	药物
抗感染药物	链霉素、依托红霉素、琥乙红霉素、氯霉素（孕晚期禁用）、米诺环素、多西环素、吡哌酸、诺氟沙星、环丙沙星、氧氟沙星、左氧氟沙星、培氟沙星、依诺沙星、洛美沙星、司帕沙星、莫西沙星、加替沙星、氟罗沙星、磺胺嘧啶（临近分娩禁用）、磺胺甲噁唑（临近分娩禁用）、磺胺异噁唑（临近分娩禁用）、甲硝唑（前3个月禁用）、呋喃唑酮、伊曲康唑、利巴韦林、伐昔洛韦、膦甲酸钠（注射剂禁用）、甲苯咪唑、左旋咪唑（孕早期禁用）、阿苯达唑、乙胺嘧啶
神经系统用药	左旋多巴、溴隐亭（孕早期禁用）、卡马西平、扑米酮、夸西泮、咪达唑仑、苯巴比妥、异戊巴比妥、水合氯醛、地西泮（前3个月禁用）、奥沙西泮、氟西泮、氯硝西袢、三唑仑、艾司唑仑、赖氨酸阿司匹林（孕晚期禁用）、尼美舒利、双氯芬酸钠/米索前列醇、金诺芬、阿明诺芬、别嘌醇、麦角胺、丁丙诺啡、戊四氮、贝美格、吡拉西坦、他克林
循环系统用药	地尔硫䓬（注射剂禁用）、美托洛尔（孕中晚期禁用）、索他洛尔（孕中晚期禁用）、比索洛尔、丁咯地尔、阿托伐他丁、洛伐他丁、普伐他丁、氟伐他丁、非诺贝特、辛伐他丁、阿昔莫司、普萘洛尔（孕中晚期禁用）、吲达帕胺（妊娠高血压患者禁用）、卡他普利、依那普利、咪达普利、贝那普利、培哚普利、福辛普利、西拉普利、阿罗洛尔、卡维地洛、尼群地平、非洛地平、缬沙坦、赖诺普利（孕中晚期禁用）、厄贝沙坦（孕中晚期禁用）、特拉唑嗪、肼屈嗪、利血平、呋塞米、布美他尼（前3个月禁用）
呼吸系统用药	厄多司坦、喷托维林、氯哌斯汀、非诺特罗、曲尼司特
消化系统用药	雷贝拉唑钠、三甲硫苯嗪、哌仑西平、枸橼酸铋钾、胶体果胶铋、碱式碳酸铋、胶体酒石酸铋、米索前列醇、罗沙前列醇、恩前列素、甘珀酸钠、吉法酯、醋氨乙酸锌、奥沙拉嗪钠、生长抑素、复方铝酸铋、匹维溴铵、甲氧氯普胺、茶苯海明（孕早期、晚期禁用）、硫酸钠、蓖麻油、欧车前亲水胶体、地芬诺酯、复方樟脑酊、硫普罗宁、甘草酸二胺、甲磺酸加贝酯、乙型肝炎疫苗注射剂、非布丙醇、曲匹布通、羧甲香豆素、鹅去氧胆酸、奥曲肽、阿糖腺苷、柳氮磺吡啶（临近分娩禁用）、醋酸兰瑞肽、托垸司琼
泌尿系统用药	布美他尼、醋甲唑胺、鞣酸加压素
皮肤科用药	维A酸、异维A酸、阿达帕林
血液及造血系统用药	血凝酶、依诺肝素（孕早期禁用）、华法林、双香豆素、双香豆素乙酯、醋硝香豆素、茴茚二酮、苯茚二酮、东菱精纯抗栓酶、去纤酶、羟乙基淀粉（孕早期禁用）、西洛他唑、沙格雷酯、吲哚布芬、伊洛前列素、氯贝丁酯
激素有关药物	曲安奈德、雌二醇、戊酸雌二醇、炔雌醇、雌三醇、尼尔雌醇、己烯雌酚、甲羟孕酮、尿促性素、氯米芬、亮丙瑞林、曲普瑞林、甲地孕酮、左炔诺孕酮、孕三烯酮、氯地孕酮、羟孕酮、米非司酮、卡前列素、卡前列甲酯、甲苯磺丁脲、格列本脲、格列吡嗪、格列齐特、格列喹酮、格列美脲、苯乙双胍、二甲双胍、瑞格列奈、降钙素、碘化钾、重组人生长激素
抗过敏药物及抗肿瘤药	苯海拉明（孕早期禁用）、西替利嗪（孕早期禁用）、免疫调节药物、依巴斯汀、左卡巴斯汀、曲尼司特、青霉胺、环孢素、他克莫司、硫唑嘌呤、咪唑立宾、抗人淋巴细胞免疫球蛋白、来氟咪特、麦考酚吗乙酯、雷公腾总苷、干扰素β-1a、重组人白细胞介素II、美法仑、氧氮芥、异环磷酰胺、雌莫司汀、卡莫司汀、洛莫司汀、司莫司汀、尼莫司汀、福莫司汀、塞替派、卡培他滨、甲氨蝶呤、巯嘌呤、硫鸟嘌呤、硫唑嘌呤、氟尿嘧啶、氟尿苷、卡莫氟、替加氟、阿糖胞苷、吉西他滨、丝裂霉素、平阳霉素、柔红霉素、多柔比星、表柔比星、阿柔比星、伊达比星、长春新碱、长春地辛、长春瑞滨、依托泊苷、替尼泊苷、拓扑替康、伊立替康、紫杉醇、他莫昔芬、托瑞米芬、福美坦、依西美坦、氨鲁米特、来曲唑、阿那曲唑、甲羟孕酮、甲地孕酮、亮丙瑞林、戈舍瑞林、曲普瑞林、丙卡巴肼、达卡巴嗪、顺铂、卡铂、奥沙利铂、羟基脲、利妥昔单抗、亚砷酸、米托蒽醌

续表

类 别	药物
生物制品	森林脑炎灭活疫苗、冻干黄热病活疫苗、冻干流行性腮腺炎活疫苗、流行性出血热灭活疫苗（I型、II型）、水痘减毒活疫苗、冻干风疹活疫苗、斑疹伤寒疫苗、霍乱疫苗、甲型肝炎活疫苗、伤寒菌苗、伤寒副伤寒甲乙菌苗、伤寒VI多糖菌苗、钩端螺旋体菌苗、冻干鼠疾活菌苗、冻干人用布氏菌病活菌苗、霍乱菌苗
生化制品	降纤酶、人促红素、阿糖腺苷

2. 谨慎使用可引起子宫收缩的药物

垂体后叶素、缩宫素等宫缩剂小剂量即可使子宫阵发性收缩，大剂量可使子宫强直收缩。临床上主要用于不完全流产、引产、产程中加强宫缩及宫缩激惹试验。用于催产时，如果产妇骨盆小、粘连变形、胎儿大、分娩有困难者，用此类药引产则有子宫破裂之危险，故禁用。对催产素有禁忌证的产妇绝对不能应用，对适合用缩宫素的产妇，应用时也要特别谨慎，如发现子宫收缩过强、过频，或胎心异常时，应立即停用。麦角胺、麦角新碱等也可引起子宫强直性收缩，其作用亦较持久。临床上主要用于产后出血，但在胎盘娩出前禁用此药，否则可引起胎儿窒息死亡。

课堂互动

患者，女，28岁，妊娠4个月，扁桃体炎，咽喉肿痛、咳嗽、体温：39.0℃、WBC：12×10^9、N：84%、L：38%；结合所学知识，请制定建议给药方案，并说明理由。

3. 要权衡利弊，在妊娠期绝不滥用抗生素

对疑有感染的孕妇，必须进行详细的临床检查及细菌学检查，必要时应对分离的致病菌进行药敏试验，最好是根据药敏试验结果选药。疑为真菌感染者，应作真菌培养。致病菌尚未明确时，可在临床诊断的基础上选用抗生素，其原则是首先考虑对患者的利弊，并注意对胎儿的影响，一般多采用β-内酰胺类药物。对致病菌不明的重症感染患者，宜联合用药。若疑有厌氧菌属感染，可采用对厌氧菌有效的抗生素。

二、哺乳期妇女用药

（一）药物在乳汁中的排泄

乳母用药后药物进入乳汁，但其中的含量很少超过母亲摄入量的1%~2%，故一般不至于给乳儿带来危害，然而少数药物在乳汁中的排泄量较大，乳母服用量应考虑对乳儿的危害，避免滥用。一般分子量小于200的药物和在脂肪与水中都有一定溶解度的物质较易通过细胞膜。在药物与母体血浆蛋白结合能力方面，只有在母体血浆中处于游离状态的药物才能进入乳汁，而与母体血浆蛋白结合牢固的药物如抗凝血的华法林不会在乳汁中出现。另外，要考虑药物的解离度，解离度越低，乳汁中药物浓度也越低。弱碱性药物（如红霉素）易于在乳汁中排泄，而弱酸性药物（如青霉素）较难排泄。

（二）哺乳期妇女用药注意事项

1. 选药慎重，权衡利弊

药物对母亲和所哺育的婴儿会有哪些危害和影响，要进行利弊权衡。如所用药物弊大于利则应停药或选用其他药物和治疗措施。对可用可不用的药物尽量不用；必须用者要谨慎应用，疗程不要过长，剂量不要过大。用药过程中要注意观察不良反应。

2. 适时哺乳，防止蓄积

避免在乳母血药浓度高峰期间哺乳，可在乳母用药前，血药浓度较低时段哺喂婴儿。避免使用长效药物及多种药物联合应用，尽量选用短效药物，以单剂疗法代替多剂疗法，这样可以减少药物在乳儿体内蓄积的机会。

3. 非用不可，选好替代

如哺乳期的母亲患病必须用药时，则应选择对母亲和婴儿危害和影响小的药物替代。如乳母患泌尿道感染时，不用磺胺药，而用氨苄西林代替，这样既可有效地治疗乳母泌尿道感染，又可减少对婴儿的危害。

4. 代替不行，人工哺育

如果乳母必须使用某种药物进行治疗，而此种药物对婴儿会带来危害时，可考虑暂时采用人工喂养。

（三）哺乳期妇女禁用的药物

表5-2　哺乳期妇女禁用的药物

类　别	药　物
抗感染药物	链霉素、氯霉素、林可霉素、米诺环素、多西环素、诺氟沙星、环丙沙星、氧氟沙星、左氧氟沙星、培氟沙星、依诺沙星、洛美沙星、氟罗沙星、磺胺嘧啶、柳氮磺吡啶、磺胺甲噁唑、磺胺异噁唑、特比萘芬、伊曲康唑、两性霉素B、利巴韦林、膦甲酸钠、阿苯达唑、替硝唑、乙胺嘧啶
神经系统用药	左旋多巴、金刚烷胺、卡马西平、苯巴比妥、唑吡坦、甲喹酮、奥沙西泮、氟硝西泮、三唑仑、氟哌利多、氟哌啶醇、氯普噻吨、氟伏沙明、赖氨酸阿司匹林、对乙酰氨基酚、可待因、尼美舒利、双氯芬酸钠/米索前列醇、萘普生、金诺芬、别嘌醇、麦角胺、羟考酮、丁丙诺啡、吗啡、戊四氮、贝美格、士的宁、吡拉西坦、他克林
循环系统用药	地尔硫䓬、比索洛尔、丁咯地尔、氟桂利嗪、阿托伐他丁、洛伐他丁、普伐他丁、非诺贝特、辛伐他丁、阿昔莫司、培哚普利、福辛普利、西拉普利、比索洛尔、卡维地洛、厄贝沙坦、特拉唑嗪、乌拉地尔
呼吸系统用药	厄多司坦、喷托维林、氟哌斯汀、右美沙芬、倍氯美松
消化系统用药	泮托拉唑、埃索美拉唑、雷贝拉唑钠、胶体酒石酸铋、米索前列醇、罗沙前列醇、恩前列素，甘珀酸钠、生长抑素、复方铝酸铋、匹维溴铵、托烷司琼、西沙必利、依托必利、茶苯海明、酚酞、欧车前亲水胶体、地芬诺酯、次水杨酸铋、复方樟脑酊、马洛替酯、硫普罗宁、非布丙醇、奥利司他、奥曲肽、乌司他丁、柳氮磺吡啶、醋酸兰瑞肽、甲磺酸萘莫司他、雷莫司琼、托烷司琼
泌尿系统用药	环噻嗪、苯噻嗪、泊利噻嗪、贝美噻嗪、乙酰唑胺、醋甲唑胺、黄酮哌酯
血液系统药	茴茚二酮、东菱精纯抗栓酶、去纤酶、非格司亭、西洛他唑、吲哚布芬、伊洛前列素、氯贝丁酯

续表

类 别	药 物
激素有关药物	曲安奈德、雌二醇、戊酸雌二醇、炔雌醇、雌三醇、尼尔雌醇、己烯雌酚、亮丙瑞林、炔诺酮、甲地孕酮、左炔诺孕酮、孕三烯酮、氯地孕酮、羟孕酮、米非司酮、卡前列素、卡前列甲酯、甲苯磺丁脲、格列本脲、苯乙双胍、二甲双胍、瑞格列奈、降钙素、卡比马唑、碘化钾
免疫调节药	苯海拉明、曲普利啶、青霉胺、环孢素、他克莫司、硫唑嘌呤、咪唑立宾、抗人淋巴细胞免疫球蛋白、来氟米特、雷公藤总苷、干扰素α-2a、干扰素β-1a
抗肿瘤药	美法仑、异环磷酰胺、雌莫司汀、卡莫司汀、洛莫司汀、尼莫司汀、福莫司汀、白消安、甲氨蝶呤、氨蝶呤、硫唑嘌呤、氟尿嘧啶、氟尿苷、卡莫氟、替加氟、阿糖胞苷、吉西他滨、丝裂霉素、平阳霉素、柔红霉素、多柔比星、阿柔比星、伊达比星、长春瑞滨、依托泊苷、替尼泊苷、羟喜树碱、拓扑替康、伊立替康、紫杉醇、他莫昔芬、托瑞米芬、福美坦、依西美坦、氨鲁米特、来曲唑、阿那曲唑、甲羟孕酮、甲地孕酮、亮丙瑞林、戈舍瑞林、曲普瑞林、丙卡巴肼、达卡巴嗪、顺铂、卡铂、奥沙利铂、羟基脲、利妥昔单抗、曲妥珠单抗、门冬酰胺酶、米托蒽醌
生物制品	森林脑炎灭活疫苗、流行性出血热灭活疫苗、斑疹伤寒疫苗、霍乱疫苗、伤寒菌苗、伤寒副伤寒甲乙菌苗、伤寒VI多糖菌苗、钩端螺旋体菌苗、冻干鼠疫活菌苗、冻干人用布氏菌病活菌苗
其他	阿伦膦酸钠、伊斑膦酸钠、葡萄酸锌

目标检测

一、A型选择题

1. 妊娠期内对药物致畸最敏感的时间是（　　）

　A. 妊娠半个月以内　B. 妊娠3周至3个月　C. 妊娠4~9个月
　D. 妊娠9~12月　E. 妊娠9个月以后

2. 药物对胎儿的不良影响不包括以下哪项（　　）

　A. 外观畸形　B. 神经系统损害　C. 智力障碍
　D. 体重减轻　E. 性别改变

3. 下列妊娠期女性用药注意事项中，那一项是不正确的（　　）

　A. 了解不同药物在妊娠期对胎儿的影响，安全选药
　B. 谨慎使用可引起子宫收缩的药物
　C. 要权衡利弊，在妊娠期绝不滥用抗菌药
　D. 为确保胎儿安全，在妊娠期绝不使用任何药物
　E. 必须用药时，从选择对胎儿影响最小的药物开始

4. 一般情况下，哪种药物在乳汁中排泄较少（　　）

　A. 弱碱性药物　B. 分子量较小的药物　C. 弱酸性药物
　D. 在母体中处于游离状态的药物　E. 分子量大的药物

二、X型选择题

1. 以下药物有明确的致畸作用的是（　　）

A. 沙利度胺　　B. 卡马西平　　C. 庆大霉素
D. 可卡因　　E. 乙醇

2. 下列药物可以经过乳汁转运进入婴儿体内产生毒害作用的是（　　）
A. 甲硝唑　　B. 麦角新碱　　C. 异烟肼
D. 阿司匹林　　E. 地西泮

（参考答案A型选择题1.B　2.D　3.D　4.C
X型选择题1.ABDE　2.ABCE）

（黄永平）

任务四　肝功能不全患者用药指导

学习目标

了解肝脏疾病对药物体内过程的影响，掌握肝功能不全患者的用药指导。

一、肝在药物体内过程中的作用

肝是人体最大的多功能实质性器官，已知其功能达150多种。由于肝的高血流量以及含有大部分活性代谢酶，肝几乎参与体内一切物质的代谢过程，对药物在体内的分布、代谢、排泄等过程均有重要影响。

药物代谢可以有肝内代谢与肝外代谢之分，肝外代谢的部位包括血浆、胃肠道、肺、皮肤、肾脏或其他细胞组织，但肝脏是药物代谢的最主要的脏器。药物除少数可自发产生代谢反应外，绝大多数的药物代谢都是细胞内特异酶催化的反应，这些参与药物代谢的酶被称为药物代谢酶或药酶。肝脏不仅是药物代谢酶的合成场所，也是药物代谢酶最集中的器官。大多数药物的代谢都在肝脏内由肝药酶催化完成。

口服药物经消化道吸收后由门静脉进入肝脏，在肝脏代谢后会使得进入体循环的原形药物减少，这种作用被称为肝脏的首过效应或称首关效应。肝脏的首关效应是许多药物口服生物利用度低的重要原因之一。由其他给药途径给予的药物则可经血液循环进入肝脏而被代谢。

肝脏在药物体内过程中的另一重要作用是将药物经胆汁排泄。胆汁排泄是药物肾外排泄中最主要的途径，胆汁由肝细胞分泌产生，经毛细胆管、小叶间胆管、左右胆管汇总入肝总管，在释放至十二指肠前，在胆囊中储存和浓缩。

二、肝脏疾病对药物体内过程的影响

肝脏疾病时，不论是有效肝细胞总数、肝脏药酶活力、肝血流量、血浆蛋白浓度、肝细胞对药物的摄取与排泄以及胆汁排泄等都受到影响，从而显著地影响部分药物的体内过程。

药物的肝清除率主要取决于肝血流量及肝药酶活性，肝脏疾病通过使肝血流减少、肝药酶绝对量减少或活力降低而使药物的肝清除率降低，延长药物在体内的停留时间。药物的体内过程与其在体内的存在状态有关，肝脏疾病通过对肝脏蛋白合成与贮存功能的影响，影响药物的蛋白结合，导致药物吸收、分布、代谢和排泄过程受到影响。

1. 肝脏疾病对药物吸收的影响

肝脏疾病可因胃肠激素（如肠泌素、胰高血糖素、缩胆囊肽或促胃动素等）的减少而导致胃排空的延迟。一些药物（如速尿）因肝硬化而致吸收延迟。一些药物（如红霉素）则因能增加胃肠激素分泌，可以加速肝硬化病人的胃排空。

2. 肝脏疾病对药物分布的影响

肝硬化患者产生水肿或腹水时，亲水性药物的分布容积增加。因此，肝硬化病人需要药物迅速起效时，亲水性药物（如β–内酰胺类抗生素或地高辛）的用量必须增加。肝硬化患者虽可使速尿和β–内酰胺类（如头孢他啶或头孢丙烯）的体内清除率减低，然而，这些患者的水肿或腹水对亲水性药物的分布影响更明显，导致清除率影响的临床意义减小。

3. 肝脏疾病对药物代谢的影响

肝脏病变时肝脏蛋白合成受到影响，肝药酶绝对量减少。肝药酶绝对量减少导致肝病患者体内药物的血浆消除半衰期显著延长；一些药物的首过代谢被解除，血药浓度可能升高；多剂量给药后药物在体内蓄积，稳态血药浓度有异常升高的危险。无论是原发性肝病还是转移性肝病，都可能对肝脏造成不同程度的损害。肝硬化时，肝清除率一般均降低，但在患急性病毒性肝炎时对肝脏消除能力并不一定产生影响，有些药物清除率下降，半衰期延长，有些药物则可能没有改变。由于药物代谢的结果是不同的，因此，肝脏对药物代谢的影响有可能增加药物毒性，也有可能降低药物疗效。

表5–3　肝脏疾病对药物消除半衰期的影响

$t_{1/2}$延长的药物	对乙酰氨基酚、异戊巴比妥、羧苄西林、氯霉素、地西泮、环己巴比妥、异烟肼、利多卡因、地西泮、林可霉素、哌替定、普鲁卡因酰胺、茶碱
$t_{1/2}$不受影响的药物	氨苄西林、氯丙嗪、秋水仙碱、复方新诺明、双香豆素、洋地黄毒苷、地高辛、劳拉西泮、奥沙西泮、对氨基水杨酸、保泰松、水杨酸

4. 肝脏疾病对药物蛋白结合产生的影响

严重慢性肝脏疾病常同时伴有药物蛋白结合率降低，游离型药物浓度增加可使表观分布容积增加。肝病时药物与血浆蛋白结合减少的原因可能是：①肝病时血浆白蛋白及α_1–酸性糖蛋白合成降低；②血浆蛋白结合部位减少；③内源性抑制物蓄积，如血浆中游离脂肪酸、胆红素与尿素等在肝病时增多。这些内源性抑制物能与药物竞争血浆蛋白的结合部位，从而降低了药物与血浆蛋白的结合。

5. 肝脏疾病对药物胆汁排泄的影响

肝脏的胆汁排泄是肾外排泄中最主要的途径，某些药物的原型或其代谢产物可迅速地经过主动转运系统从胆汁排出。在肾功能不全时，原以肾排泄的药物也会使胆汁排泄部分增加。肝脏疾病时，由于进入肝细胞的药物减少，或由于肝细胞贮存或代谢药物的功能降低，还可能由于从肝细胞到胆汁的主动转运过程发生障碍，都会部分地或完全地阻断某些药物从胆汁排泄。

三、肝功能不全患者用药原则

（1）明确诊断，合理选药。

（2）避免或减少使用对肝脏毒性大的药物。

（3）注意药物相互作用，特别应避免肝毒性的药物合用。

（4）肝功能不全而肾功能正常的病人可选用对肝毒性小，并且从肾脏排泄的药物。

（5）初始用药宜小剂量，必要时进行TDM，做到给药方案个体化。

（6）定期检查肝功能，及时调整治疗方案。

四、肝功能不全患者的用药指导

肝脏因疾病而导致肝功能变化，影响药物的体内过程，进而影响临床用药的安全性与有效性。这一观点是药学与医学工作者的共识。然而，由于肝脏功能的多样性、肝脏疾病的多样性，造成了肝脏疾病对药物体内过程影响的复杂化。无论是局部肝病还是转移性肝病，都可能由多种疾病造成，而每一种疾病对肝脏均可能造成不同组织、不同程度的损害。在不同原因引起的肝病，半衰期受影响的药物也各不相同，如在急性病毒性肝炎时，苯巴比妥和保泰松的半衰期不变，但在肝硬化时，其半衰期却明显延长。有资料显示，阻塞性黄疸时，药物消除减慢，尤其是某些以胆道排泄为主要消除途径的药物。

随着对肝脏疾病状态下临床用药的深入研究，将有可能获得一些有用的剂量调整方法。但是，目前处理肝病患者的用药问题，最佳方法仍是考虑患者的临床反应、药物体内过程特点，结合用药经验和TDM。只有在非常必要用药时才用药，尤其是对肝脏有毒的药物。如有可能，应尽量选用不在肝脏清除及对肝脏无毒的药物，选用肾排泄为主的同类药代替。对肝脏有毒的药物最好能在严密的肝功能测定监护下应用，调整剂量时应要考虑到在用药过程中患者可能发生的药动学改变，并加强对患者的药效学观察。

表5-4 肝功能不全时宜小心应用或更换的部分药物

分 类	不宜用药物	更换药物或措施
全身麻醉药	氯乙烷	其他全身麻醉药
镇静药	氯氮䓬	奥沙西泮
	氯丙嗪	小心用药
抗抑郁药	米帕明类	小心用药
抗惊厥药	苯妥英	小心用药
成瘾性镇痛药	吗啡、哌替定	小心用药
解热镇痛药	阿司匹林、对乙酰氨基酚、保泰松	小心用药
降血糖药	甲苯磺丁脲	小心用药
抗菌药	氯霉素	其他抗生素
抗结核药	利福平	其他抗结核药
抗癌药	巯嘌呤、阿糖胞苷、甲氨蝶呤、氟尿嘧啶	减量或换其他药

肝功能不全患者在应用下述各类药物时尤其需注意给药方案的调整。

1. 安眠药、镇痛药和麻醉药

严重肝病患者对于常用的安眠药、镇痛药和镇静药几乎都不易耐受，甚至诱发肝性脑病，特别在有些肝性昏迷先兆症状时，如烦躁、不安、躁动等，必须注意，应禁用镇静药。吗啡类镇痛药在肝病患者也应禁用，这是由于吗啡大部分在肝脏代谢，约60%～70%通过与葡萄糖醛酸结合而排泄，肝硬化患者对吗啡的敏感性增加，即使给予正常剂量的1/3～1/2，也可诱发肝性脑病的症状和脑电图的改变。除吗啡、巴比妥类药物外，哌替啶、芬太尼、水合氯醛、副醛、可待因、氯丙嗪、安眠酮和亲神经安定剂均应禁用。异丙嗪、安定、利眠宁在一般性肝病时可以控制使用，但不宜长用，有肝昏迷先兆时，以禁用为宜。对肝病患者，乙醚、氯仿、氟烷等麻醉药应避免。

2. 利尿剂

噻嗪类利尿剂（双氢克尿噻）、氯噻酮、环戊甲噻嗪等，速尿、利尿酸钠等在治疗腹水时可造成血钾过低和代谢性碱中毒，使肌肉和肾脏的胺产生增加，有诱发肝性脑病的危险，若同时补充钾盐或同时服用保钾利尿药（螺内酯或氨苯喋啶），可使这种副作用减少。 此外，在几种利尿剂联合应用时，应注意排钠排水过多造成血容量下降，脱水和低钠血症，导致肾功能衰竭和肝性脑病。

3. 抗生素

对肝脏有损伤的抗生素很多，在严重肝脏疾病时，四环素类、无味红霉素、利福霉素、 两性霉素B、灰黄霉素、异烟肼、对氨基水杨酸和磺胺类药物都应禁用。其他如氯霉素、红霉素、卡那霉素、庆大霉素、羧苄青霉素和头孢霉素类在应用中应严密观察毒副反应，若肝衰竭伴有肾功能减退时，剂量应适当减少。谨慎使用影响凝血功能的药物，如拉氧头孢、头孢哌酮等。

4. 口服避孕药

胆汁排泄障碍是肝脏疾病患者对药物发生毒性反应的重要原因之一。口服避孕药是一类甾体药物制成的制剂，这类药物（如甲基睾丸酮、雌激素等）可能影响胆汁分泌，尤其是对已有胆汁郁积（如原发性胆汁性肝硬化）患者。口服避孕药应禁用于有妊娠胆汁郁积史者、原发性胆性肝硬化、良性家族性复发性胆汁郁积症或Dubin-Johnson 综合征者。由于长期服用避孕药可增加某些肝病（如肝静脉栓塞、胆囊结石、肝脏腺瘤和肝细胞癌等）的发生率，所以慢性肝病患者应尽量避免服用避孕药，以免在发生这些并发症后出现诊断方面的问题。

5. 解热镇痛药

解热镇痛药又称非甾体抗炎药（NSAID），临床应用广泛，但其不良反应发生率高。几乎所有的解热镇痛药均可致肝损害，从轻度的肝酶升高到严重的肝细胞致死。对乙酰氨基酚大剂量长期使用可致严重肝毒性，尤以肝坏死最常见。苏林酸和双氯芬酸也可致肝损害。因此长期使用这类药物时，要定期做肝功能检查。

6. 口服降血糖药

如降糖灵、甲磺丁脲、氯磺丙脲等，在肝脏疾病时也应慎用或禁用。在应用降糖灵时，因组织中葡萄糖无氧酵解增加而产生大量乳酸，可引起严重的乳酸性酸血症，其死亡率约50%，在肝脏疾病时更为危险，应禁用。

7. 糖皮质激素

严重肝功能不全的患者，由于药物在肝脏中转化代谢发生障碍，而可的松和泼尼松只有在体内分别转化为氢化可的松和泼尼松龙才能生效，因此，严重肝功能不全的患者，不宜选用可的松和泼尼松，而只宜使用氢化可的松和泼尼松龙或地塞米松。

目标检测

一、A型选择题

1. 肝脏疾病对药物蛋白结合产生的影响（　　）
   A. 药物蛋白结合率降低，游离型药物浓度增加
   B. 药物蛋白结合率降低，游离型药物浓度减少
   C. 药物蛋白结合率升高，游离型药物浓度增加
   D. 药物蛋白结合率升高，游离型药物浓度降低
   E. 以上均不正确
2. 严重肝病时，可诱发肝性脑病的症状和脑电图改变的药物（　　）
   A. 头孢呋辛　B. 吗啡　C. 5-氟尿嘧啶
   D. 乙胺丁醇　E. 呋塞米
3. 严重肝功能不全的患者，不宜选用的激素类药物（　　）
   A. 氢化可的松　B. 泼尼松龙　C. 地塞米松
   D. 可的松　E. 倍他米松
4. 哪些药物半衰期不受肝脏疾病的影响（　　）
   A. 对乙酰氨基酚　B. 氯霉素　C. 地塞米松
   D. 氯丙嗪　E. 茶碱
5. 肝功能不全时宜更换的药物（　　）
   A. 苯妥英钠　B. 阿司匹林　C. 吗啡
   D. 氯丙嗪　E. 甲氨蝶呤
6. 严重肝脏疾病时，可以应用但需严密观察毒副反应的抗生素（　　）
   A. 利福霉素　B. 灰黄霉素　C. 异烟肼
   D. 庆大霉素　E. SMZ

二、X型选择题

1. 肝功能不全患者用药原则（　　）
   A. 明确诊断，合理选药
   B. 避免使用对肝脏毒性大的药物
   C. 应避免肝毒性的药物合用
   D. 肝功能不全而肾功能正常的病人可选用对肝毒性小，并且从胆汁排泄的药物
   E. 给药方案个体化

2. 药物的肝清除率主要取决于

A. 肝血流量　　　　B. 胆汁排泄　　　　C. 药物剂型

D. 首过效应　　　　E. 肝药酶活性

3. 肝病时药物与血浆蛋白结合减少的原因可能是（　　）

A. 肝病时血浆白蛋白及 α_1-酸性糖蛋白合成降低

B. 血浆蛋白结合部位减少

C. 内源性抑制物蓄积

D. 肝药酶绝对量增加

E. 内源性抑制物合成减少

三、简答题

1. 肝功能不全患者在应用哪些药物时应注意剂量调整?

（参考答案：A型选择题1.C　2.A　3.D　4.D　5.E　6.D

X型选择题1.ABCE　2.AE　3.ABC ）

（陈开杰）

任务五 肾功能不全患者用药指导

学习目标

了解肾脏疾病对药物体内过程的影响，掌握肾功能不全患者的用药指导。

肾脏通过排泄代谢产物，合成和释放肾素与促红细胞生成素，调节细胞外液量和血浆渗透压，维持机体的水、电解质和酸碱平衡。因此，人体肾脏功能的完整性在保持机体内环境稳定中具有重要作用。

在肾脏的冠状切面上可见肾实质分为皮质与髓质，皮质接受90%的供血，髓质接受6%～10%的供血。肾单位是肾脏的基本功能单位，主要包括肾小球和肾小管。每个肾脏拥有约100万个肾单位。每分钟约有1200ml血液流经肾脏，经肾小球滤过、肾小管重吸收和分泌形成尿液。肾小球滤过率（GFR）作为评价肾功能的常用指标之一，在肾脏疾病条件下的临床用药中有重要的参考意义。

肾损伤通常指构成肾单位的肾小球和肾小管损伤，可导致肾功能失常。一般地说，肾单位损伤50%，氮代谢物开始在体内潴留，肾浓缩能力减退，可能出现多尿症；肾单位损伤80%以上时，则可出现尿毒症。

肾脏有很强的代偿能力。单侧肾切除术后，残余肾的GFR能增加40%～60%，常规临床试验结果可能仍然是正常值。肾功能改变只有在严重的肾单位缺失和损伤而不能发挥作用时才能通过肾功能检测指标检测出来。

一、肾脏疾病对药物体内过程的影响

肾脏疾病条件下，药物吸收、分布、代谢、排泄均受到影响。

（一）肾脏疾病对药物吸收的影响

肾脏疾病对药物吸收主要是继发影响。肾衰竭常伴有脱水和脱盐，影响肌肉和肠壁的血液灌流，有可能减小药物的吸收速率。另外肾衰竭时的低钾血症会显著影响到胃肠道的正常运动，氨的含量增加而使胃内pH升高，常伴有恶心、呕吐、腹泻等胃肠道症状，从而影响药物的吸收和生物利用度。

（二）肾脏疾病对药物分布的影响

一般肾脏疾病可以通过以下几种不同的机制来影响药物的分布。

1. 影响药物的解离状态

肾功能不全引起酸中毒时，酸碱平衡发生变化可影响药物解离型的比例，从而间接影响药物的分布。比如，酸中毒时非解离型的水杨酸分子增加，其分子极性变小，有较高的脂溶性，使水杨酸进入中枢神经系统的药量变大，因而，抗风湿剂量的乙酰水杨酸可引起较大的中枢神经系统毒性。

2. 影响药物与血浆蛋白的结合

蛋白结合率下降的机制可能涉及以下三个方面：①尿毒症或肾病综合征时常伴发的低蛋白血症，使血浆白蛋白浓度降低。②白蛋白组成和结构发生异常。③尿毒症患者体内的药物代谢产物积蓄或内源性物质的变化，使蛋白结合抑制剂增多，与药物蛋白结合过程产生竞争抑制，降低药物蛋白结合率。

3. 影响药物在脂肪组织中的分布

尿毒症时因食物摄入减少、吸收障碍、分解代谢亢进，易并发营养不良及脂肪分解增加，加之酸中毒时弱酸性药物非解离型量增加，可使药物以脂溶性状态增加在脂肪组织的分布。临床在尿毒症患者使用硫喷妥钠等脂溶性强、脂肪组织分布比较广的药物时，剂量均应减少，以免药物蓄积过量。

此外，由于肾功能损害导致血-脑屏障功能受损，进入中枢的药量增加，这是慢性尿毒症患者应用镇静催眠药时中枢抑制效应明显增强的重要原因。

（三）肾脏疾病对药物代谢的影响

肾脏是一个仅次于肝脏的药物生物转化器官，肾小管上皮细胞中含有的细胞色素P450、葡醛酸转移酶和硫酸转移酶等酶类，在正常情况下参与某些药物的分解转化。

肾脏疾病影响药物代谢的机制，除涉及肾小球滤过率下降引起药物及其代谢产物排泄减少导致积蓄外，尿毒症毒素以及继发的各种内环境紊乱也可干扰肝脏代谢酶动能。

肾脏疾病时由于肾脏排泄药物及其代谢物的作用减退，某些药物（如别嘌醇、普鲁卡因胺等）或其具有药理作用的代谢产物可在体内潴留。因此，为了确保用药的安全性，不仅要知道原形药物的药理作用，还要了解其代谢物的作用。在肾脏疾病时尽量避免应用代谢产物有活性作用的药物。

此外，肾脏疾病可影响肝脏的药物代谢，使其代谢速度和代谢途径发生变化。尿毒症动物肝脏氧化药物的速度减慢，I相代谢酶活性降低，肝脏细胞色素P450量减少。临床研究结果显示，肾功能不全时氧化、还原及水解等I相代谢反应减慢，但苯妥英钠是一个例外，尿毒症时苯妥英钠代谢加快，常用剂量难以控制癫痫发作。Ⅱ相代谢受肾脏功能影响不显著，但乙酰化反应速度往往减慢，如奎尼丁的乙酰化反应减慢等。

（四）肾脏疾病对药物排泄的影响

肾功能不全时药物的肾脏排泄速度减慢或者清除量降低，主要经肾脏排泄的药物及其活性代谢产物易在体内积蓄，致使药物的血浆半衰期延长，使药效提高，甚至发生毒性反应。肾脏疾病对药物排泄的影响，可能的机制包括：肾小球滤过减少、肾小管分泌减少、肾小管重吸收增加及肾血流量减少等。

肾小管分泌过程为主动转运机制，需要载体的参与。由于受载体数目的限制，分泌过程可能发生竞争抑制现象。

非解离型的弱酸、弱碱性药物在近曲小管和远曲小管可被动重吸收，药物及其代谢物的被动重吸收主要依赖尿流速度和尿pH。尿毒症时，机体内源性有机酸的蓄积，可抑制弱酸性药物及弱酸性的代谢物的解离，影响在尿液中的存在状态，增加其重吸收，使排泄减少。

尿毒症患者在使用如青霉素类、头孢菌素类、磺胺类抗微生物药以及甲氨蝶呤、丙磺舒等弱酸性药物时。因分泌减少、重吸收增加，排泄速度减慢，此影响在临床上可能比有效肾单位减少所致的后果更严重。因此，尿毒症患者应用酸性药物必须调整剂量。

在肾脏疾病对药物排泄过程的影响中，需注意活性代谢物排泄过程改变导致的临床后果。如氯贝丁酯的活性代谢产物氯苯氧异丁酸在肾衰患者体内明显蓄积，由于其骨骼肌毒性，导致肾衰患者使用该药时可产生严重的肌无力和肌触痛。又如，尿毒症患者使用镇痛药物哌替啶，可因为具有致惊作用的代谢物去甲哌替啶排泄减慢而发生震颤、抽搐及惊厥。再如，吗啡的活性代谢产物吗啡-6 -单葡醛酸结合物在肾衰患者体内蓄积，它可透过血-脑屏障且与脑组织的结合能力强于吗啡，临床上不仅可产生强大的镇痛作用，而且可出现呼吸抑制、精神紊乱及低血压等不良反应。

二、肾功能不全患者用药原则

（1）明确诊断，合理选择药物。

（2）避免或减少使用肾毒性大的药物。

（3）注意药物相互作用，特别注意不要与有肾毒性的药物合用。

（4）肾功能不全而肝功能正常的患者可选用双通道（肝肾）排泄的药物。

（5）根据肾功能不全的情况调整给药剂量和给药间隔时间，必要时进行TDM，设计个体化给药方案。

三、肾功能不全时的用药指导

（一）根据肌酐清除率调整给药方案

1. 负荷剂量的调整

在肾衰的情况下，药物的表观分布容积并没有降低，所以对大多数药物来说，肾衰并不需要调节药物的负荷剂量。但是少数药物在肾衰时表观分布容积发生变化，如地高辛在肾衰时表观分布容积可能降低25%～50%，这时则应调节负荷剂量。

2. 维持剂量的调整

对主要依靠肾脏排泄而消除的药物来说，可用调节剂量或给药间隔时间的两种方法来维持治疗所需的平均稳态血药浓度不变。若在调整给药方案时须同时考虑稳态时谷浓度及峰浓度的大小，则可由血清肌肝浓度先估算出肌酐清除率，然后用药动学公式计算给药剂量或给药间隔。

（二）肾功能不全患者经血液透析后药物剂量的调整

透析是将蓄积的药物或代谢废物从体内扩散到透析液的人工方法。常用的透析方法有腹膜透析和血液透析，两种方法有相同的原理，尿毒症患者的血液或体液在和透析液平衡的过程中，药物及其代谢物经扩散进入透析液中，并被除去。血液透析是高效排除药物的方法，当用药过量或中毒须迅速从体内除去药物时，血液透析是常用方法。

1. 影响透析的因素

透析的次数和方式对进行血液透析患者的给药剂量有很大的影响，一般地说，血液透析去除药物的效果受如下因素的影响，当选用透析去除药物时，应该仔细地考虑这些因素。

（1）水溶性 不溶或脂溶性药物不能被透析。如导眠能，因其水溶性很差，不能被透析除去。

（2）蛋白结合 由于透析是被动扩散过程，与蛋白结合牢固的药物不能被透析。如盐酸普萘洛尔的蛋白结合率达94%，透析效果非常差。

（3）分子量 分子量小于500的药物才容易被透析。例如，万古霉素的分子量为1800，其透析效果很差。

（4）分布容积大的药物 分布广泛的药物透析较慢，因为透析的血液体积是限速因素。例如，地高辛的表观分布容积为250～300L，分布于组织中的药物一般很难透析出去。

2. 透析率（CID）

在接受药物治疗的尿毒症患者进行透析时，药物去除的速度取决于血液流经透析机的速度和肾透析机的功效，透析率用于描述药物从肾透析机去除的效率，也称透析清除率。透析率的意义与肾清除率相似，它表示单位时间将药物完全清除的血量（ml/min）。

（三）肾功能不全患者抗生素剂量的调整

主要由肝胆系统排泄或由肝脏代谢，或经肾脏和肝脏系统同时排泄的抗生素用于肾功能不全者，维持原治疗剂量或剂量略减，此类药物主要包括大环内酯类、利福平、多西环素、克林霉素类等。

主要由肾脏排泄，药物本身无肾毒性，或仅有轻微肾毒性的抗生素，肾功能减退者可应用，但剂量需适当调整，此类药物主要包括青霉素和头孢菌素类的大多数药物，如青霉素、阿莫西林、美洛西林、头孢唑啉、头孢氨苄、头孢拉定、头孢西丁、头孢他啶、头孢唑肟等，氧氟沙星等氟喹诺酮类药物无明显肾毒性或仅有轻微肾毒性，但由于主要经肾脏排泄，肾功能不全时可在体内明显聚集，药物半衰期明显延长，因此应适当调整剂量。

肾毒性抗生素避免用于肾功能不全者，如确有指证使用该类药物时，需进行血药浓度监测，据此调整给药方案，达到个体化给药，也可以根据肾功能减退程度减量给药，疗程中需严密监测患者肾功能情况，如氨基糖苷类、万古霉素、多黏菌素等。此类药物在肾功能不全时其体内的积聚明显增加，血药浓度的升高常引起耳、肾毒性，因此，一般感染应避免使用，必须选用时，即使肾功能损害属轻度亦需严格减量。

肾毒性严重，肾功能不全者忌用的抗生素，此类药物主要包括四环素类、呋喃类、萘啶酸等，四环素、土霉素的应用可加重氮质血症，呋喃类和萘啶酸可在体内严重积聚，引起神经系统毒性反应，故肾功能不全者忌用。

目标检测

一、A型选择题

1. 以下哪种情况不影响药物的分布（　　）
   A. 酸中毒　B. 低蛋白血症　C. 营养不良及脂肪分解增加
   D. 血-脑屏障功能受损　E. 肾小管重吸收增加
2. 评价肾功能最重要的指标是（　　）
   A. 肾血流量　B. 肾小管滤过率　C. 肾排泄率
   D. 肾小球滤过率　E. 肾小管重吸收率
3. 肾功能不全时下列哪种药物的代谢加快（　　）
   A. 地高辛　B. 丙磺舒　C. 苯妥英钠
   D. 奎尼丁　E. 萘啶酸
4. 肾功能不全时可应用，无须调整剂量的药物（　　）
   A. 万古霉素　B. 四环素　C. 呋喃妥因
   D. 利福平　E. 左氧氟沙星

二、X型选择题

1. 肾脏疾病对药物排泄的影响，可能的机理包括（　　）
   A. 肾小球滤过减少　B. 肾小管分泌减少　C. 肾小管重吸收减少
   D. 肾小管重吸收增加　E. 肾血流量减少
2. 肾功能不全患者用药原则（　　）
   A. 避免或减少使用肾毒性大的药物
   B. 不要与有肾毒性的药物合用
   C. 肾功能不全而肝功能正常的患者可选用双通道（肝肾）排泄的药物；
   D. 可以使用主要经肾脏排泄的药物，且不用调整剂量；
   E. 根据肾功能不全的情况调整给药剂量和给药间隔时间，必要时进行TDM，设计个体化给药方案。

三、简答题

肾功能不全患者怎样调整应用抗生素的剂量？

（参考答案：A型选择题1.E　2.D　3.C　4.D
X型选择题1.ABDE　2.ABCE）

（陈开杰）

任务六　驾驶员用药指导

学习目标

掌握驾驶员应慎用的药物和用药后的防范措施。

在日常各项工作中，驾驶员（包括驾驶飞机、车船，操作机械、农机具手和高空作业人员）常因服药后影响其正常反应，出现不同程度的疲倦、嗜睡、困乏和精神不振、视物模糊、辨色困难、多尿、平衡力下降等，都会影响人的反应能力，容易出现危险和人身事故。医师、药师应指导驾驶员了解这方面的知识，以确保驾驶员的用药安全。

一、驾驶员应慎用的药物

1. 可引起驾驶员嗜睡的药物

（1）抗感冒药多采用复方制剂，组方有解热药、鼻黏膜血管收缩药或抗过敏药，后两者可缓解鼻塞、打喷嚏、流鼻涕和流泪等症状，但服药后易使人嗜睡。

（2）抗过敏药可拮抗致敏物组胺，同时也抑制大脑的中枢神经，引起镇静，服后表现为神志低沉、嗜睡，其强度因个人的敏感性、品种和剂量而异。

（3）镇静催眠药所有的镇静催眠药对中枢神经都有抑制作用，可诱导睡眠。

（4）抗偏头痛药苯噻啶服后可有嗜睡和疲乏。

（5）质子泵抑制剂奥美拉唑、兰索拉唑、泮托拉唑服后偶见有疲乏、嗜睡的反应。

2. 可使驾驶员出现眩晕或幻觉的药物

（1）镇咳药右美沙芬、那可丁可引起嗜睡、眩晕；喷托维林（咳必清）于服后1分钟可出现头晕、眼花、全身麻木，并持续4～6h。

（2）解热镇痛药双氯芬酸服后可出现腹痛、呕吐、眩晕，发生率约1%，极个别人可出现感觉或视觉障碍、耳鸣。

（3）抗病毒药金刚烷胺可刺激大脑与精神有关的多巴胺受体，服后有幻觉、精神错乱、眩晕、嗜睡、视力模糊。

（4）抗血小板药双嘧达莫服后约25%的人出现头痛、眩晕。周围血管扩张药氟桂利嗪常使人有抑郁感、嗜睡、四肢无力、倦怠或眩晕。

3. 可使驾驶员视物模糊或辨色困难的药物

（1）解热镇痛药布洛芬服后偶见有头晕、头昏、头痛，少数人可出现视力降低和辨色困难；另吲哚美辛可出现视力模糊、耳鸣、色视。

（2）解除胃肠痉挛药东莨菪碱可扩大瞳孔，持续3～5d，出现视物不清；阿托品可使睫状肌调节麻痹，导致驾驶员视近物不清或模糊，约持续1周。

（3）扩张血管药二氢麦角碱除偶发呕吐、头痛外，还使视力模糊而看不清路况。

（4）抗心绞痛药硝酸甘油服后可出现视力模糊。

（5）抗癫痫药卡马西平、苯妥英钠、丙戊酸钠在发挥抗癫痫病作用的同时，可引起视力模糊、复视或眩晕，使驾驶员看路面或视物出现重影。抗精神病药利培酮服后偶见头晕、视力模糊、注意力下降等反应。

4. 可使驾驶员出现定向力障碍的药物

（1）镇痛药哌替啶注射后偶致定向力障碍、幻觉。

（2）抑酸药雷尼替丁、西咪替丁、法莫替丁可减少胃酸的分泌，但能引起幻觉、定向力障碍。

（3）避孕药长期服用可使视网膜血管发生异常，出现复视、对光敏感、疲乏、精神紧张，并使定向能力发生障碍，左右不分。

5. 可导致驾驶员多尿或多汗的药物

（1）利尿药阿米洛利及复方制剂服后尿液排出过多，出现口渴、头晕、视力改变。

（2）抗高血压药利血平氨苯蝶啶片（北京降压0号）服后使尿量增多，尿意频繁，影响驾驶；吲达帕胺服后3h产生利尿作用，4h后作用最强，出现多尿、多汗或尿频。哌唑嗪服后出现尿频、尿急。

二、防范措施

服药后出现不良反应的时间和程度不易控制，迄今在科学上也难以克服。对驾驶员来说，生病时既要服药，又要保证驾驶安全，因此，采取必要的防范措施，坚持合理用药就显得格外重要。

（1）开车前4h小时慎用上述药物，或服后休息6h再开车。

（2）注意复方制剂中有无对驾驶能力有影响的成分。

（3）对易产生嗜睡的药物，服用的最佳时间为睡前半小时，既减少对日常生活带来的不便；也能促进睡眠。有些感冒药分为日片或夜片，如日夜百服宁片、白加黑感冒片，日片不含抗过敏药，极少引起嗜睡，在白天宜尽量服用日片。

（4）改用替代药，如过敏时尽量选用对中枢神经抑制作用小的抗过敏药如咪唑斯汀、氯雷他定、地洛他定。感冒时选用不含镇静药和抗过敏药的日片。

（5）如患糖尿病，在注射胰岛素和服用降糖药后稍事休息，如血糖过低或头晕、眼花、手颤，可进食少量食物或巧克力、水果糖等预防低血糖。

（6）千万不要饮酒或含酒精饮料，乙醇是一种中枢神经抑制剂，可增强催眠药、镇静药、抗精神病药的毒性。

（7）注意药品的通用名和商品名，有时同一药品有不同的商品名，医师和药师要注意辨认，并向患者交代清楚，不要重复使用。

（陈开杰）

任务七　运动员用药指导

学习目标

通过对本章的学习，了解兴奋剂的概念和分类，掌握运动员用药指导。

一、兴奋剂的概念和分类

兴奋剂是指运动员参赛时禁用的药物，具体是指能起到增强或辅助增强自身体能或控制能力，以达到提高比赛成绩的某些药物或生理物质。兴奋剂品种不断增多，国际奥委会的禁用药物目录已达100余种。它分为六类：一是精神刺激剂，如麻黄素、可卡因、苯丙胺等；二是合成类固醇，如甲睾酮、苯丙酸诺龙等；三是利尿剂，如呋塞米、依他尼酸、螺内酯（安体舒通）等；四是麻醉镇痛剂，如可待因、哌替啶、芬太尼等；五是β受体阻断剂，如普萘洛尔等；六是肽激素类，如人生长激素、人促红素（EPO）或重组人促红素（rhEPO）、促性腺激素等。

二、运动员用药指导

以下药物运动员使用后会引起不良后果，应指导该类人员禁用或慎用。

1. 合成类固醇

因能促使体格强壮、肌肉发达、增强爆发力，并缩短体力恢复时间，故常被短跑、游泳、投掷、摔跤、柔道、健美、自行车、滑雪、橄榄球等运动员使用。但它潜在有较大的不良反应：男性长期应用，会导致阳痿、睾丸萎缩、精子生成减少，甚至无精子，而影响生育；女性长期应用，可导致月经紊乱，甚而闭经和不孕，同时还会出现男性化症状，像多毛、长胡须、声音变粗、脱发、性功能异常等，即使停药也不可逆转。更为严重的是，不论男女，均会诱发高血压、冠心病、心肌梗死与脑动脉硬化和脑血管破裂，以及引起肝癌、肾癌等疾患。

2. 精神刺激剂

如麻黄素能提高运动员的呼吸功能，改善循环，增加供氧能力，并能振奋精神，但长期服用，会有头痛、心慌、焦虑、失眠、耳鸣、颤抖等不良反应。严重中毒时，会因心力衰竭和呼吸衰竭而死亡。再如可卡因会使运动员情绪高涨、斗志昂扬，还能产生欣快感，能忍受竞技造成的伤痛，并提高攻击力。但用量大时，会出现中毒症状，呼吸快而浅，血压上升等，严重时会因呼吸麻痹而死亡。

知识拓展

麻黄碱与兴奋剂

麻黄碱的成分主要来自麻黄科植物，麻黄碱的中枢神经兴奋作用比肾上腺素强很多，它能兴奋大脑皮质及皮质下中枢,使精神兴奋；也可缩短巴比妥类催眠时间，兴奋中脑、延脑呼吸中枢和血管运动中枢。服用麻黄碱后可以明显增强运动员的兴奋程度，使运动员不知疲倦，能超水平发挥，但对运动员本人有极大的副作用。因此，这类药品属于国际奥委会严格禁止使用的兴奋剂。

3. β受体阻断剂

有镇静效果，如射击、体操、滑雪、赛车等项目的运动员用后，可降低血压、减慢心率、减少心肌耗氧量，增加人体平衡功能、增强运动耐力，尤其能消除运动员比赛前的紧张心理，使之正常或超常发挥竞技水平，取得良好成绩。但滥用此类药物，会引起头晕、失眠、抑郁、幻觉、心动过缓、低血压，严重者可诱发支气管哮喘。若长期使用后突然停药，则会引发心跳过速，心肌梗死，乃至突然死亡。

4. 利尿剂

可帮助人短时间内急速降低体重，易造成人体严重脱水、肾衰竭。

5. 麻醉性镇痛剂

其能使伤口进一步恶化，导致呼吸困难和药物依赖。常被游泳和长跑选手使用。

6. 肽激素类

如人生长激素（HGH）的作用是刺激骨骼、肌肉和组织的生长发育。其危害表现为手、足、脸以及内部器官的不正常发育。常被田径、举重等选手使用。再如红细胞生成素导致肝功能和心脏功能衰竭，并将引起糖尿病。常被自行车、赛艇、短跑和长跑选手使用。

（陈开杰）

附录

附录一

常用药物的皮肤敏感试验

（中国国家处方集984页）

有些药品如抗生素中β-内酰胺类的青霉素、头孢菌素；氨基糖苷类抗生素的链霉素、庆大霉素，维生素、有机碘造影剂、局麻药、免疫调节剂、生物药品（酶、抗毒素、类毒素、血清、菌苗、疫苗）等药品在给药后极易引起过敏反应，甚至出现过敏性休克。为安全起见，需在注射给药前进行皮肤敏感试验，皮试后观察15～20分钟。以确定阳性或阴性反应。

对青霉素、头孢菌素、破伤风抗毒素等易致过敏反应的药品，注意提示患者在用药前（或治疗结束后再次应用时）进行皮肤敏感试验，在明确药品敏感试验结果为阴性后，再调配药品；对尚未进行皮试者、结果阳性或结果未明确者拒绝调配药品，同时注意提示有家族过敏史或既往有药品过敏史者在应用时提高警惕性，于注射后休息和观察30分钟，或采用脱敏方法给药。

鉴于头孢菌素类抗生素可引起过敏性反应或过敏性休克，同时与青霉素类抗生素存在有交叉过敏性，概率在3%～15%，但目前头孢菌素应用前是否做皮肤试验的临床意义尚有极大争议，《中华人民共和国药典临床用药须知》（2005年版）等相关著作尚无定论。国外文献证实：若患者以前发生过青霉素过敏性休克者，应禁用头孢菌素，若过敏反应轻微，必要时可在严密监护下，给予头孢菌素类抗生素。但近年来有多例报道，头孢菌素可致过敏性休克甚至死亡，为慎重起见和对患者的安全用药负责，建议在应用前做皮肤试验，并提示应用所注射的药品品种进行皮试。另外，具体到药物是否需要做药物皮肤敏感试验，请参照药品说明书和官方的药物治疗指南。鉴于各药品生产企业的产品标准不同而对皮肤试验的要求不一，在用药前宜仔细阅读药品说明书。《中华人民共和国药典临床用药须知》（2005年版）中必须做皮肤敏感试验的药物情况（附表4-1）。

此外，在部分权威性较高的二次文献中，对部分常用药品也记载应做皮肤敏感试验，在此也列附表4-2提示。

附表4-1　常用药物皮肤敏感试验的药液浓度和给药方法与剂量

药物名称	皮试药液浓度（ml）	给药方法与剂量
细胞色素C注射剂	0.03 mg（皮内注射）， 注射液原液（划痕） 5 mg（滴眼）	皮内注射0.03～0.05ml 划痕1滴，滴眼1滴
降纤酶注射剂	0.1 BU	皮内注射0.1ml
门冬酰胺酶注射剂	20 U	皮内注射0.02ml
青霉素钾注射剂	500 U	皮内注射0.1 ml
青霉素钠注射剂	500 U	皮内注射0.1ml；划痕1滴
青霉素V钾片	500 U	皮内注射0.1 ml

续表

药物名称	皮试药液浓度（ml）	给药方法与剂量
普鲁卡因青霉素注射剂-青霉素	500 U	皮内注射0.1 ml
普鲁卡因青霉素注射剂-普鲁卡因	2.5mg	皮内注射0.1 ml
苄星青霉素注射剂	500 U	皮内注射0.1ml
抑肽酶注射剂	2500kU	静脉注射1ml
胸腺素注射剂	25μg	皮内注射0.1ml
白喉抗毒素注射剂	稀释20倍	皮内注射0.1ml
破伤风抗毒素注射剂	75U（稀释20倍）	皮内注射0.1ml
多价气性坏疽抗毒素注射剂	250U（稀释20倍）	皮内注射0.1 ml
抗蛇毒血清注射剂	稀释20倍	皮内注射0.1 ml
抗炭疽血清注射剂	稀释20倍	皮内注射0.1 ml
抗狂犬病血清注射剂	20U（稀释20倍）	皮内注射0.1 ml
肉毒抗毒素注射剂	稀释10倍	皮内注射0.05 ml
玻璃酸酶注射剂	150 U	皮内注射0.02 ml
α-糜蛋白酶注射剂	500 U	皮内注射0.1 ml
鱼肝油酸钠注射剂	1 mg	皮内注射0.1～0.2 ml

苯唑西林钠、氯唑西林钠、氨苄西林钠、阿莫西林、羧苄西林钠、哌拉西林钠、磺苄西林钠注射剂和青霉胺片剂等皮试药液浓度和给药剂量同青霉素

附表4-2　部分提示应做皮肤敏感试验药物的药液浓度和给药方法与剂量

药物名称	皮试药液浓度（ml）	给药方法与剂量
链霉素注射剂	1 mg	皮内注射0.1ml
头孢菌素类注射剂	300μg或500μg	皮内注射0.1 ml
庆大霉素注射剂	400 U	皮内注射20～40 U；儿童5～10 U
甲氧西林钠注射剂	250 μg	皮内注射0.1 ml
氯唑西林钠注射剂	250 μg	皮内注射0.1 ml
苯唑西林钠注射剂	500 μg	皮内注射0.1 ml
萘夫西林钠注射剂	250μg	皮内注射0.1 ml
氨氯西林钠注射剂	250μg	皮内注射0.1 ml
氟氯西林钠注射剂	500 μg	皮内注射0.1 ml
磷酸组胺注射剂	0.1mg	皮内注射0.1 ml
右旋糖酐注射剂	原液	皮内注射0.1 ml
维生素B_1注射剂	5 mg	皮内注射0.1 ml
普鲁卡因注射剂	2.5mg	皮内注射0.1 ml
促皮质素注射剂	1 U	皮内注射0.1 ml
绒促性素注射剂	500 U	皮内注射0.1 ml
胰蛋白酶	0.5mg	皮内注射0.1 ml
胸腺5肽	0.1mg	皮内注射0.1 ml
胸腺素α_1	1.6mg	皮内注射0.05～0.1 ml
胸腺素生成素	0.1mg	皮内注射0.1 ml（0.01 mg）

续表

药物名称	皮试药液浓度（ml）	给药方法与剂量
甘露聚糖肽	2.5mg	皮内注射0.1 ml
蕲蛇酶	0.75U	皮内注射0.1 ml
鲑降钙素注射剂	10 U	皮内注射0.1 ml
天花粉蛋白	0.5μg	皮内注射0.1 ml
有机碘造影剂	30%溶液	静脉注射1ml；皮内注射0.1ml

注：①凡头孢菌素规格（每瓶）为0.5、0.75、1 g的先依次应用0.9%氯化钠注射液10，15、20ml稀释原药后.抽取0.1ml，再用0.9%氯化钠注射液稀释至10ml，抽取0.1ml做皮试。规格为1. 5 g、2 g的依次用0.9%氯化钠注射液15ml、20ml稀释原药后，抽取0.05ml，再用0.9%氯化钠注射液稀释至10ml，抽取0.05 ml做皮试。②若皮试为阳性反应.可采取脱敏治疗给药；☆ 有机碘造影在应用中仍可出现过敏反应，尚需注意。

附录二

国家基本药物目录（基层医疗卫生机构配备使用部分）（2012版）

第一部分　化学药品和生物制品

序号	品种名称	剂型	英文名称	备注
一、抗微生物药				
（一）青霉素类				
1	青霉素	注射剂	Benzylpenicillin	
2	青霉素V钾	颗粒剂	Phenoxymethylpenicillin Potassium	
3	苯唑西林	注射剂	Oxacillin	
4	氨苄西林	注射剂	Ampicillin	
5	氨苄西林钠舒巴坦钠	注射剂	Ampicillin Sodium and Sulbactam Sodium	
6	哌拉西林	注射剂	Piperacillin	
7	阿莫西林	口服常释剂型、颗粒剂	Amoxicillin	
8	阿莫西林克拉维酸钾	口服常释剂型、注射剂	Amoxicillin and Clavulanate Potassium	
（二）头孢菌素类				
9	头孢唑林	注射剂	Cefazolin	
10	头孢氨苄	口服常释剂型、颗粒剂	Cefalexin	
11	头孢呋辛	口服常释剂型、注射剂	Cefuroxime	注释1
12	头孢拉定	口服常释剂型、注射剂	Cefradine	
13	头孢哌酮	注射剂	Cefoperazone	
14	头孢哌酮钠舒巴坦钠	注射剂	Cefoperazone Sodium and Sulbactam Sodium	
15	头孢噻肟	注射剂	Cefotaxime	
16	头孢他啶	注射剂	Ceftazidime	
17	头孢曲松	注射剂	Ceftriaxone	
（三）氨基糖苷类				
18	阿米卡星	注射剂	Amikacin	
19	庆大霉素	注射剂	Gentamycin	
（四）大环内酯类				
20	红霉素	口服常释剂型、注射剂	Erythromycin	
21	阿奇霉素	口服常释剂型、颗粒剂，注射剂	Azithromycin	
22	琥乙红霉素	口服常释剂型	Erythromycin Ethylsuccinate	
23	克拉霉素	口服常释剂型	Clarithromycin	
24	罗红霉素	口服常释剂型	Roxithromycin	
25	麦迪霉素	口服常释剂型	Midecamycin	
26	乙酰螺旋霉素	口服常释剂型	Acetylspiramycin	
（五）其他抗生素				
27	克林霉素	口服常释剂型、注射剂	Clindamycin	
28	磷霉素	注射剂	Fosfomycin	
29	奥硝唑	注射剂	Ornidazole	
30	林可霉素	注射剂	Lincomycin	
31	土霉素	口服常释剂型	Oxytetracycline	
（六）磺胺类				
32	复方磺胺甲噁唑	口服常释剂型	Compound Sulfamethoxazole	
33	柳氮磺胺吡啶	口服常释剂型	Sulfasalazine	

续表

序号	品种名称	剂型	英文名称	备注
（七）喹诺酮类				
34	诺氟沙星	口服常释剂型	Norfloxacin	
35	环丙沙星	口服常释剂型、注射剂	Ciprofloxacin	
36	氧氟沙星	注射剂	Ofloxacin	
37	左氧氟沙星	口服常释剂型、注射剂	Levofloxacin	
（八）硝基呋喃类				
38	呋喃唑酮	口服常释剂型	Furazolidone	
39	呋喃妥因	口服常释剂型	Nitrofurantoin	
（九）抗结核病药				
40	异烟肼	口服常释剂型、注射剂	Isoniazid	
41	利福平	口服常释剂型	Rifampicin	
42	利福定	口服常释剂型	Rifandine	
43	吡嗪酰胺	口服常释剂型	Pyrazinamide	
44	乙胺丁醇	口服常释剂型	Ethambutol	
45	链霉素	注射剂	Streptomycin	
46	对氨基水杨酸钠	口服常释剂型、注射剂	Sodium Aminosalicylate	
（十）抗麻风病药				
47	氨苯砜	口服常释剂型	Dapsone	
（十一）抗真菌药				
48	氟康唑	口服常释剂型	Fluconazole	
49	制霉素	口服常释剂型	Nysfungin	
（十二）抗病毒药				
50	阿昔洛韦	口服常释剂型、注射剂	Aciclovir	
51	利巴韦林	口服常释剂型、颗粒剂、注射剂	Ribavirin	
52	穿琥宁	注射剂	Potassium Dehydroandrographolide Succinate	
53	更昔洛韦	注射剂	Ganciclovir	
54	炎琥宁	注射剂	Potassium Sodium Pehydroandroandrographolide Succinate	
55	抗艾滋病用药			注释2
二、抗寄生虫病药				
（一）抗疟药				
56	氯喹	口服常释剂型、注射剂	Chloroquine	
57	伯氨喹	口服常释剂型	Primaquine	
58	替硝唑	口服常释剂型、注射剂	Tinidazole	
59	左旋咪唑	口服常释剂型	Levamisole	
60	青蒿素类药物			注释3
（二）抗阿米巴病药及抗滴虫病药				
61	甲硝唑	口服常释剂型、注射剂	Metronidazole	
（三）抗利什曼原虫病药				
62	葡萄糖酸锑钠	注射剂	Sodium Stibogluconate	
（四）抗血吸虫病药				
63	吡喹酮	口服常释剂型	Praziquantel	
（五）驱肠虫药				
64	阿苯达唑	口服常释剂型	Albendazole	
三、麻醉药				
（一）局部麻醉药				
65	利多卡因	注射剂	Lidocaine	
66	布比卡因	注射剂	Bupivacaine	
67	普鲁卡因	注射剂	Procaine	
（二）全身麻醉药				

续表

序号	品种名称	剂型	英文名称	备注
68	氯胺酮	注射剂	Ketamine	
四、镇痛、解热、抗炎、抗风湿、抗痛风药				
（一）镇痛药				
69	芬太尼	注射剂	Fentanyl	
70	哌替啶	注射剂	Pethidine	
71	氨酚待因	口服常释剂型	Paracetamol and Codeine Phosphate	
72	高乌甲素	口服常释剂型、注射剂	Lappaconite	
73	曲马多	口服常释剂型	Tramadol	
（二）解热镇痛、抗炎、抗风湿药				
74	对乙酰氨基酚	口服常释剂型、颗粒剂	Paracetamol	
75	阿司匹林	口服常释剂型	Aspirin	
76	布洛芬	口服常释剂型	Ibuprofen	
77	双氯芬酸	口服常释剂型、口服缓释剂型	Diclofenac	
78	吲哚美辛	栓剂	Indometacin	
79	安乃近	口服常释剂型	tamizole Sodium	
80	布洛芬	口服缓释剂型	Ibuprofen	
81	复方氨酚烷胺	口服常释剂型	Compound Paracetamol and Amantadine Hydrochloride	
82	去痛片	口服常释剂型	Compound Aminopyrine Phenacetin	
83	小儿氨酚黄那敏	颗粒剂	Pediatric Paracetamol,Atificial Cow-bezoar and Chlorphenamine Maleate Granules	
84	吲哚美辛	口服常释剂型	Indometacin	
（三）抗痛风药				
85	别嘌醇	口服常释剂型	Allopurinol	
86	秋水仙碱	口服常释剂型	Colchicine	
五、神经系统用药				
（一）抗帕金森病药				
87	金刚烷胺	口服常释剂型	Amantadine	
88	苯海索	口服常释剂型		
（二）抗重症肌无力药				
56	新斯的明	注射剂	Neostigmine	
（三）抗癫痫药				
89	卡马西平	口服常释剂型	Carbamazepine	
90	丙戊酸钠	口服常释剂型	Sodium Valproate	
91	苯妥英钠	口服常释剂型、注射剂	Phenytoin Sodium	
92	苯巴比妥	口服常释剂型、注射剂	Phenobarbital	
（四）脑血管病用药及降颅压药				
91	尼莫地平	口服常释剂型	Nimodipine	
92	麦角胺咖啡因	口服常释剂型	Ergotamine and Caffeine	
93	甘露醇	注射剂	Mannitol	
（五）镇静催眠药				
94	地西泮	口服常释剂型、注射剂	Diazepam	
（六）其他				
95	胞磷胆碱	注射剂	Citicoline	
96	尼可刹米	注射剂	Nikethamide	
97	洛贝林	注射剂	Lobeline	
98	吡拉西坦	口服常释剂型、注射剂	Piracetam	
99	川芎嗪	注射剂	Ligustrazine	
100	氟桂利嗪	口服常释剂型	Flunarizine	
101	脑蛋白水解物	注射剂	Cerebroprotein Hydrolysate	

续表

序号	品种名称	剂型	英文名称	备注
102	七叶皂苷钠	注射剂	Sodium Aescinate	
103	曲克芦丁	口服常释剂型、注射剂	Troxerutin	
104	三磷酸胞苷二钠	注射剂	Cytidine Disodium Triphosphate	
	六、治疗精神障碍药			
(一)抗精神病药				
105	奋乃静	口服常释剂型、注射剂	Perphenazine	
106	氯丙嗪	口服常释剂型、注射剂	Chlorpromazine	
107	氟哌啶醇	口服常释剂型、注射剂	Haloperidol	
(二)抗焦虑药				
108	艾司唑仑	口服常释剂型	Estazolam	
(三)抗抑郁药				
109	阿米替林	口服常释剂型	Amitriptyline	
100	多塞平	口服常释剂型	Doxepin	
	七、心血管系统用药			
(一)抗心绞痛药				
101	硝酸甘油	口服常释剂型、注射剂	Nitroglycerin	
102	硝酸异山梨酯	口服常释剂型、注射剂	Isosorbide Dinitrate	
103	硝苯地平	口服常释剂型、口服缓释剂型	Nifedipine	
(二)抗心律失常药				
104	美西律	口服常释剂型	Mexiletine	
105	普罗帕酮	口服常释剂型、注射剂	Propafenone	
106	普鲁卡因胺	注射剂	Procainamide	
107	普萘洛尔	口服常释剂型	Propranolol	
108	阿替洛尔	口服常释剂型	Atenolol	
109	美托洛尔	口服常释剂型、注射剂	Metoprolol	
110	胺碘酮	口服常释剂型、注射剂	Amiodarone	
111	维拉帕米	口服常释剂型、注射剂	Verapamil	
(三)抗心力衰竭药				
112	地高辛	口服常释剂型、注射剂	Digoxin	
113	去乙酰毛花苷	注射剂	Deslanoside	
114	毒毛花苷K	注射剂	Strophanthin K	*
(四)抗高血压药				
115	卡托普利	口服常释剂型	Captopril	
116	依那普利	口服常释剂型	Enalapril	
117	硝普钠	注射剂	Sodium Nitroprusside	
118	硫酸镁	注射剂	Magnesium Sulfate	
119	尼群地平	口服常释剂型	Nitrendipine	
120	吲达帕胺	口服常释剂型、口服缓释剂型	Indapamide	
121	酚妥拉明	注射剂	Phentolamine	
122	复方利血平	口服常释剂型	Compound Reserpine	
123	缬沙坦	口服常释剂型	Valsartan	
124	复方利血平氨苯蝶啶	口服常释剂型	Compound Hypotensive	
(五)抗休克药				
125	肾上腺素	注射剂	Adrenaline	
126	去甲肾上腺素	注射剂	Noradrenaline	
127	异丙肾上腺素	注射剂	Isoprenaline	
128	间羟胺	注射剂	Metaraminol	
129	多巴胺	注射剂	Dopamine	
130	多巴酚丁胺	注射剂	Dobutamine	
(六)调脂及抗动脉粥样硬化药				
131	辛伐他汀	口服常释剂型	Simvastatin	

续表

序号	品种名称	剂型	英文名称	备注
八、呼吸系统用药				
（一）祛痰药				
132	溴己新	口服常释剂型、注射剂	Bromhexine	
133	氨溴索	口服常释剂型、口服溶液剂、注射剂	Ambroxol	
134	羧甲司坦	口服常释剂	Carbocisteine	
（二）镇咳药				
135	喷托维林	口服常释剂型	Pentoxyverine	
136	复方甘草	口服常释剂型、口服溶液剂	Compound Liquorice	
（三）平喘药				
137	沙丁胺醇	气雾剂、雾化溶液剂、口服常释剂型	Salbutamol	
138	氨茶碱	口服常释剂型、口服缓释剂型、注射剂	Aminophylline	
139	茶碱	口服常释剂型、口服缓释剂型	Theophylline	
九、消化系统用药				
（一）抗酸药及抗溃疡病药				
140	复方氢氧化铝	口服常释剂型	Compound Aluminium Hydroxide	
141	雷尼替丁	口服常释剂型、注射剂	Ranitidine	
142	法莫替丁	口服常释剂型、注射剂	Famotidine	
143	奥美拉唑	口服常释剂型、注射剂	Omeprazole	
144	胶体果胶铋	口服常释剂型	Colloidal Bismuth Pectin	
145	硫糖铝	口服常释剂型	Sucralfate	
146	维U颠茄铝胶囊Ⅱ	口服常释剂型	Vitamin U,Belladonna and Aluminium	
147	西咪替丁	口服常释剂型、注射剂	Cimetidine	
148	枸橼酸铋钾	口服常释剂型	Bismuth Potassium Citrate	
（二）助消化药				
149	乳酶生	口服常释剂型	Lactasin	
150	多酶片	口服常释剂型	Multienzyme	
151	食母生	口服常释剂型	Saccharated Yeast	
（三）胃肠解痉药及胃动力药				
152	颠茄	口服常释剂型、酊剂	Belladonna	
153	山莨菪碱	口服常释剂型、注射剂	Anisodamine	
154	阿托品	口服常释剂型、注射剂	Atropine	
155	多潘立酮	口服常释剂型	Domperidone	
156	甲氧氯普胺	口服常释剂型、注射剂	Metoclopramide	
（四）泻药及止泻药				
157	开塞露	灌肠剂		
158	酚酞	口服常释剂型	Phenolphthalein	
159	蒙脱石	口服散剂	Smectite	
（五）肝胆疾病用药				
160	熊去氧胆酸	口服常释剂型	Ursodeoxycholic Acid	
161	联苯双酯	口服常释剂型、滴丸剂	Bifendate	
162	促肝细胞生长素	注射剂	Hepatocyte Growth-promoting Factors	
163	甘草酸二铵	注射剂	Diammonium Glycyrrhetate	
164	肌苷	口服溶液剂、注射剂	Inosine	
165	门冬氨酸钾镁	注射剂	Magnessium Aspartate	
166	葡醛内酯（葡醛酸钠）	口服常释剂型（注射剂）	Glucurolactone	
167	三磷酸腺苷二钠	口服常释剂型	Adenosine Disolium triphosphate	
（六）其他				
168	小檗碱（黄连素）	口服常释剂型	Berberine	

续表

序号	品种名称	剂型	英文名称	备注
		十、泌尿系统用药		
（一）利尿药				
169	呋塞米	口服常释剂型、注射剂	Furosemide	
170	氢氯噻嗪	口服常释剂型	Hydrochlorothiazide	
171	螺内酯	口服常释剂型	Spironolactone	
172	氨苯蝶啶	口服常释剂型	Triamterene	
（二）良性前列腺增生用药				
173	特拉唑嗪	口服常释剂型	Terazosin	
174	非那雄胺	口服常释剂型	Finasteride	*
175	酚苄明	口服常释剂型	Phenoxybenzamine	*
		十一、血液系统用药		
（一）抗贫血药				
176	硫酸亚铁	口服常释剂型、口服缓释剂型	Ferrous Sulfate	
177	重组人促红素	注射剂	Recombinant Human Erythropoietin （CHO cell）	
178	右旋糖酐铁	注射剂	Iron Dextran	
179	维生素B12	注射剂	Vitamin B12	
180	叶酸	口服常释剂型	Folic Acid	
（二）抗血小板药				
181	阿司匹林	口服常释剂型	Aspirin	
182	双嘧达莫	口服常释剂型	Dipyridamole	
（三）促凝血药				
183	凝血酶	外用冻干粉	Thrombin	
184	酚磺乙胺	注射剂	Etamsylate	
185	亚硫酸氢钠甲萘醌	注射剂	Menadione Sodium Bisulfite	
186	维生素K1	注射剂	Vitamin K1	
187	氨甲苯酸	口服常释剂型	Aminomethylbenzoic Acid	
（四）抗凝血药及溶栓药				
188	肝素	注射剂	Heparin	
189	尿激酶	注射剂	Urokinase	
（五）血容量扩充剂				
190	羟乙基淀粉40	注射剂	Hydroxyethyl Starch 40	
191	右旋糖酐（40,70）	注射剂	Dextran（40,70）	
		十二、激素及影响内分泌药		
（一）下丘脑垂体激素及其类似物				
192	绒促性素	注射剂	Chorionic Gonadotrophin	
（二）肾上腺皮质激素类药				
193	氢化可的松	口服常释剂型、注射剂	Hydrocortisone	
194	泼尼松	口服常释剂型	Prednisone	
195	地塞米松	口服常释剂型、注射剂	Dexamethasone	
196	氟轻松	外用软膏剂型	Fluocinonide	
197	甲泼尼龙	注射剂	Methylprednisolone	
198	曲安奈德	注射剂	Triamcinolone Acetonide	
（三）胰岛素及口服降血糖药				
1.胰岛素				
199	胰岛素	注射剂	Insulin	
2.口服降血糖药				
200	二甲双胍	口服常释剂型	Metformin	
201	格列本脲	口服常释剂型	Glibenclamide	
202	格列吡嗪	口服常释剂型	Glipizide	
203	阿卡波糖	口服常释剂型	Acarbose	
204	格列喹酮	口服常释剂型	Gliquidonum	

续表

序号	品种名称	剂型	英文名称	备注
205	罗格列酮	口服常释剂型	Rosiglitazone	
（四）甲状腺激素及抗甲状腺药				
206	甲状腺片	口服常释剂型	Thyroid Tablets	
207	甲巯咪唑	口服常释剂型	Thiamazole	
208	丙硫氧嘧啶	口服常释剂型	Propylthiouracil	
（五）雄激素及同化激素				
209	丙酸睾酮	注射剂	Testosterone Propionate	
210	甲睾酮	口服常释剂型	Methyltestosterone	
（六）雌激素及孕激素				
211	黄体酮	注射剂	Progesterone	
212	甲羟孕酮	口服常释剂型	Medroxyprogesterone	
十三、抗变态反应药				
213	氯苯那敏	口服常释剂型	Chlorphenamine	
214	苯海拉明	口服常释剂型、注射剂	Diphenhydramine	
215	赛庚啶	口服常释剂型	Cyproheptadine	
216	异丙嗪	口服常释剂型、注射剂	Promethazine	
217	氯雷他定	口服常释剂型	Loratadine	
十四、免疫系统用药				
218	雷公藤多苷	口服常释剂型	Tripterygium Glycosides	
219	硫唑嘌呤	口服常释剂型	Azathioprine	
十五、维生素、矿物质类药				
（一）维生素				
220	维生素B_1	注射剂、口服常释剂型	Vitamin B_1	
221	维生素B_2	口服常释剂型	Vitamin B_2	
222	维生素B_6	注射剂、口服常释剂型	Vitamin B_6	
223	维生素C	注射剂、口服常释剂型	Vitamin C	
224	维生素D_2	口服常释剂型、注射剂	Vitamin D_2	
225	复合维生素B	口服常释剂型	Vitamin B Complex	
226	谷维素	口服常释剂型	Orayzanolum	
227	维生素AD	口服常释剂型、滴剂	Vitamin A and D	
228	维生素B_6	口服常释剂型	Vitamin B_6	
229	维生素D_3	注射剂	Vitamin D_3	
230	维生素E	口服常释剂型	Vitamin E	
（二）矿物质				
231	葡萄糖酸钙	口服常释剂型、注射剂	Calcium Gluconate	
（三）肠外营养药				
232	复方氨基酸18AA	注射剂	Compound Amino Acid 18AA	
233	辅酶A	注射剂	Coenzyme A	
234	脂肪乳（C14~24）	注射剂	Fat Emulsion	
十六、调节水、电解质及酸碱平衡药				
（一）水、电解质平衡调节药				
235	口服补液盐	口服散剂	Oral Rehydration Salts	
236	氯化钠	注射剂	Sodium Chloride	
237	葡萄糖氯化钠	注射剂	Glucose and Sodium Chloride	
238	复方氯化钠	注射剂	Compound Sodium Chloride	
239	氯化钾	口服常释剂型、口服缓释剂型、颗粒剂、注射剂	Potassium Chloride	
240	灭菌注射用水	注射剂	Sterile Water for Injection	
（二）酸碱平衡调节药				
241	乳酸钠林格	注射剂	Sodium Lactate Ringer's	
242	碳酸氢钠	口服常释剂型、注射剂	Sodium Bicarbonate	

续表

序号	品种名称	剂型	英文名称	备注
（三）其他				
243	葡萄糖	注射剂	Glucose	
十七、解毒药				
（一）氰化物中毒解毒药				
244	硫代硫酸钠	注射剂	Sodium Thiosulfate	
（二）有机磷酸酯类中毒解毒药				
245	氯解磷定	注射剂	Pralidoxime Chloride	
246	碘解磷定	注射剂	Pralidoxime	
（三）亚硝酸盐中毒解毒药				
247	亚甲蓝	注射剂	Methylthioninium Chloride	
（四）阿片类中毒解毒药				
248	纳洛酮	注射剂	Naloxone	
（五）鼠药解毒药				
249	乙酰胺	注射剂	Acetamide	
十八、生物制品				
250	破伤风抗毒素	注射剂	Tetanus Antitoxin	
251	抗狂犬病血清	注射剂	Rabies Antiserum	
252	抗蛇毒血清	注射剂	Snake Antivenin	
253	国家免疫规划用疫苗			
十九、诊断用药				
254	泛影葡胺	注射剂	Meglumine Diatrizoate	
255	硫酸钡	干混悬剂	Barium Sulfate	
二十、皮肤科用药				
（一）抗感染药				
256	红霉素	外用软膏剂型	Erythromycin	
257	阿昔洛韦	外用软膏剂型	Aciclovir	
258	咪康唑	外用软膏剂型	Miconazole	
259	克霉唑	外用软膏剂型	Clotrimazole	
260	酮康唑	外用软膏剂型	Ketoconazole	*
261	地塞米松	外用软膏剂型	Dexamethasone Acetate	*
262	炉甘石	外用溶液剂	Calamine	*
（二）角质溶解药				
264	尿素	外用软膏剂型	Urea	
265	鱼石脂	外用软膏剂型	Ichthammol	
266	水杨酸	外用软膏剂型	Salicylic Acid	
（三）肾上腺皮质激素类药				
267	氢化可的松	外用软膏剂型	Hydrocortisone	
（四）其他				
268	维A酸	外用软膏剂型、凝胶剂	Tretinoin	
二十一、眼科用药				
（一）抗感染药				
269	氯霉素	滴眼剂	Chloramphenicol	
270	左氧氟沙星	滴眼剂	Levofloxacin	
271	阿昔洛韦	滴眼剂	Aciclovir	
272	利福平	滴眼剂	Rifampicin	
273	氧氟沙星	滴眼剂	Ofloxacin	
274	西地碘	口服常释剂型（包括含片）	Cydiodine	*
275	糜蛋白酶	注射剂	Chymotrypsin	*
276	红霉素	眼膏剂	Erythromycin	
（二）青光眼用药				
277	毛果芸香碱	注射剂、滴眼剂	Pilocarpine	

续表

序号	品种名称	剂型	英文名称	备注
278	噻吗洛尔	滴眼剂	Timolol	
279	乙酰唑胺	口服常释剂型	Acetazolamide	
（三）其他				
280	阿托品	滴眼剂、眼膏剂	Atropine	
281	可的松	滴眼剂、眼膏剂	Cortisone	
		二十二、耳鼻喉科用药		
282	麻黄碱	滴鼻剂	Ephedrine	
283	氧氟沙星	滴耳剂	Ofloxacin	
284	地芬尼多	口服常释剂型	Difenidol	
		二十三、妇产科用药		
（一）子宫收缩药				
285	缩宫素	注射剂	Oxytocin	
286	麦角新碱	注射剂	Ergometrine	
287	垂体后叶注射液	注射剂	Posterior Pituitary Injection	
（二）其他				
288	咪康唑	栓剂	Miconazole	
289	甲硝唑	阴道泡腾片剂、栓剂	Metronidazole	
290	米索前列醇	口服常释剂型	Misoprostol	*
291	米非司酮	口服常释剂型	Mifepristone	*
		二十四、计划生育用药		
292	避孕药			注释8

第二部分　中成药

序号	功能	药品名称	备注	
		一、内科用药		
（一）解表剂				
1	辛温解表	九味羌活丸（颗粒）		
2		感冒清热颗粒		
3	辛凉解表	柴胡注射液		
4		银翘解毒丸（颗粒、片）		
5	表里双解	防风通圣丸（颗粒）		
6	扶正解表	玉屏风颗粒		
7	扶正解表	荆防颗粒		
8	扶正解表	参苏丸		
9	解热镇痛	感冒灵胶囊（颗粒）		
10	和解少阳	小柴胡汤丸（颗粒）		
（二）祛暑剂				
11	解表祛暑	保济丸		
12		藿香正气水		
13	解表祛暑	藿香正气丸（胶囊、软胶囊、颗粒、滴丸）		
14	健胃祛暑	十滴水		
（三）泻下剂				
15	润肠通便	麻仁润肠丸（软胶囊）		
16	滋阴补肾	苁蓉通便胶囊（口服液）		
（四）清热剂				
17	清热泻火	黄连上清丸（颗粒、胶囊、片）		
18		牛黄解毒丸（胶囊、软胶囊、片）	注释1	
19		牛黄上清丸（胶囊、片）	注释2	
20	清热解毒	双黄连合剂（颗粒、胶囊、片）		
21		银黄颗粒（片）		

续表

序号	品种名称	剂型	英文名称	备注
22		板蓝根颗粒		
23	清热解毒	穿心莲片		
24	清热解毒	三黄片		
25	清热解毒	三金片		
26	清热解毒	维C银翘片		
27	清热解毒	竹叶椒片		
28	清瘟解毒	连花清瘟胶囊（颗粒）		
29	清肝解毒	护肝片（胶囊、颗粒）		
30	清热祛湿	茵栀黄颗粒（口服液）		
31		复方黄连素片		
32	清热祛湿	抗病毒胶囊（颗粒、口服液）		
33	清热利湿	前列安通片		
34	清热利湿	前列泰片		
35	清胆利湿	龙胆泻肝丸		
36	滋阴降火	结核丸		
37	疏风清热	感冒清片（胶囊）		
38	疏风清热	桑菊感冒片		
39	辛凉解表	双黄连注射剂		
（五）温里剂				
40	温中健脾	附子理中丸（片）		
41	温胃止痛	温胃舒胶囊（颗粒）		
42		香砂养胃丸（颗粒、片）		
（六）止咳、平喘剂				
43	散寒止咳	通宣理肺丸（颗粒、胶囊、片）		
44	清肺止咳	蛇胆川贝液		
45		橘红丸（颗粒、胶囊、片）		
46		小儿消积止咳口服液		
47	润肺止咳	养阴清肺丸		
48	清肺平喘	蛤蚧定喘丸		
49	清热解毒	急支糖浆		
50	镇咳平喘	咳特灵胶囊（片）		
51	镇咳平喘	麻杏止咳片（糖浆）		
52	降气化痰	平喘抗炎胶囊		
53	养阴敛肺	强力枇杷露		
54	疏风宣肺	宣肺止嗽合剂		
（七）开窍剂				
55	清热开窍	清开灵颗粒（胶囊、片、注射液）		
56		安宫牛黄丸	注释3	
57	化痰开窍	苏合香丸		
（八）固涩剂				
58	滋阴益气	金锁固精丸		
59	补肾缩尿	缩泉丸（胶囊）		
（九）扶正剂				
60	健脾益气	补中益气丸（颗粒）		
61		参苓白术散（丸、颗粒）		
62	益气健脾	刺五加注射剂（颗粒、片）		
63	健脾和胃	香砂六君丸		
64	健脾开胃	健脾丸		
65	健脾养血	归脾丸（合剂）		
66	滋阴补肾	六味地黄丸		
67	滋阴降火	知柏地黄丸		
68	滋肾养肝	杞菊地黄丸（胶囊、片）		
69	温补肾阳	金匮肾气丸（片）		

续表

序号	品种名称	剂型	英文名称	备注
70		四神丸（片）		
71	益气养阴	消渴丸		
72	益气复脉	参麦注射液		
73		生脉饮（颗粒、胶囊、注射液）		
74	补气养血	复方阿胶浆		
75	益气养血	归芪三七口服液		
76	扶正祛邪	黄芪注射剂		
77	补气养阴	贞芪扶正颗粒（胶囊、片）		
78	壮腰健肾	壮腰健肾丸		
（十）安神剂				
79	养心安神	天王补心丸（片）		
80	养心安神	安神补心丸		
81	养血安神	柏子养心丸		
82	宁心安神	参芪五味子颗粒（胶囊、片）		
83	健脑安神	安神补脑液		
84	镇惊安神	朱砂安神丸		
85	安神	安尔眠胶囊		
86	益气养阴	稳心颗粒		
（十一）止血剂				
87	凉血止血	槐角丸		
88	散瘀止血	三七胶囊（片）		
（十二）祛瘀剂				
89	活血祛瘀	血栓通注射液、注射用血栓通（冻干）		
90		血塞通注射液、注射用血塞通（冻干）		
91		丹参注射液		
92	活血化瘀	丹红注射液		
93	活血化瘀	灯盏花素注射液		
94	活血化瘀	红花注射液		
95	活血化瘀	脉平片		
96	益气活血	麝香保心丸	注释4	
97	益气活血	脑心通胶囊（丸、片）		
98	理气活血	复方丹参片（胶囊、颗粒、滴丸）		
99		血府逐瘀丸（胶囊）		
100	滋阴活血	脉络宁注射液		
101	化瘀宽胸	冠心苏合丸（胶囊、软胶囊）		
102		速效救心丸		
103		地奥心血康胶囊		
104	化瘀通脉	通心络胶囊		
105	祛风除湿	小活络丸		
106	祛瘀止痛	腰痛宁胶囊		
（十三）理气剂				
107	疏肝解郁	丹栀逍遥丸		
108		逍遥丸（颗粒）		
109	舒肝解郁	舒肝和胃丸		
110	舒肝健胃	舒肝健胃丸		
111	疏肝和胃	气滞胃痛颗粒（片）		
112		胃苏颗粒		
113	理气止痛	元胡止痛片（胶囊、颗粒、滴丸）		
114		三九胃泰颗粒		
115	消积化滞	开胸顺气丸		
116	健脾消胀	摩罗丹		
117	行气止痛	木香顺气丸		
（十四）消导剂				

续表

序号	品种名称	剂型	英文名称	备注
118	消食导滞	保和丸（颗粒、片）		
119	健脾导滞	化积口服液		
120	健胃消食	健胃消食片		
（十五）治风剂				
121	疏散外风	川芎茶调丸（散、颗粒、片）		
122	祛风化瘀	正天丸（胶囊）		
123	平肝息风	松龄血脉康胶囊		
124	祛风通络	华佗再造丸		
125	祛风舒筋	大活络丸		
126	祛风除湿	天麻胶囊		
127	祛风除湿	追风透骨丸		
128	逐瘀止痛	头痛宁胶囊		
129	熄风通络	镇脑宁胶囊		
（十六）祛湿剂				
129	消肿利水	五苓散（胶囊、片）		
130	益肾通淋	普乐安胶囊（片）		
131	化瘀通淋	癃闭舒胶囊		
132	扶正祛湿	尪痹颗粒（片）		
133	化浊降脂	血脂康胶囊		
134	养血舒筋	独活寄生丸		
二、外科用药				
135	清热利湿	消炎利胆片（颗粒、胶囊）		
136	清热消肿	马应龙麝香痔疮膏	注释5	
137	清热解毒	季德胜蛇药片		
138		连翘败毒丸（膏、片）		
139		如意金黄散		
140	清热解毒	湿润烧伤膏		
141	通淋消石	排石颗粒		
142	软坚散结	内消瘰疬丸		
三、妇科用药				
（一）理气剂				
143	养血舒肝	妇科十味片		
144	活血化瘀	益母草膏（颗粒、胶囊、片）		
145	补血活血	当归丸		
146	化瘀散结	妇可靖胶囊		
（二）清热剂				
147	清热除湿	妇科千金片（胶囊）		
148	清热除湿	宫血宁胶囊		
149	清热除湿	海桂胶囊		
150	清热除湿	金鸡胶囊		
151	清热燥湿	洁尔阴洗液		
152	祛瘀止痛	花红片		
（三）扶正剂				
151	养血理气	艾附暖宫丸		
152	益气养血	八珍益母丸（胶囊）		
153		乌鸡白凤丸（胶囊、片）		
154	滋阴安神	更年安片		
（四）散结剂				
155	消肿散结	乳癖消片（胶囊、颗粒）		
156	软坚散结	宫瘤宁片		
四、眼科用药				
（一）清热剂				

续表

序号	品种名称	剂型	英文名称	备注
157	清热散风	明目上清片		
158	清肝明目	珍珠明目滴眼液		
（二）扶正剂				
159	滋阴养肝	明目地黄丸		
五、耳鼻喉科用药				
（一）耳病				
160	滋肾平肝	耳聋左慈丸		
（二）鼻病				
161	宣肺通窍	鼻炎康片		
162	宣肺通窍	千柏鼻炎片		
163	清热通窍	藿胆丸（片、滴丸）		
（三）咽喉病				
164	化痰利咽	黄氏响声丸		
165	清利咽喉	复方草珊瑚含片		
166	清凉解毒	六神丸		
167	消肿止痛	西瓜霜含片		
六、骨伤科用药				
168	活血化瘀	接骨七厘片		
169		伤科接骨片		
170	活血化瘀	云南白药（散剂）		
171	活血祛瘀	正骨水		
172	活血散瘀	跌打丸		
173		云南白药（胶囊、膏、酊、气雾剂）		
174	活血通络	活血止痛散（胶囊）		
175		舒筋活血丸（片）		
176		颈舒颗粒	注释6	
177		狗皮膏		
178	活血通络	颈复康颗粒		
179	活血驱风	正红花油		
180	通络止痛	万通筋骨片		
181	补肾壮骨	仙灵骨葆胶囊		
182	舒筋活络	中华跌打丸		
183	舒筋活络	壮骨关节丸		
184	祛风除湿	祖师麻膏药		

第三部分　民族药

序号	功能	药品名称	备注	
1	养心安神	安神丸		
2	舒筋活络	白脉软膏		
3	活血化瘀	独一味胶囊		
4	镇静安神	二十味肉豆蔻丸		
5	宣肺平喘	二十五味肺病丸		
6	疏肝利胆	二十五味松石丸		
7	安神开窍	二十五味珍珠丸		
8	健脾和胃	洁白丸（胶囊、片）		
9	保肝退黄	七味红花殊胜丸		
10	清热醒脑	如意珍宝丸		
11	通经活络	萨热十三味鹏鸟丸		
12	益肾固精	十八味诃子利尿丸		
13	益肾通淋	十三味红花丸		
14	补肾排石	十味豆蔻丸		
15	消食利胆	十味黑冰片丸		

续表

序号	品种名称	剂型	英文名称	备注
16	清肝明目	十五味萝蒂明目丸		
17	消炎止痛	十五味乳鹏丸		
18	温胃益火	石榴健胃丸		
19	消炎镇痛	铁棒锤止痛膏		
20	祛风止痛	五味麝香丸		
21	消炎镇痛	消痛贴膏		

注释1：目录第9号"头孢呋辛"包括头孢呋辛酯。

注释2：目录第33号"抗艾滋病用药"是指国家免费治疗艾滋病的药品。

注释3：目录第36号"青蒿素类药物"是指卫生部办公厅印发的《抗疟药使用原则和用药方案（修订稿）》中所列的以青蒿素类药物为基础的复方制剂、联合用药的药物和青蒿素类药物注射剂。

注释4：目录第146号"胰岛素"是指动物源胰岛素，包括短效、中效、长效及预混胰岛素。

注释5：目录第185号"抗蛇毒血清"包括抗蝮蛇毒血清、抗五步蛇毒血清、抗银环蛇毒血清、抗眼镜蛇毒血清。

注释6：目录第186号"国家免疫规划用疫苗"是指纳入国家免疫规划的疫苗。

注释7：目录第188号"硫酸钡"包括Ⅰ型、Ⅱ型。

附录三

特殊药品管理

《药品管理法》第三十九条规定，国家对麻醉药品、精神药品、毒性药品、放射性药品实行特殊管理办法。因上述四类药品如管理不善或使用不当极易造成瘾癖、中毒或产生依赖性，危害人民健康，失之管理，就会发生流弊，危害社会治安。因此对这类药品必须实行有别于一般药品的特殊管理方式，如定点生产、定点供应、限量购买，控制进口等。

一、麻醉药品管理

由于历史上中国人民深受麻醉毒品的危害，所以建国以来的数十年向国家对麻醉药品和精神药品一直实行特殊管理办法，以正确发挥防病治病的作用。早在1950年11月，经政务院批准，卫生部颁布了《麻醉药品管理暂行条例》及实施细则，对麻醉药品的品种范围、生产、供应和使用规定由卫生部设立或专门机构负责，其他任何单位或个人，均不得私自种植、制造和贩卖。以后又作了多次修改和补充规定。1963年5月，卫生部会同公安部、化工部、商业部、财政部发出加强管理的通知，进一步丰富了1950年条例的内容。

1978年9月，国务院又重新订颁布了《麻醉药品管理条例》，在颁发的通知中指出，麻醉药品具有双重性，用之得当，可治疗疾病，减轻病人痛苦；用之不当，就会成为瘾癖，起毒害作用。这不仅在国内，而且在国际斗争中也具有重要意义。根据《麻醉药品管理条例》的规定。卫生部制订了《麻醉药品管理条例细则》并于1979年2月公布实行。为了进一步落实《药品管理法》中有关麻醉药品管理的规定，国务院于1987年11月28日又发布《麻醉药品管理办法》。

（一）麻醉药品的概念

麻醉药品是指连续使用后易产生身体依赖性，能成瘾癖的药品。例如临床上常用于镇痛的吗啡、度冷丁等。麻醉药品也称为成瘾性的毒性药品。麻醉剂包括全身麻醉药如麻醉乙醚，以及局部麻醉药如普鲁卡因等，它们与药事管理的麻醉药品不同，它们虽有麻醉作用，但不成瘾。

（二）麻醉药品的管理范围

根据我国《麻醉药品管理办法》规定，麻醉药品包括阿片类、吗啡类、盐酸乙基吗啡类、可待因类、福尔可定类、可卡因类、全阿片素类（潘托邦类）、大麻类和合成药类。具体品种如下。

阿片类：阿片　阿片片　阿片粉　复方桔梗散复方桔梗片　阿片酊

吗啡类：吗啡　盐酸码啡　盐酸吗啡注射液　盐酸吗啡阿托品注射液　盐酸吗啡

片　盐酸乙基吗啡类　盐酸乙基吗啡　盐酸乙基吗啡片　盐酸乙基吗啡注射

可待因类：可待因　磷酸可待因　磷酸可待因片注射液　磷酸可待因片　磷酸可待因糖浆　福尔可定　福尔可定片

可卡因类：可卡因　盐酸可卡因　盐酸可卡因注射液

合成麻醉药类：度冷丁　度冷丁注射液　度冷丁片　安侬痛（安那度尔）安侬痛注射液　枸橼酸芬太尼注射液　美散痛注射液　美散痛片　盐酸二氢埃托啡　盐酸二氢埃托啡片　罂粟壳

以上几类麻醉药品是我国目前生产、供应使用的品种。

（三）麻醉药品的管理要点

1. 麻醉药品的种植和生产

原植物的种植或药品的生产单位必须经卫生部会同有关部门（农牧渔业部，国家医药管理局）批准，按计划种植或生产；对成品、半成品、罂粟壳及种子等，种植或生产单位必须有专人负责，严禁自行销售和使用。

2. 麻醉药品的供应

麻醉药品经营点必须经卫生部、国家医药管理局审核批准，按规定限量供应给批准的使用单位。罂粟壳可供医疗单位或指定的经营单位凭医生处方（盖医疗单位公章）配方使用，不得零售。

3. 麻醉药品的使用

具备手术或有一定医疗技术条件的医疗单位，经地市卫生行政部门审核批准供应级别后，发给购用印鉴卡，每季限量定点供应。

使用麻醉药品的医务人员必须具有医师以上专业技术职务并经考核能正确使用麻醉药品。

麻醉药品每张处方注射剂不得超过二日常用量，片剂、酊剂、糖浆剂等不超过三日常用量，连续使用不得超过七天。

禁止非法使用、贮存、转让或借用麻醉药品。医疗单位要有专人负责、专柜加锁、专用账册、专用处方、专册登记。处方保存三年备查。

经诊断确需使用麻醉药品止痛的危重病人，可由卫生行政部门指定的医疗单位发给《麻醉药品专用卡》，患者凭专用卡到指定的医疗单位按规定开方配药。

二、精神药品的管理

1988年以前，我国将精神药品纳入医疗毒药、限制性剧药进行管理，并于1979年，卫生部和国家医药管理局联合下达了《医疗用毒药，限制性剧药管理规定》。为了加强精神药品的管理，国务院于1988年12月27日正式发布《精神药品管理办法》，共8章28条，内容包括总则，精神药品的生产、供应、运输、使用、进出口、罚则和附则。

60年代初我国曾发生去氧麻醉黄素事件，使四、五个省、市自治区几十万至百万人成瘾，严重者不能劳动，影响生产，当时周恩来总理亲自过问，并由中央监委会同当地监委进行了处理，采取了禁止生产、销售、使用的坚决措施，才解决了这一问题。1964年卫生部颁发了《管理毒药、限制性剧药暂行规定》，将苯丙胺，巴比妥、去氧麻黄毒等列入管理范围。1979年卫生部下达的《医疗用毒药、限制性剧药管理规定》中，又进一步将安眠酮、安钠咖易产生依赖性的中枢神经抑制药、兴奋药列入管理范围。1986年卫生部、国家医药管理局下发了《关于安钠咖、强痛定、氨酚待因片、复方樟脑等精神药品的暂行管理办法》1988正式颁布《精神药品管理办法》。

（一）精神药品的概念

精神药品是指直接作用于中枢神经系统，使之兴奋或抑制，连续使用能产生依赖性的药品。精神药品在临床中多用来治疗或改善异常的精神活动，使紊乱的思维、情绪和行为转归常态。依据精神药品使人产生的依赖性和危害人体健康的程度，将其分为第一类和第二类。

所谓药物依赖性，世界卫生组织和专家委员会在1969年所下的定义为："药物依赖性是药物与机体相互作用所造成的精神状态和身体状态，表现为一种强迫性要求连续或定期用药的行为和其他反应，目的是要去感受它的精神效应，有时也是为了避免由于停药所引起的不适。可以发生或不发生耐药性。同一个人可以对一种以上药物产生依赖性。"

（二）精神药品的管理范围

将我国目前生产的品种列出如下。

第一类：安眠酮　哌醋甲酯，利他林　司可巴比妥　安钠咖　咖啡因　强痛定　复方樟脑酊第二类：异戊巴比妥　格鲁米特（导眠能）戊巴比妥　巴比妥　氯氮卓（利眠宁）　氯硝西泮　　安定　艾司唑仑　溴西泮　　氟西泮　甲丙氨酯，眠尔通　苯巴比妥　氨酚待因

（三）精神药品管理要点

（1）精神药品生产：由卫生部和医药管理局指定药厂，按下达的计划生产。原料及其制剂按国家计划调拨，生产单位不得自行销售。

（2）精神药品供应：第一类精神药品只限供应县以上卫生行政部门指定的医疗单位使用。第二类精神药品可供各医疗单位使用，医药门市可凭处方零售。

（3）精神药品使用除特殊需要外，第一类精神药品的处方，每次不超过三日常用量，第二类精神药的处方，每次不超过七日常用量。处方留存两年备查。

精神药品的经营单位和医疗单位应建立精神药品收支帐目，按季度盘点，做到帐物相符。医疗单位购买的精神药品只准在本单位使用，不得转售。

三、医疗用毒药品管理

（一）医疗用毒性药品的概念

医疗用毒性药品（以下简称毒性药品），系指毒性剧烈，治疗剂量与中毒剂量相近，使用不当会致人死亡的药品。如三氧化二砷、士的宁等。

药物和毒物之间并没有严格的界限。任何药物的效应和它所有的制剂浓度都有直接关系，用量大，药物的血药浓度高，则效应相对增强，超过剂量就会出现毒性，这是种效应性毒性，系属药品不良反应的监察范围，不属于法定毒性药品的管理范围，在管理上应予区别。

（二）医疗用毒性药品管理范围

1. 毒性中药品种

按卫生部规定，毒性中药管理品种有27种：砒石（红砒、白砒）、砒霜、水银、生白附子、生附子、生川乌、生草乌、斑蝥、青娘子、生马钱子、生巴豆、生半夏、生南星、生狼毒、藤黄、生甘遂、洋金花、闹洋花、生千金子、生天仙子、蟾酥、雪上一支蒿、轻粉、红粉、白降丹、雄黄。

2. 毒性西药品种

按卫生部规定，毒性中药管理的品种有9种：去乙酰毛花苷丙、洋地黄毒苷、士的宁、阿托品、三氧化二砷、氢溴酸后马托品、毛果芸香碱、水杨酸毒扁豆碱、升汞。

（三）毒性药品管理要点

1. 毒性药品的供应

由各级医药管理部门指定的药品经营单位负责；配方用药由国营药店，医疗单位负责。其他单位或个人均不得从事毒性药品的收购、经营和配方业务。

2. 毒性药品的使用调配

按医嘱要求，并由调配人员及具有药师以上技术职称的复核人员签名盖章后方可发出。对处方未注明“生用”的毒性中药，应当付炮制品。如发现处方有疑问时，须经原处方医生重新审定后再行调配。每次处方剂量不得超过2日极量，处方保存二年备查。

3. 毒性药品的保管

毒性中药应专人、专柜、加锁、建册、并记载收入、使用、消耗情况。严禁与一般中药混杂放置。

四、放射性药品管理

（一）放射性药品的概念

放射性药品是指用于临床诊断或者治疗的放射性核素制剂或者其标记药物。

放射性药品与一般药品或麻醉药品，精神药品和毒性药品不同之处，在于它含有放射性同位素，能释放射线。

（二）放射性药品的分类

按核素分类

我国国家药品标准收载的36种放射性药品全都是由14种放射性核素制备的。因此可按核素的不同分为14类。它们是^{32}磷、^{51}铬、^{67}镓、^{123}碘、^{125}碘、^{131}碘、^{131}铯、^{169}镱、^{198}金、^{203}汞、^{99m}锝、^{133m}铟。

按疗用途分类

1. 用于甲状腺疾病的诊断和治疗。
2. 用于肾功能检查。
3. 用于胃显像。
4. 用于肺肿瘤鉴别诊断。
5. 用于脑显像。
6. 用于肾上腺显像。

7. 用于心脏和大血管血池显像。

8. 用于心肌显像。

9. 用于胎盘定位。

10. 用于肝显像。

11. 用于肺动能检查。

12. 用于治疗皮肤病。

13. 用于红细胞寿命测定。

14. 用于治疗真性红细胞增多症。

15. 用于控制癌性胸腹水等。

（三）放射性药品管理要点

1. 放射性药品的供应

放射性药品的生产、供销业务由能源部统一管理。医疗单位凭省、自治区、直辖市公安、环保和卫生行政部门联合发给的《放射性药品使用许可证》，申请办理订货。

进口的放射性药品品种，必须符合我国的药品标准或者其他药用要求

2. 放射药品的包装和运输

放射性药品包装必须符合放射性药品质量要求，具有与放射性剂量相适应的防护装置，分内外包装两部分。放射性药品的运输，按国家运输、邮政部门制定的有关规定执行。严禁任何单位和个人随身携带放射性药品乘坐公共交通运输工具。

3. 放射性药品的使用

医疗单位设置核医学科、室（同位素室）、配备相应的核医学技术人员；并须持有所在地的省、自治区、直辖市的公安、环保和卫生行政部门核发的相应等级的《放射性药品使用许可证》，无证的医疗单位不得临床使用放射性药品。

在研究配制放射性制剂并进行临床验证前，应当根据放射性药品的特点，提出该制剂的药理、毒理资料，经省、自治区、直辖市卫生行政部门批准，并报卫生部备案。该制剂只限本单位使用。放射性药品使用后的废物（包括患者排出物），必须按国家有关规定妥善处置。

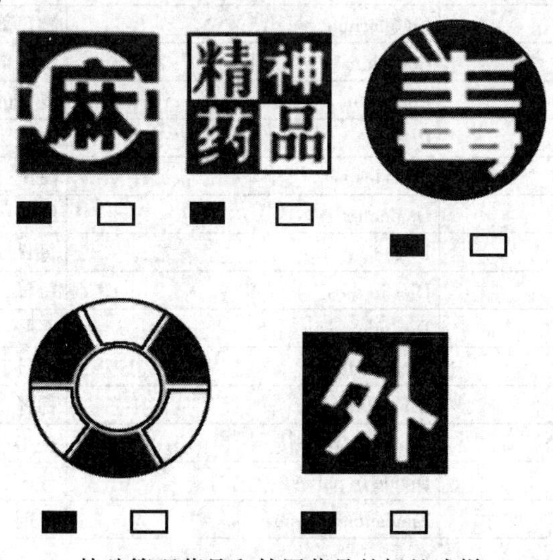

特殊管理药品和外用药品的标签式样

附录四

处方常用拉丁文缩写与中文对照表

摘自《执业药师必备手册》

缩 写	拉 丁 文	中 文
aa.	Ana	各
a.c.	Ante cibos	饭前
a.d.	Ante decubitum	睡前
a.h.	Alternis horis	每2小时，隔1小时
a.j.	Ante jentaculum	早饭前
a.m.	Ante meridiem	上午，午前
a.p.	Ante parndium	午饭前
a.u.agit	Ante usum agitetur	使用前振荡
Abs.febr.	Absente febri	不发烧时
Ad.（add）	Ad	到、为、加至
Ad us. ext	Ad usum externum	外用
Ad us. int.	Ad usum internum	内服
Alt. die.（a.d.）	Alternis diebus（alterno die）	隔日
Amp.	Ampulla	安瓶（瓿）
Abt. ccen.	Ante coenam	晚饭前
Aq.	Aqua	水
Aq. bull	Aqua bulliens	开水，沸水
b.i.d.	Bis in die	一日两次
Caps. gelat.	Capsula gelatinosa	胶囊
Collum.	Collunarium	洗鼻剂
Collut.	Collutorium	漱口剂
Collyr.	Collyrium	洗眼剂
Co.	Compcitus	复方的
Ccen.	Coena	晚饭
c.t.	Cutis testis	皮试
d.	Da,dentur	给予，须给予
d.d	De die	每日
d.i.d	Dies in dies	每日，日日
Deg.	Deglutio	吞服
Dieb. alt	Diebus alternis	间日，每隔一日
Dil.	Dilue,dilutus	稀释，稀的
Dim.	Dimidius	一半
Div. in p.	Divide in partes	分……次服
Em.（emuls）	Emulsum,emulsio	乳剂

续表

缩　　写	拉 丁 文	中　　文
Ext	Externus	外部的
Feb. urg	Febri urgente	发烧时
g.,gm.	Gramma,grammata	克
h.	Hora	小时
h. d.	Hora decubitus	睡觉时，就寝时
h..s.	Hora somni	睡觉时
h.s.s	Hora somni sumendus	睡觉服用
Hod.	Hodie	今日
In.d	In die	每日
Inj.	Injectio	注射剂
i.h.	Injectio hypodermatca	皮下注射
i.m.	Injectio muscuosa	肌内注射
i.v.	Injectio venosa	静脉注射
Liq.	Liquor,liquidus	溶液，液体的
Lit.	Litrum	升
Mist.	Mistura	合剂
Ml.	Millilitrum	毫升
Mg.	Milligramma	毫克
N	Nocte	夜晚
n. et. m	Nocte et mane	在早晚
Neb.	Nebula	喷雾剂
o. d.	Omni die	每日
O. D.	Oculus dexter	右眼
O. L.	Oculus laevus	左眼
O. S.	Oculus sinister	左眼
O. U.	Oculi utrigue	双眼
Om. bid.	Omni biduo	每两日
Om. d.（o. d.）	Omni die	每日
Om. hor.（o. h.）	Omni hora	每小时
Om. man.	Omni mane	每日早晨
Om. moc.（o. n.）	Omni nocte	每日晚上
p. c.	Post cibos	饭后
p. o.	Per os	口服
p. j.	Post jentaculum	早饭后
p. m.	Post meridiem	午后
p. prand.	Post prandium	午饭后
Pcoen.	Post coenam	晚饭后
Pro us. ext	Pro usu externo	外用
Pro. us. int.	Pro usu interno	内用，内服
p. r. n.	Pro kre nata	必要时
q. d.	Quaque die	每日
q. i. d.	Quarter in die	每日四次

续表

缩　　写	拉 丁 文	中　　文
q. h.	Quaque hora	每一小时
q. 4. h.	Quaque 4 hora	每四小时
q. n.	Quante nocte	每日晚上
q. s.	Quantum sufficit	足够量
	Quantum satis	足够量，适量
q. semih.	Quaque semihora	每半小时
Rp.	Recipe	取
s.（sig.）	Signa,signetur	标记，指示
s. i. d	Semel in die	每日一次
s. o. s	Si opus（est）sit	需要时
Ser.（syr.）	Sirupu,ssyrupus	糖浆
Solyt.	Solytio	溶液
Semih.	Semihora	半小时
Stat.（st）	Statim	立刻，立即
Supp.	Suppositouium	栓剂
t. i. d.	Ter in die	每日三次
t.（tr.）	Tinctura	酊剂
Tab.	Tabella	片剂
Ug.（ung.）	Unguentum	软膏
Us. int.	Usus internus	内服
Ut dict	Ut dictum	依照嘱咐
Vesp.	Vespere	晚上

附录五

处方中易混淆的中文药名

阿拉明　抗休克的血管活性药间羟胺　可拉明　中枢神经兴奋药尼可刹米

安妥明　血脂调节药氯贝丁酯　安妥碘　眼科用药普罗碘铵

普鲁卡因胺　抗心律失常　普鲁卡因　局麻药

他巴唑　抗甲状腺药甲巯咪唑　地巴唑抗高血压药

消心痛　抗心绞痛药硝酸异山梨酯　消炎痛　非甾体消炎镇痛药吲哚美辛

止血芳酸　止血药　止血环酸　止血药

异丙嗪　抗组胺药　氯丙嗪　抗精神病药

潘特生　血脂调节药泛硫乙胺　潘生丁　抗心绞痛药双嘧达莫

乙琥胺　抗癫痫药　乙酰胺　有机磷中毒解毒

安定　抗焦虑药地西泮　安坦　抗帕金森病药盐酸苯海索
安宁　催眠药甲丙氨酯

阿糖胞苷　抗肿瘤药　阿糖腺苷　抗病毒药

泰必利　抗精神病药硫必利　舒必利　抗精神病药

氟胞嘧啶　抗真菌药　氟尿嘧啶　抗肿瘤药

泰宁　抗帕金森病药卡比多巴/左旋多巴　泰能　抗菌药亚胺培南/西司他丁

培洛克　氟喹诺酮抗菌药培氟沙星
倍他乐克　肾上腺能β受体阻断剂美托洛尔

易善美　肝胆疾病辅助用药必须磷脂
易善力　肝胆疾病辅助用药磷脂、复合维生素

卫非宁　内含利福平、异烟肼的抗结核药
卫非特　内含利福平、异烟肼、吡嗪酰胺的抗结核药

舒脑宁　脑功能改善药属二氢麦角生物碱复合物
舒血宁　脑血液循环改善药的银杏叶制剂

安可来　白三烯受体阻断剂扎鲁司特　安可欣　头孢菌素类抗生素头孢呋辛

克林霉素　林可霉素类抗菌药　克拉霉素　大环内酯类抗生素

邦达　抗菌药他佐巴坦/哌拉西林
邦备　肾上腺能β_2受体激动剂班布特罗

倍美力　结合雌激素　倍美盈　结合雌激素　倍美安　结合雌激素

立复宁　免疫抑制剂抗人胸腺细胞球蛋白
立复欣　抗结核药利福霉素
立复丁　组胺H_2受体阻断剂法莫替丁

特美力　氟喹诺酮抗菌药环丙沙星
特美汀　青霉素类与β内酰胺酶抑制剂替卡西林/克拉维酸钾
特美肤　糖皮质激素丙酰氯倍他松

赛福定　头孢菌素类抗生素头孢拉定
赛福隆　头孢菌素类抗生素头孢噻肟钠
赛福宁　头孢菌素类抗生素头孢唑啉

氟灭酸　非甾体抗炎药氟芬那酸
氟哌酸　氟喹诺酮抗菌药诺氟沙星
氟嗪酸　氟喹诺酮抗菌药氧氟沙星
氟哌啶醇　抗精神病药
雅施达　血管紧张素转换酶抑制剂培哚普利
雅司达　非甾体解热镇痛药对乙酰氨基酚
亚思达　大环内酯类抗生素阿奇霉素
压氏达　钙通道阻滞剂氨氯地平

泰素　抗肿瘤药紫杉醇　泰特　肝胆疾病辅助用药谷胱甘肽